HEN SOWJETREPUBLIKEN

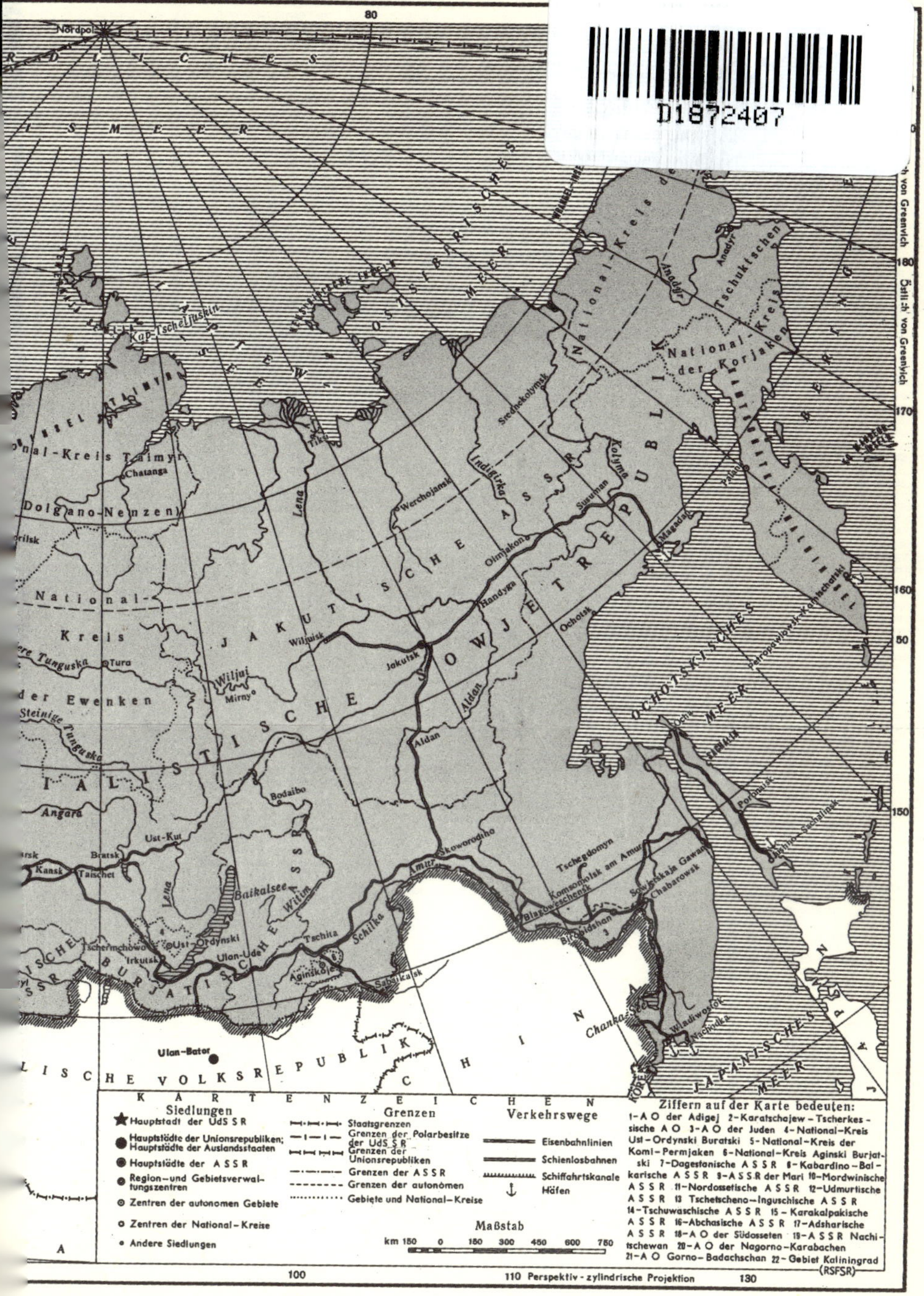

HEN SOWJETREPUBLIKEN

republik	Moskau	UKRAINISCHE SSR	Kiew	LITAUISCHE SSR	Vilnius
National-Kreis		BELORUSSISCHE SSR	Minsk	MOLDAUISCHE SSR	Kischinjow
ler Komi-Permjaken	Kudymkar	USBEKISCHE SSR	Taschkent	LETTISCHE SSR	Riga
National-Kreis		Karakalpakische ASSR	Samarkand	KIRGISISCHE SSR	Frunse
er Chanten		KASACHISCHE SSR	Alma-Ata	TADSHIKISCHE SSR	Duschanbe
. Mansen	Chanty-Mansisk	GRUSINISCHE SSR	Tbilissi	A O Gorno-Badachschan	Chorog
National-Kreis		Abchasische ASSR	Suchumi	ARMENISCHE SSR	Jerewan
er Jamalo-Nenzen	Salechard	Adsharische ASSR	Batumi	TURKMENISCHE SSR	Aschchabad
ational-Kreis		A O der Südosseten	Zchinwali	ESTNISCHE SSR	Tallinn
ginski Burjatski	Aginskoje	ASERBAIDSHANISCHE SSR	Baku		
ational-Kreis		ASSR Nachitschewan	Nachitschewan		
er Ewenken	Tura	A O der Nagorno-Karabachen	Stepanakert		

Kurt M. Raisch

Vom Bauernstaat zur Wirtschaftsmacht

Kurt M. Raisch

Vom Bauernstaat zur Wirtschaftsmacht

Die Wirklichkeit der Sowjetunion

Wirtschaftsverlag Langen-Müller/Herbig

Schutzumschlag: Christel Aumann, München
Karte auf Vorsatz mit freundlicher Genehmigung
der Botschaft der Union der Sozialistischen
Sowjetrepubliken in Bonn
Satz: Fotosatz Völkl, Germering
Druck: Jos. C. Huber KG, Dießen
Binden: Thomas Buchbinderei, Augsburg
Printed in Germany
ISBN 3-7844-7188-9

Erinnerungsvermögen

das
erinnerungsvermögen
der menschen
an die schandtaten
ihrer eigenen geschichte
ist unglaublich
erbärmlich

jeder tag der vergangenheit
scheint jahre des vergessens

das blut und elend
ihrer verbrechen
verblaßt
und leuchtet bereits
heroisch
zu weiteren taten

mit dem ganzen
kapital der menschheit
wird
wieder zur gewalt
gerüstet
und wir bereiten
diese neue wirklichkeit
des schreckens

mit emsigkeit
und gespielter überzeugung
in der kameraderie der gemeinsamkeit

gegen die die kriege der vergangenheit
kinderspielen gleichen

k-m-rai

Inhalt

Vorwort
Relativität der Meinungsbildung

»Vérité deçà des Pyrénées,
erreur au delà.«
»Was diesseits der Pyrenäen
*Wahrheit ist, ist jenseits Irrtum.«**

In jeder Reisegesellschaft finden wir Unverbesserliche, die in die Sowjetunion mit dem festen Vorsatz einreisen, sich ihre vielen, in Jahrzehnten aufgebauten Vorurteile bestätigen zu lassen. Sie werden nicht enttäuscht, denn sie finden das, was sie suchen und legen es so aus, wie sie es wünschen und gehört haben. Wie soll man ein Land verstehen, wenn vor allem vorgefaßte, bereits erhärtete Vorurteile aus Geschichte, Erziehung, politischer Vergangenheit und einer einseitigen Beeinflussung das Urteil bestimmen?

Das ständige Herausstellen des Negativen beim Nachbarn erstickt jede Kommunikation in unverträglich einseitigen Beschuldigungen und formt automatisch das Bild eines Gegners, wodurch die Führung eines Krieges ermöglicht wird. Zur Friedenssicherung ist es notwendig, die andere Seite möglichst unvoreingenommen und objektiv zu erkennen, um Verständnis für die Menschen jenseits unserer östlichen Grenze zu entwickeln. Verständnis heißt aber auch, sich in ihre Lebensbedingungen und Sicherheitbedürfnisse einfühlen zu können, die nicht von unserem Blickpunkt aus allein betrachtet und bagatellisiert werden dürfen.

Wahrheit und Freiheit sind schwer zu erläutern, und wir glauben zu wissen, daß die Unwahrheit und die Unfreiheit immer bei den anderen zu finden sind. Begriffe und Wahrheiten sind zeitabhängig und relativ. Wahrheit ist nicht in unserem festen

---

* Blaise de Pascal, französischer religiöser Denker und Naturwissenschaftler, 1623–1662 (»Pensées de Monsieur Pascal«, Paris 1963, Lafuna).

Besitz, wir können in unserem Zeitdasein nur auf dem Wege zu ihr sein.

Selbst bei einer noch so wahrheitsgetreuen Beschreibung der Realität kommt es bei unterschiedlichen Systemen zu verschiedenen Bewertungen.

Jedem festgestellten Begriff liegen mehrerlei Meinungen und Bedeutungen zugrunde. Die Deutung wird problematisch, und die Problematik wird sichtbar, wenn wir z. B. an unterschiedliche Sprachentwicklungen in Ost- und Westdeutschland denken. Es kommt immer wieder zu Verständigungsschwierigkeiten, wie wir sie bei den Flüchtlingen aus der DDR feststellen müssen.

Gehen wir von Begriffen konträrer Systeme aus, so muß es ständig zu Mißverständnissen und Zusammenstößen kommen. Z. B. heißt drüben »Kommunismus« die ökonomische Lehre der sozialen Gleichstellung der Individuen und deren Aufgehen in der Gesellschaft mit gemeinschaftlicher Lebensführung (alles nach der verbalen Auslegung von communis = gemeinsam). Im Gegensatz dazu bedeutet dieser Begriff bei uns Unfreiheit, Feind, Diktatur, Verachtung der Menschenrechte, »das Böse an sich« und was immer Nachteiliges wir dem Kommunismus nachsagen wollen. Der Kommunismus gilt im Osten als das Ideal, bei uns praktisch als das Anti-Ideal. Karl Marx, der »Befreier der Arbeiter«, ist bei einem Großteil unserer Politiker zum phantastischen und kurzsichtigen »Arbeiteraufwiegler« geworden.

Personen, die aus politischen Gründen gegen unser bestehendes Recht verstoßen, nennen wir »Terroristen«. Diejenigen, die drüben aus politischen Gründen gegen das bestehende Recht verstoßen, nennen wir »politisch Verfolgte«. Mit unserer Bezeichnung »Terrorist« oder »politisch Verfolgter« glauben wir wahrheitsgemäß zu urteilen.

Der Philosoph Karl Jaspers (1883–1969) schreibt in seinem Werk »Von der Wahrheit«:

> »Wir verhalten uns, als ob es ein bestehendes Reich der Wahrheit gäbe, dessen wir uns nur zu bemächtigen haben: die Wahrheit ist da, ist nur zu finden, ist an sich unwandelbar. Es wird offenbar, was recht sei, was wirklich sei. Wir hören und sprechen Wahrheiten aus, die uns fraglos

erscheinen. Wir haben das Vertrauen, die Wahrheit werde sich in der Welt schon durchsetzen.
Mit der ersten Frage nach dem Wesen des Wahrseins aber beginnt die Verwunderung. Bis dahin lebenbeherrschende und als solche unbezweifelte Wahrheiten erweisen sich als falsch. In dem Tumult der in der Welt gegeneinander stehenden Behauptungen scheint alle Geltung, die absolut sein wollte, zu versinken. Was wir für Wahrheit hielten, setzt sich keineswegs in der Welt durch. Das bestehende Reich der Wahrheit löst sich auf zugunsten eines sich wandelnden Behauptens der ihr Dasein jeweils durchsetzenden Menschen.« (Karl Jaspers: »Von der Wahrheit«, München 1983, S. 33)

Die Naturwissenschaften sind weit davon entfernt, in der realen Welt die Wiedergabe einer idealen Wahrheit zu sehen. Verallgemeinerungen können nur unvollkommene Beschreibungen der wirklichen Welt darstellen. Auch eine große Anzahl von Beobachtungsdaten genügen der Wissenschaft nicht, eine allgemeine Aussage zu bestätigen. Neue Kenntnisse erzwingen notwendige Modifizierungen. Den Naturwissenschaften ist es nicht möglich, »endgültige Wahrheiten« zu formulieren. Dies ist eine Grundmaxime der modernen Naturphilosophie.

Die naturwissenschaftlichen Modelle und Ergebnisse zur Erklärung der Grundstruktur der Natur sind abhängig vom jeweiligen Stand des Wissens und, wie die Geschichte zeigt, darüber hinaus von der jeweiligen religiös-politischen Einstellung des Wissen-Suchenden und seiner Umgebung und Epoche. Um wieviel mehr ist das jeweilige politische Weltbild relativ, nach Tradition und Wunschvorstellungen verfärbt. Wir sollten versuchen, die Relativität und Subjektivität unserer Betrachtungsweise zu erkennen.

Jeder Gegenstand und jedes Ereignis wird von verschiedenen Seiten unterschiedlich gesehen. Die wahre Realität ist von einem Standort allein nicht feststellbar. Das weiß jeder Richter, der sich die Ereignisse aus den verschiedensten Blickwinkeln vortragen läßt, um sich ein Urteil über den Fall bilden zu können.

Wenn wir bestrebt sind, wahrheitsgemäß zu berichten, so müssen wir angeben, von welchem Standpunkt aus wir das Ereignis sehen. Von der Gegenseite sieht das Geschehen mit großer Wahrscheinlichkeit anders aus, selbst unter der Annahme, daß es vom jeweiligen Bezugspunkt aus objektiv und unverfälscht dargestellt werden sollte. Die Wirklichkeit, wie sie sich in unseren Gehirnen widerspiegelt, hängt nicht allein von der Realität ab, sondern davon, mit welchen Filtern und vorgefaßten Meinungen wir sie zu sehen versuchen bzw. gewohnt sind, sie zu sehen. Dadurch kommt es zu einer von uns konstruierten Wirklichkeit, die sehr weit von der objektiven Wahrheit entfernt sein kann.

In dem japanischen Film »Rashomon« nach einem japanischen No-Stück versuchen vier Personen die gemeinsam erlebte Wirklichkeit wahrheitsgemäß darzustellen. Viermal erlebt der Zuschauer eine faszinierende Schilderung von Eifersucht, Liebe und Kampf ein und derselben Ereignisfolge mit allen individuellen Färbungen, so daß der unvoreingenommene Betrachter am Ende die wahre Wahrheit nicht feststellen kann. Er ist geneigt, aus seiner eigenen Einstellung heraus gefühlsmäßig zu urteilen.

Eine absolute, einzige Wahrheit, die von uns gewünschte objektive Wahrheit, gibt es nicht. Jeder hat seine eigene, die er mit all seinen persönlichen Ausschmückungen anreichert. Und selbst der unbeteiligte Reporter kann das Ereignis nur von seinem Standpunkt aus subjektiv betrachten und seinem Wissen und seiner Einstellung gemäß wiedergeben. Die Wahrheit des einzelnen ist seine erlebte Wirklichkeit, die immer relativ unterschiedlich ist zur erlebten Realität des anderen. Jeder Zeichenschüler, der das gleiche Modell von verschiedenen Standpunkten aus darstellen will, erhält jedesmal ein unterschiedliches Abbild.

Die Widerspiegelung der realen Welt durch unsere Medien und ihre Einwirkung auf unser Denkvermögen eröffnet uns eine Variante der für uns verfärbten Wirklichkeit. Unser System und seine Gesellschaft formen sich eine Wirklichkeit, die nicht mehr allein der Realität entspricht, sondern unseren spezifischen und nationalen Wünschen.

Jede Meinungsbildung oder Diskussion braucht eine sachliche Gegendarstellung. Wenn wir nur einseitig ein Ereignis schildern, manipulieren wir den Leser in eine bestimmte Richtung, die weder demokratisch noch freiheitlich ist, sondern bestenfalls »national« und systemerhaltend.

Wissenschaftliche und gesellschaftliche Wahrheit sollten jedoch nicht von dem Wollen und den Wünschen der Obrigkeit oder der Erkenntnis-Suchenden abhängen.

Die Geschichte zeigt uns z. B., daß in der Zeit des Absolutismus ein Fluß als deklarierte Grenzlinie Evangelische von Katholiken trennte, entsprechend der Konfession, die der jeweilige Landesfürst vertrat. Für diesen Glauben, den die Vasallen als den ihrigen zu betrachten hatten, zogen sie dann in den Krieg und ermordeten die andersdenkenden Feinde. Wer herrschte, bestimmte die Religion, den Feind, die Ideologie. »Cuius regio, eius religio.« Selbst im Religionsfrieden von 1555 vor dem Dreißigjährigen Krieg wurde die Wahlfreiheit zwischen den beiden Konfessionen dem einzelnen Untertanen nicht zugestanden. Er hatte die Religion seiner Obrigkeit, seines Territorial-Herren anzunehmen (ius reformandi), es sei denn, daß er auswanderte (ius emigrandi).

Kriege wurden mit Hilfe der uns eingegebenen Überzeugung vorbereitet, daß jenseits einer willkürlichen Grenze, eines Flusses, Gebirges, die gefährlichen Feinde wohnten, die niedergemacht werden müßten, da sie eine andere Weltanschauung und angeblich eine minderwertige Kultur vertreten. Und wer lehrt uns heute unsere überlegene Weltanschauung?

Unser Denken wird gesteuert von vorgefertigten Meinungen, die uns durch die auf dem Markt erscheinenden Medien in ihren vielfältigen Aufmachungen übermittelt werden. Aus einer Unmenge von Neuigkeiten können dem Konsumenten nur Kurzinformationen geboten werden. Der für tagespolitische Berichte unkritische Verstand ertrinkt unvermeidlich in einer Flut von Halbinformationen. Diese haben durch die Auswahl der Nachrichten, ihre Aufmachung und Kommentare die unausbleibliche und beabsichtigte Wirkung, die Politik und Wirtschaftsform unseres Systems zu preisen und zu konservieren und gegen jede andersgeartete Beeinflussung unantastbar zu machen. Die Träger jedes Systems betrachten ihre Ideologie als die beste und ausschließlich richtige. Eine kritische Einstellung auch zur eigenen Lehrmeinung ist aber Vorbedingung auf der Suche nach unserem Weg.

Cervantes Saavedra (1547–1616) der berühmte spanische Dichter, schreibt in seinem Meisterwerk in Anlehnung an einen

Ausspruch Aristoteles' (»Amicus Plato, amicus Socrates, sed praehonoranda veritas«): »Freund Plato, Freund Sokrates hin und her, – zuerst kommt die Wahrheit« (»Don Quijote«, 2. Teil, 9. Buch, Kapitel 18).

Durch einseitig vorgewählte Beschreibungen der politischen Ereignisse wird der Mensch zu Annahmen, Überlegungen, Schlüssen gedrängt, die bei einer wertfreien und vollständigen Information nicht zu einer Einbahnstraße des Denkens führen würden. Mit den täglichen Berichten und Schlagzeilen etc. übernehmen wir kommentierte, vorgedachte Meinungen, die nicht die ganze Wahrheit ausdrücken. Diese verkürzten, einseitigen Darstellungen der Medien vermitteln uns deren jeweilige Standpunkte, aber nicht die volle, unabhängige Wahrheit. Unserer einseitigen Geschichtsbetrachtung zufolge ist es leicht, aus dem Steinbruch unserer Vergangenheit alte Feindbilder mosaikartig zu modernisieren und auf die gewünschte Zielrichtung abzustimmen. Wenn in der Politik Mut notwendig ist, die Wahrheit zu sagen, so wahrscheinlich deshalb, weil es einfacher ist und wir uns daran gewöhnt haben, die Unwahrheit oder verzerrende Teilwahrheiten hinzunehmen.

»Ist die Welt am Ertrinken, so muß man sie retten, durch Verkündigung der Wahrheit«, sagte Meng-tse (chinesischer Philosoph und politischer Ratgeber, 372-289 v. Chr.).

Die Gesetze des Rechts und des Denkens, die im Laufe der Menschheitsgeschichte zu strengen Disziplinen geworden waren, ähnlich den Lehren der exakten Naturwissenschaften, wurden im Dienst des nationalen Vorteils entmachtet. Nach der Weimarer Republik wurde von Hitler die Wahrheit ins Bodenlose gestürzt, und durch die ständige Unwahrheit ist das Dritte Reich in den Abgrund gefallen.

Das Völkerrecht wurde und wird vergewaltigt und zurechtgebogen zur eigenen Schlinge der Unwahrheit.

Mit vorweggenommenen Bewertungen wird von der unmittelbaren Bedrohung des Westens gesprochen, obwohl der Blick der Sowjetunion nicht nach dem Westen, sondern auf ihre eigenen Ostgebiete und auf die riesigen zukunftssichernden Ressourcen ihres Landes gerichtet ist. Ihre eigenen Regionen mit den vielen wertvollen Rohstoffen sind wesentlich ertragreicher und von ihr risikoloser zu verwerten als alle Gebiete des Westens. Nahezu die gesamten enormen Milliarden-Investitionen der UdSSR werden langfristig östlich des Urals angelegt, und ganze Völkerwanderungen von Sowjetbürgern besiedeln und erschließen diese Gebiete mit ihrer Arbeit.

Trotzdem wird das Bild des angriffslustigen »Gegners« restauriert und neu gefestigt, in dem alles eingezeichnet wird, was an negativen Gesichtspunkten, diffamierenden Ressentiments, altverwurzelten Vorurteilen und tradierter Propaganda wirksam zu integrieren ist. Den furchteinflößenden Aspekten der diktatorischen, menschenunwürdigen, kommunistischen Unrechtswelt wird als Kontrast eine heile, freie, reine, rechtlich unantastbare und einwandfrei funktionierende Konsumwelt gegenübergestellt. Staatsmänner der Vergangenheit und Gegenwart fühlen sich immer wieder als Vorkämpfer auserkoren, zur Rettung des Abendlandes vor dem Bösen einzutreten. Aus dieser Haltung entstand die Fiktion von den Welteroberungsplänen der Bolschewisten. Die Rote Armee, auf dem Sprung, der Welt mit militärischer Macht ihren Willen aufzudrücken und wie die Herrscher des Frühkapitalismus ihren geographischen Machtbereich zu vergrößern, wird gleichgesetzt mit dem Gespenst einer bevorstehenden »Eroberung«. Sogleich fühlen wir uns von diesen unterstellten Absichten bedroht.

Wir setzen die Hunnenhorden unter Dschingis Khan und die Türkenbesetzungen gleich mit den uns angeblich bedrohenden Kommunisten. Wir denken an eine gewalttätige, fremde, unheimliche Macht, die uns vergewaltigen, versklaven möchte, um uns für alle Zeiten auszubeuten. Das, was Napoleon und Hitler tatsächlich versuchten, wird unserem permanenten »Feind« als Vorhaben angedichtet und in der Propaganda entsprechend ausgeschmückt. Es ist die Vision des Bösen, das ausgerottet werden muß, wie es sich die vermeintlichen Führer der Welt zur offensiven Abschreckung immer wieder ausmalen, und dafür lassen sie ihre gewaltige Kriegsmaschinerie bis zum Kollaps der Volkswirtschaften eskalieren. Am 1. August 1985 sprach der US-Außenminister George Shultz in Helsinki zur Jahresfeier der KSZE im Hinblick auf die Sowjetunion noch immer »vom Reich des

Bösen«, von »jenen Gebieten der Finsternis hinter den Mauern« ... Solche antikommunistische Einstellung brandmarkte bereits Nobelpreisträger Thomas Mann als »die Grundtorheit unserer Epoche«.

Die kommunistische Ideologie hat nie einen Anspruch darauf erhoben, ihre Weltanschauung mit »Feuer und Schwert«, Kreuzzügen und Kolonisation in der Welt zu verbreiten. Lenin sprach bereits von Koexistenz verschiedener Wirtschafts- und Staatssysteme sowie davon, daß die Sowjetunion sich Bedingungen erarbeiten müsse, unter denen sie neben den kapitalistischen Staaten existieren könne (vgl. W. I. Lenin: Gesammelte Werke, Bd. 32, S. 108).

Erst recht im Atomzeitalter muß man für eine Politik der friedlichen Koexistenz als einzig mögliche Form des Zusammenlebens der Völker eintreten. Die Auseinandersetzung der verschiedenen Weltanschauungen sollte ein Wettbewerb ihrer Wirtschaftssysteme und eine geistige und soziale Bewährung der Ideologien sein.

Alle Religionen, Glaubensrichtungen, Ideen stellen Maxime auf, die weltumspannende Gültigkeit erlangen sollen. Auch die Französische Revolution bezeichnete sich als »révolution mondiale«. Ihre Revolutionäre erhoben einen universellen Anspruch auf eine Weltrevolution.

Selbstverständlich haben alle Theorien und Ideologien die Tendenz, auf denkende Menschen einzuwirken und enthalten damit eine Eigendynamik der Verbreitung. Die Idee von der »Weltrevolution« des Kommunismus beruht auf diesem Ausbreitungs-Mechanismus, der Vorstellung einer zwangsläufigen sozialen Umgestaltung und der Befreiung der Völker von kolonialer Abhängigkeit und Ausbeutung.

Fast alle Antikriegsparolen und -bewegungen gingen von links stehenden sozialistischen Kreisen aus. Bekannte Aussprüche wie z. B. »Die Waffen nieder« (Roman von Bertha v. Suttner, Friedensnobelpreisträgerin 1905) symbolisieren Gedanken, die von nationalkonservativen Kräften bekämpft wurden.

Die Meinung, daß soziale Erhebungen wie in Kuba gegen Batista, in Angola unter dem Arzt und Schriftsteller Agostinho Neto gegen die Kolonialherrschaft, die Reformbewegungen und die Hungerkatastrophen in Äthiopien insbesondere nach dem Tode Haile Selassies, der Aufstand Nicaraguas gegen den Diktator Somoza, Unruhen in Südamerika, Rassenkrawalle in Südafrika und in Teilen der westlichen Welt vom Kreml aus gesteuert werden, geht absichtlich oder unbewußt am Kern der sozialrassischen Probleme der Menschen achtlos vorbei. Man macht sich nicht frei von der eigenen Verantwortung für das Elend, indem man dem durch Ausbeutung und Not entstandenen Kommunismus die ursächliche Schuld für Auflehnung der Völker gegen Elend und Unrecht zuschiebt. Die menschenunwürdige Unterdrückung der Sklaven in der Antike, der Bauern im Mittelalter, der Arbeiter in der Neuzeit, die zu blutigen Aufständen, Kriegen und Revolutionen führte, der Einsatz und Kampf gegen den Kolonialismus und für die Befreiung der Völker von Fremdherrschaft (→ Anhang 1) und das Aufbegehren unterdrückter Minderheiten hatten nicht den Kommunismus zur Ursache, sondern verursachten den Kommunismus.

Der Antikommunismus hat eine lange Geschichte. Die Parolen des Kommunismus gehen auf Ideen der Französischen Revolution zurück, insbesondere auf François Noël Babœuf, einen französischen Kommunisten, der 1797 hingerichtet wurde. Von ihm stammen unter anderem die sozialrevolutionären Parolen: »Diktatur des Proletariats«, »Republik der Gleichen« und »Abschaffung des Privateigentums«. Die Bürger, die durch die Französische Revolution und die gewaltsame Umgestaltung und den Sturz des Königs politischen Einfluß erlangen konnten, wurden nun selbst zur Klasse der Besitzenden. Ihre erkämpften Errungenschaften wollten sie sich durch weitere revolutionäre Ideen einer »Gleichmacherei« nicht wieder nehmen lassen. Sie bildeten von nun an mit den Privilegierten, dem Klerus und den konservativen Kreisen das Gros der Antikommunisten, die im Gegensatz standen zu der durch die Industrialisierung entstandenen neuen Klasse der Proletarier und deren revolutionären Arbeiterbewegung. Die Bourgeoisie schuf einerseits zu ihrem eigenen Vorteil das Proletariat, andererseits lebte sie in wachsender Furcht vor dem entstehenden und um sich greifenden Einfluß der sozialistischen Ideen, die den Arbeiter aus seiner untergeordneten Lage befreien wollten. Die Erzeugung und Verbreitung eines Antikommunismus ohne selbst eigene Ideen zur Befriedigung der sozialen Bedürfnisse der Menschen, insbesondere der Arbeiterklasse entwickeln zu müssen, war ein Mittel der Diffamierung, um diese revolutionären Kräfte vom demokratischen Staat auszuschließen. Seit 1917 konzentrierte sich diese Diskriminierung auf die Sowjetunion, die versuchte, die Thesen des Proletariats zu verwirklichen.

Für die Kirche war der atheistische Kommunismus, der den Glauben durch den wissenschaftlichen Materialismus ersetzen wollte, der Todfeind. Der Kommunismus versuchte die sozialen Ideen bereits im Diesseits zu verwirklichen, ohne das bestehende Elend der Armen mit Versprechungen auf das Jenseits hinzunehmen oder diese damit zu vertrösten. Der neue Sozialismus konnte sich aber nur etablieren, da Thron und Altar zwar ihren eigenen Vorteil wahrnahmen, aber bei der Beseitigung des Elends der Menschheit versagt hatten und die »Produzierenden« ihrem Schicksal der Ausbeutung überließen.

Unser aller Anliegen müßte es sein, die tieferen Probleme zu erkennen, die einem sachlichen Verständnis für die östliche Großmacht im Wege stehen und die Jahrhunderte alten Vorverurteilungen abzubauen, die die Machthaber des Westens zu ihrem vermeintlichen Vorteil in uns aufgebaut und mit historischen Argumenten in unserem Gedächtnis eingraviert haben.

Positive Tatsachen, die die sowjetische Geschichte und Politik betreffen, werden in unseren Medien wenig beachtet. Sie werden verfärbt und bewirken durch die Schwarzweißmalerei unserer Berufs-Kommentatoren eine einseitige Verteidigung unseres Systems gegenüber jedem anderen. Allzu sehr beschäftigen wir uns mit dem Negativen und Trennenden der Gegenseite ohne deren wahre Belange und Bedürfnisse erkennen zu wollen oder auf sie einzugehen. Da wir über das Abzulehnende mehr hören und wissen, als von der dort lebenden Bevölkerung aus gesehen tatsächlich existent ist, ist es heute nicht mehr zweckmäßig, ausschließlich in diesem Sinne darüber zu berichten. Die Möglichkeit, den Kommunismus in der Sowjetunion mit unseren Parolen und Verheißungen, wirtschaftlichem und militärischem Druck auszurotten, kann nach 70 Jahren anhaltender Bemühungen ernstlich nicht mehr in Erwägung gezogen werden.

Eine objektive Darstellung muß bei der geschichtlichen Vorbelastung sowohl für den sachlich Berichtenden als auch für die kritische Aufnahme des Lesers eine starke Divergenz herbeiführen. Eine unparteiische Beschreibung der Geschichte und der Wirtschaft der Sowjetunion muß bemüht sein, gegenüber der Unzahl von negativen Berichten und des dadurch festgefügten Klischees den Blickpunkt auf Ursachen zu lenken, die den geschichtlichen Lauf der SU bestimmen.

Unbestritten ist die Tatsache, daß der Kapitalismus mehr für die Menschheit leistete als alle vorhergehenden Zeitabschnitte in unserer Geschichte. Er entwickelte ungeheure Industrien und Produktivkräfte, die das Leben der Menschen wesentlich erleichterten und bereicherten und die Bevölkerungsvermehrung ermöglichten. In seiner Epoche entfalteten sich die modernen Wissenschaften, und die Kenntnisse der Naturgesetze dienten der neuen Technik zu ständig steigender Produktivität und damit Gewinnen und höheren Erträgen für den einzelnen und die Allgemeinheit. Trotzdem müssen wir auch andere Systeme zur Kenntnis nehmen, die neue Wege gehen, um den mit diesem Wirtschaftssystem permanent verbundenen Konkurrenzkämpfen »jeder gegen jeden«, zahllosen Krisen, Millionen Arbeitslosen, vernichtenden Kriegen usw. entgegenzuwirken und die Wirtschaft der Gesellschaft in ein soziales, ausgeglichenes System einzubinden.

Theodor Fontane schrieb im »Stechlin« über die Leitmotive unserer Gesellschaft:

> ... »sie sagen Christus und meinen Kattun.« (23. Kapitel)

Die Kriege unserer Vergangenheit waren ideologisch verbrämte wirtschaftliche Kriege des Kapitalismus, die alle vor dem Bestehen der UdSSR geschlagen wurden. Auch der Zweite Weltkrieg war ein traditioneller Eroberungskrieg und insbesondere gegen die Sowjetunion gerichtet.

Die Furcht vor einer möglichen Ausbreitung der Ideologie des Kommunismus ist in weiten Kreisen immer noch wesentlich größer als die Furcht vor alles vernichtenden Atombomben.

Einleitung

Weltmächte

Die bisherigen Weltmächte unserer Geschichte, die Perser, Römer, Spanier, Briten, brauchten Eroberungs-, Sklaven- und Kolonialkriege, um sich zu bereichern und ihre Weltmacht weit entfernt vom Mutterland zu etablieren. Sie überfielen Länder, »gründeten« Kolonien, die sie ausplünderten und legten den besiegten Völkern hohe Kriegskontributionen auf. Dadurch waren sie in der Lage, weitere Kriege zu finanzieren und ihr Weltreich auf Kosten Unterdrückter auszudehnen.

Eine Weltmacht zeichnete sich durch einen integrierten Kolonialbesitz aus, der vom Mutterland leicht kontrolliert werden konnte. Ein weitgespanntes Stützpunktsystem ergänzte diesen Herrschaftsbereich, das wie ein Netz seine Gebiete und Einflußzonen fest umspannte.

Am Ende des 19. Jahrhunderts beherrschten 45 Millionen Briten fast 350 Millionen Menschen in überseeischen Besitzungen, mit einer 100mal so großen Fläche wie das Mutterland. Ein Fünftel der Erde war unter britischer Herrschaft. Das Britische Weltreich war als Machtkonstellation für alle aufstrebenden Mächte richtungweisend. Es galt für Frankreich, für die Zaren von Rußland und auch für die Vereinigten Staaten als Vorbild. Allen Herrschern und ihren Völkern war der Wunsch gemeinsam, eine ebensolche oder wenigstens ähnliche Stellung wie Großbritannien einzunehmen.

Deutschland, das durch seine inneren Wirren und mangels einer ausreichenden Flotte bei der Aneignung und Verteilung des Kolonialbesitzes nur in geringem Maße hatte teilnehmen können, versuchte ebenfalls Anfang des 20. Jahrhunderts als neue und starke Industriemacht ein Weltreich aufzubauen. Nach dem Fehlschlag der deutschen Expansionsbestrebungen im Ersten Weltkrieg lebte für die nationalen Kreise wieder die Hoffnung auf, unter Hitlers Führung eine Weltmachtstellung zu erreichen. Im Zweiten Weltkrieg konnte Hitler bereits 1941, nach der Niederwerfung der meisten europäischen Länder, seine weitgesteckten Ziele mit dem Faustpfand seines neu eroberten europäischen Kontinentalbesitzes mit Aussicht auf Erfolg ernstlich ins Auge fassen.

Entsprechend den Eroberungsplänen Hitlers sollte laut »Weisung Nr. 32« vom 11. Juni 1941 nach dem Sieg über die Sowjetunion von Bulgarien, der Türkei, von Libyen und Transkaukasien aus mit der Eroberung Gibraltars und mit dem Aufbau einer militärischen Bastion in Nordwestafrika und der Besetzung der portugiesischen und spanischen Atlantik-Inseln der maritime Machtbereich ausgedehnt werden, um die neue Weltmacht Deutschland zu sichern.

Zu Großdeutschland trat die aufstrebende Macht Japan hinzu, die ihre dominierende Position im Osten auf den Festlandbesitz Mandschukuos und Chinas stützte, um mit ihrer scheinbaren maritimen Überlegenheit und Machtausdehnung über die Inselwelt des Südpazifik zur Weltmacht im Osten aufzusteigen. Es war die Revolution der sogenannten »Habenichtse« gegen die reichen Länder der Welt.

Die spätere Großmachtstellung der Vereinigten Staaten von Amerika begann mit der Verdrängung der einheimischen Bevölkerung, der Indianer, und der Erschließung des Gebietes durch die weißen Siedler, die in Massen einwanderten. Mit dem schnellen wirtschaftlichen Wachstum ging eine starke Bevölkerungsvermehrung der Neusiedler Hand in Hand. Den Prärieindianern wurde infolge der Ausrottung der großen wandernden Büffelherden die Lebensgrundlage entzogen. Die »Rothäute« wurden so dezimiert, daß sie in bescheidene und unfruchtbare Reservate abgedrängt werden konnten, da sie für Sklavenarbeit nicht robust genug waren.

Der Aufstieg der Vereinigten Staaten zu einer Großmacht wurde geprägt von einer rücksichtslosen Klassenherrschaft des Kapitals und der Korruption der Wirtschaftsbosse. Die hart arbeitenden Negersklaven wurden trotz der Sezessionskriege von 1861–1865 und der beginnenden Emanzipation, wie sie durch den Civil Rights Act im Jahre 1866 und die verschiedenen Verfassungszusätze zum Ausdruck kam, weiterhin durch rigorose und konsequente Rassentrennung ausgebeutet und diskriminiert. 1887 wurde durch den Dawes-Act (Henry Laurens

Dawes-Gesetz) die vollständige Auflösung der Indianerstämme und die Überführung des Bodens in Privateigentum angeordnet. Den Staaten standen laufend billige Arbeitskräfte aus Afrika, Südamerika und Übersee zur Verfügung. Mit ihnen konnte der natürliche Reichtum des Landes erschlossen werden. Techniker und Wissenschaftler aus Europa brachten Erfahrungen zum Aus- und Aufbau der industriellen Entwicklung mit. Gleichzeitig flossen der neuen Welt Spekulations- und überschüssiges Industriekapital aus der alten Welt zu.

Nordamerika war unabhängig und durch seine günstige Lage ohne ernsthafte äußere Feinde. Nach dem Abschluß seines Expansionskrieges gegen Mexiko und Spanien sowie nach seiner Westexpansion bis Alaska und Hawaii konnte es seine Politik des Panamerikanismus mit seinem Außenhandel in die Wege leiten. Seine imperialen Ziele beschränkten sich auf das Protektorat Kuba und die Herrschaft über Guam und die Philippinen sowie über Puerto Rico, mit dem es den Ostzugang zum Panamakanal beherrschte. Nach Beendigung der Besetzung 1902 in Kuba erfolgten 1912 erneute Interventionen in der Dominikanischen Republik, Kuba, Nicaragua, Mexiko und Haiti. Unter dem Schlagwort der »Freiheit« wird das »Sendungsbewußtsein« (Manifest Destiny) der neuen Welt mit der »Politik der Stärke« und der »Dollardiplomatie« in die übrige Welt getragen. Außenminister Philander Chase Knox (1853–1921) sprach bereits von der »Dollar Diplomacy« und meinte damit die gezielten Dollar-Exporte und -Investitionen in Lateinamerika und China, die kolonialartige Abhängigkeiten von Wallstreet und Washington zur Folge hatten. Damit wurden dem »Big Business«, ein Ausdruck vom damaligen Präsidenten der Vereinigten Staaten Theodore Roosevelt (1901–1909), der Markt und Politik bestimmenden Macht der Konzerne und Trusts weltweit die Tore geöffnet. Gleichzeitig wurde die Monroe-Doktrin (James Monroe, Präsident von 1817–1825) 1904 mit dem Zusatz erweitert, nach dem sich die USA als »internationale Polizeimacht« jederzeit in die inneren Angelegenheiten der südamerikanischen Staaten einmischen dürften, soweit fremde Aggressionen dazu Anlaß gäben. Es war die Politik des »big-stick« und des Geldes zur »gewaltsamen Erweiterung ihres Staatsgebietes« (»Ploetz« S. 1197).

Wirtschaftliche Interessen und nationale Machtpolitik sind die unaufhaltsamen Triebfedern einer Expansionspolitik. Sie wurde nach dem Ersten Weltkrieg unter Präsident Herbert Hoover (1929–1933) infolge der »Großen wirtschaftlichen Depression« 1929 und der beginnenden Weltwirtschaftskrise mit der Isolationspolitik zur Krisenbewältigung nur für kurze Zeit unterbrochen.

Die Vereinigten Staaten begründeten ihre imperiale Größe während der zwei Weltkriege und übernahmen die Hegemonialstellung Großbritanniens und später auch Frankreichs. Diese Politik wurde z. B. in Vietnam offenkundig. Die USA üben heute anstelle der ehemaligen westeuropäischen Großmächte eine wirtschaftliche und militärische Vorherrschaft über viele der bisherigen Kolonialvölker, die heutigen Entwicklungsländer, aus. Diese sind für Nordamerika und andere westliche Industrienationen zu wichtigen Billig-Rohstoff- und Billig-Lohnländern geworden.

Wie die UNO am 25. Jahrestag der Entschließung über die Kolonialvölker feststellte, ist die in der Entkolonialisierungsdeklaration vom 14. Dezember 1960 geforderte »rasche und bedingungslose« Gewährung der Unabhängigkeit aller Kolonien, 20 Territorien, bis 1986 noch nicht verwirklicht worden. Sie werden in der UN-Statistik als »nicht unabhängig« eingestuft. Darunter sind u. a. die Inselgruppen der Federated States of Micronesia, Amerikanisch-Samoa, die Jungferninseln und Guam im Besitz der Vereinigten Staaten.

Die Deklaration der Entkolonialisierung wurde von den USA bisher nicht erfüllt. Diesen Gebieten wurde ein »neokolonialistischer Status« aufgedrängt, und sie wurden, weit entfernt vom amerikanischen Mutterland, als Mandatsgebiete zweckentfremdet und in offensive militärische Brückenköpfe verwandelt (→ Anhang 2).

Die Sowjetunion brauchte zur Umwandlung ihrer Gesellschaft und der Infrastruktur ihres Landes seit der Revolution 1917 keine Kriege oder Eroberungen. Die Völker der SU haben sich am 30. Dezember 1923 auf dem »Ersten Allunions-Sowjetkongreß« auf freiwilliger Basis mit dem Staatsvertrag zur Union der Sozialistischen Sowjetrepubliken zusammengeschlossen.

Alle Gebiete des Landes wurden, im Gegensatz zum »Völkergefängnis«* des Zarenreiches, gleichberechtigte Partner, deren Entwicklung durch eine regional sowie überregional geplante Förderung, insbesondere der Bildung und der Wirtschaft, vorangetrieben wurde.

Die SU wurde zu einer der führenden Mächte durch ihre eigene Arbeit in ihrem eigenen Land, das sich in unvorstellbarer Weite über zwei Kontinente erstreckt. Die Aufbauarbeiten wurden infolge massiver Einmischungen von außen immer wieder unterbrochen, zurückgeworfen, vernichtet. Die Industrieländer hofften auf diese Weise den Zusammenbruch der kommunistischen Wirtschaft und damit des Staates herbeiführen zu können. An der Zielsetzung ihrer Politik hat sich bis jetzt nicht viel geändert.

Die Union der Sowjetrepubliken legte einen dornigen Weg bis zu ihrer heutigen Stellung als Weltmacht zurück. Fast alle Staaten und Religionsgemeinschaften dieser Erde versuchten ihren Aufstieg und ihre Erfolge zu verhindern.

Die sowjetische Regierung unter ihrem Alleinherrscher Stalin (1924–1953) hatte ihrer Bevölkerung nach der Revolution nichts zu bieten als »Blut, Schweiß und Tränen«, ähnlich einem späteren Ausspruch von Lord Winston Churchill vom 13. Mai 1940, kurz nach Übernahme seines Amtes als Premierminister (»I have nothing to offer but blood, toil, tears and sweat« – »Gesammelte Reden von Winston Churchill« von seinem Sohn Randolph Churchill 1946 herausgegeben, S. 321). Ebenso konnte Stalin in der ihm zur Verfügung stehenden kurzen Zeit der Aufbauarbeit und Industrialisierung seines Landes seine Bürger vor keine andere Wahl stellen, als der aus dem Westen drohenden Kriegsgefahr mit aller Energie entgegenzutreten.

Bis zur Konsolidierung des Kommunismus nach dem Zweiten Weltkrieg hatte das Land und seine Bevölkerung jahrzehntelange Entbehrungen, Leid, Verzweiflung und blutige Opfer von

* Der Ausdruck stammt vom Schriftsteller Adolphe Comte de Custine, der in »Russie en 1839«, Zar Nikolaus I. einen »Kerkermeister« nannte und das Zarenreich ein »Gefängnis, dessen Schlüssel sich im Gewahrsam des Kaisers befindet«.

den Kulaken bis zu den höchsten Parteispitzen, von den Kindern der Ukraine bis zu den verhungernden Menschen und Greisen in Leningrad und den kämpfenden Rotarmisten in Stalingrad hinzunehmen.

Um so überraschender erscheint die unaufhaltsame und unbeirrbare Entwicklung der Sowjetunion zu ihrer heutigen Weltmachtstellung. Es war ein steiler Aufstieg, gegründet auf viele Opfer, die eigene Kraft und Arbeit, gegen die Handelsbeschränkungen und Boykotte der ganzen Welt, gegen ständige Interventionen und Kriege. Auslandsanleihen und jede technische Hilfe wurden der SU verwehrt. Hinzu kam das langwährende völkerrechtliche Ignorieren des östlichen Staates durch die Westmächte. Erst am 16. November 1933 erkannte Washington unter seinem damaligen Präsidenten Roosevelt nach komplizierten Verhandlungen die UdSSR diplomatisch an. 1934 schlossen sich die »Kleine Entente« mit Ungarn, Rumänien, der Tschechoslowakei und Bulgarien diesem Schritt an. Bis zu diesem Zeitpunkt war das größte Land der Welt in den amerikanischen Schulatlanten kurzerhand wie ein unerforschtes Gebiet als weißer Fleck eingezeichnet.

Die geographischen und geschichtlichen Kenntnisse über die SU waren und sind bis heute noch minimal. Das Wissen über das verhaßte sozialistische Wirtschaftssystem blieb gleich Null.

In Unkenntnis unterliegt die gesamte Existenz des sowjetischen Staates, seine Lebensbedürfnisse, sein Wirken, seine Sicherheitsbelange, seine Wirtschaft und sein politisches System einer einseitigen Ablehnung. Die sozialen Veränderungen und Erfolge werden nur negativ bewertet, ohne daß der Westen den geringsten Versuch zuläßt, Verständnis aufkommen zu lassen.

> »Schuld ist es, nicht zu wissen, was ich wissen könnte, sofern für den Bereich meines Tuns dieses Wissen wesentlich ist. In allem Handeln ist eine Schuld des Nichtwissens dessen, was zu wissen möglich war.«
> (Karl Jaspers, ebenda, S. 532)

Wir sprechen heute über die Sowjetunion und den Marxismus noch so wie unsere Vorfahren vor Jahrhunderten über die Druckkunst urteilten. Die schwarze Übertragungsmagie des Buchdrucks erschien wie ein Teufelswerk, das ohne weitere

Prüfung grundsätzlich zu verurteilen sei. Mit dem Satan darf man sich nicht einlassen oder paktieren, sonst ist man allemal verloren. Das ist a priori die prinzipielle Einstellung der Industrieländer gegenüber der UdSSR am Ende des aufgeklärten 20. Jahrhunderts.

I. Europa 1917 und die Oktoberrevolution

Die Außenpolitik der Länder Europas
Die Hinfälligkeit des Zarenreichs

Die Außenpolitik der einzelnen am Krieg beteiligten europäischen Länder verharrte im Jahre 1917 im Glauben an eine imperiale Großmachtpolitik. Der Krieg war die Fortsetzung des jahrelangen Kampfes um Einflußzonen, um Kolonien für billige Rohstoffe und billige Arbeitskräfte, um Absatzmärkte und ertragreiche Anlagemöglichkeiten, für das durch die industrielle Entwicklung angesammelte Kapital. Es ging um eine Neuverteilung der Welt zugunsten der militärisch starken Völker. Ähnliche Zielsetzungen und Gedanken beherrschten später Hitler und prägen noch heute in weiten Teilen der Welt die Politik der Stärke.

Das Zarenreich stand damals mit Frankreich und Großbritannien in der sogenannten Triple-Entente, während Deutschland mit Hilfe des erneuerten Dreibunds mit Österreich-Ungarn und Italien versuchte, sich ein neues, mächtiges Reich zu schaffen, das sich über seine durch Verträge festgeschriebenen Grenzen hinaus erweitern sollte.

Im Kriegsjahr 1917 waren für die Kriegführenden die militärischen Erfolgsaussichten mit einem schnell zu erringenden Sieg in weite Ferne gerückt. Die europäischen Heere standen sich in einem mörderischen Stellungskrieg gegenüber. Rußland hatte eine Reihe schwerster Niederlagen hinnehmen müssen, schwache Gegenoffensiven mißlangen und trugen nur zur Hoffnungslosigkeit der militärischen Lage bei. Die Wirtschaft des Landes und das Finanzwesen verfielen, Hunger breitete sich aus, und die Versorgung der Front und des Hinterlandes konnte nicht mehr aufrechterhalten werden. Eine tiefgreifende Krise des zaristischen Staates, der nicht in der Lage war, die explosiven wirtschaftlichen und sozialen Probleme aufzufangen, war unausweichlich.

Mit der Hinfälligkeit der zaristischen Macht entwickelte sich ein beginnender Befreiungskampf der zahlreichen vom Zaren unterdrückten Völkerschaften Rußlands, die sich mit den revolutionären Bewegungen des Proletariats zur Rettung der Arbeiter und Bauern aus ihrer hoffnungslosen Lage verbanden.

Lenins Rückkehr nach Rußland
Die Oktoberrevolution

Mit der Rückkehr Lenins (Wladimir Iljitsch, geb. 22.4.1870) aus seiner Verbannung am 3. (16.)* April 1917 aus seinem Schweizer Exil trat die russische Revolution in ihr entscheidendes Stadium. Seine April-Thesen waren das Programm für die Überleitung der bürgerlich-demokratischen Revolution in eine sozialistische. Der bürgerliche Umsturz unter Alexandr Kerenski (1881–1970) hatte am 2. (15.)* 3.1917 zur Abdankung des Zaren Nikolaus II. (1894–1917) geführt. Die sozialistische Revolution stand unter der Losung: »Alle Macht den Sowjets!« Sowjet heißt auf deutsch »Rat« und sollte eine Form der unmittelbaren Demokratie durch die Räte des Volkes, der Arbeiter, Bauern und Soldaten darstellen. Diese verkörperten die Herrschaft des Volkes unter der Parole: »Diktatur des Proletariats.«

Am 25. Oktober (7.11.)* 1917 wurde das Winterpalais in Petersburg gestürmt. Diese Oktober-Revolution war der Beginn der sozialistischen Revolution, die trotz aller Voraussagen und geschichtlichen Erfahrungen fast sieben Jahrzehnte gegen den erbitterten Widerstand der ganzen Welt überdauert hat.

Das größte Land unserer Erde entwickelte sich von einem hungernden und zurückgebliebenen Dorfstaat in einem Menschenalter zu der größten geschlossenen industrialisierten Weltmacht, die es je auf unserer Erde gab.

Die Umwälzung am Ende des Ersten Weltkrieges durch die Oktoberrevolution veränderte in unvorstellbar kurzer Zeit so vieles von Grund auf wie noch niemals zuvor in der menschli-

* Für Zeitangaben bis zur Einführung des Gregorianischen Kalenders am 14. Februar 1918 werden in der Sowjetunion noch heute die alten Daten angegeben. Die in Klammern angegebenen Zahlen gelten für die neue Zeit.

chen Geschichte. Durch sie wurde nicht nur der Zar gestürzt und der Krieg beendet, sondern das ganze System auf allen Gebieten umgestaltet und neu geformt.

Die seit vielen Jahrhunderten fest eingewurzelte orthodoxe Religion, die das gesamte kulturelle und gesellschaftliche Leben der Zarenzeit so nachhaltig mit ihrem konservierenden Geist prägte, das Regierungssystem mit seinen hierarchischen und despotischen Strukturen mußten neuen Ideen weichen, die einen unbekannten Weg in eine unsichere Zukunft wiesen und das rückständige Land nach utopischen und phantastisch klingenden Gedankengängen verändern wollten.

Vor allem war es eine wirtschaftspolitische Revolution, die das ganze Wirtschaftssystem in eine neue Richtung zu führen und die Ideen des Sozialismus praktisch zu verwirklichen versuchte.

II. Nach der Revolution 1917 bis 1945

1. Die kapitalistischen Mächte und die Revolution Ursachen der kapitalistischen Intervention

Als die Revolutionäre das Land übernahmen, planten die davon nicht betroffenen, weit entfernten West-Mächte und Japan bereits umfassende militärische Aktionen, um die Revolution der Armen zu zerschlagen. Eine Umwälzung durch die Arbeiter und Bauern, eine Revolution des Proletariats, das selbst die Regierung übernehmen und eine sozialistische Ordnung der wirtschaftlichen Gleichheit aller aufstellen wollte, widersprach den fest verankerten bürgerlich-kapitalistischen Vorstellungen.

Zum ersten Mal in der Geschichte des Kapitalismus bestand die ernste Gefahr, daß ein neues, sich sozialistisch nennendes System der bisherigen alleinigen Weltbeherrschung durch den Kapitalismus nicht mehr nur theoretisch, sondern auch in der Praxis entgegentreten würde. Schon damals herrschte eine übermäßige Angst, daß eine erfolgreiche neue kommunistische Ordnung im Osten auch die westlichen Regierungssysteme ins Wanken und zum Einsturz bringen könnte. Die Befürchtung verbreitete sich, daß die Verwirklichung der »gefährlichen« Ideen wie eine Epidemie auf die benachbarten Länder übergreifen würde. Politisch und militärisch vorgeschoben und legitimiert wurden solche Bedenken zu einem späteren Zeitpunkt, z. B. im vietnamesischen Spannungsfeld mit der Domino-Theorie.

Der Revolution und ihrer Forderung nach einer wirtschaftlichen und politischen Gleichheit aller Menschen wollten die Westmächte von Anbeginn an mit aller Macht entgegentreten. Nach Winston Churchill (1874–1965) sollte das kommunistische Baby in der Wiege erwürgt werden. Der Umwälzung durfte auf keinen Fall Zeit gelassen werden sich zu stabilisieren. Rasch organisierten sich in den kriegführenden Ländern des Ersten Weltkriegs Sympathisanten des Kommunismus und revolutionäre Gruppen, so daß schnellstens ein abschreckendes Exempel gegen die bolschewistischen Urheber statuiert werden mußte, um diese für immer unschädlich zu machen.

Das Aufkommen eines neuen, dem Kapitalismus fremden Systems machte deutlich, daß der Krieg des deutschen Kaisers gegen den Zaren ein Krieg gegen das eigene System war und zeigte an, daß der Kapitalismus mit seiner durch seine Geldwirtschaft erzwungenen imperialen Ausbreitung auch immer wieder die Verbündeten seines eigenen Wirtschaftssystems angreift. Die auf diese Art und Weise geschaffene allgemeine Destabilisierung wurde gleichzeitig zum Wegbereiter von Revolutionen und förderte die Ausbreitung sozialistischer Ideen gegen den bestehenden Kapitalismus.

Nach den vielen bisherigen Raubzügen der imperialistischen Systeme war es schon eine ausgesprochene Ironie der Geschichte, daß Deutschland, das zum Sturz des Zaren beitrug und die sozialistische Revolution ermöglichte, mit allen Mitteln das Regime des von ihm besiegten und gestürzten Zaren und seiner Lakaien nach der Oktoberrevolution militärisch wieder inthronisieren wollte.

Militärische Intervention des Westens

Bereits am 9. März 1918, also nur wenige Monate nach der Oktoberrevolution, drangen Interventionsarmeen der Westmächte konzentrisch nach Rußland gegen Moskau vor, um die Auflösung der entstehenden »Union der sozialistischen Länder der Sowjetunion« zu erzwingen. Neben dem unerbittlichen Kampf gegen die fremde Revolution im Osten wurde – ideologisch verbrämt, in gewohnter imperialer Manier – versucht, auf billige Weise in den Besitz der Gebiete Rußlands zu gelangen und sich an einer Neuverteilung zu beteiligen.

Allzugern schlossen sich die Konterrevolutionäre Rußlands, die Kulaken, die Kirche, der Adel, die Offiziere der alten Armee, diesen fremden Eroberern an, die mit Hilfe ihrer Flotten von Murmansk an der Barentssee und Archangelsk an der Dwina-Bucht am Weißen Meer im Norden auf russischen Boden vorstießen, um ein ihnen ergebenes und genehmes System zu installieren.

In Wladiwostok am Pazifik liefen amerikanische, japanische

und englische Flotteneinheiten mit Truppenkontingenten ein und drangen über Chabarowsk bis Irkutsk am Baikalsee vor. Mit Hilfe der tschechischen Legion – sie bestand aus ungefähr 40000 ehemaligen Kriegsgefangenen Österreich-Ungarns – zogen sie bis an die Wolga und den Ural. Der Führer der zusammengeschlossenen Armeen, A. W. Koltschak, erklärte sich bereits zum »Reichsverweser von ganz Rußland«.

Im Süden des Landes, in den Schwarzmeerhäfen Odessa, Sewastopol u. a. landeten meist auf englischen Kriegsschiffen die Hauptkräfte der Interventionstruppen mit ungefähr 130000 Mann, insbesondere französische und griechische Divisionen. Sie vereinigten sich mit konterrevolutionären russischen Kräften, um das Donez- und das Kriwojrog-Becken bis nach Kiew zu besetzen.

In Persien landeten englische Soldaten unter General Thomson, und der ganze Süden mit Baku und Georgien ging für die Sowjetunion verloren, während deutsch-österreichische Truppen die Ukraine und Verbände der Entente die Krim mit Sewastopol besetzten. Polnische Truppen unter dem Staatschef und späteren Marschall Pilsudski nahmen für kurze Zeit sogar Kiew ein. Der erfolgreiche Gegenstoß der Roten Armee wurde vom französischen General Maxime Weygand (im Zweiten Weltkrieg Oberbefehlshaber der französischen Armee, bekannt durch die nach ihm benannte Weygand-Linie) bei Warschau aufgehalten (»Wunder an der Weichsel«). Im Frieden von Riga am 18.3.1921 gelang es Pilsudski die polnische Ostgrenze nach Osten auf russisches Gebiet vorzuschieben, 250 Kilometer weiter, als sie von den Allierten mit der Curzon-Linie festgelegt war.

Wie so oft in der Geschichte Rußlands tummelten sich ausländische Truppen, die ihren eigenen Interessen gewaltsam Geltung verschaffen wollten, auf seinem Boden.

Die junge und schwache Sowjetunion glich einem internationalen Heerlager. Die ertragreichsten Regionen waren verloren, Moskau von den eigenen Brennstoff- und Getreidegebieten abgeschlossen, 70 Prozent des Sowjetlandes von seinen Feinden besetzt. Es herrschte ein wirtschaftliches Desaster, Hungersnot, Schwarzhandel, Zusammenbruch des Eisenbahnwesens, vollkommener Handelsboykott seitens des gesamten Auslands, innere Wirren und Bürgerkämpfe mit Konterrevolutionären.

Die neuen Männer, die die sozialistische Führung in Partei, Staat und Militär vertraten, waren ohne Erfahrung und Ausbildung. Zu den weit entfernten Gebieten der Sowjetunion bestand keine Verbindung mehr. Die Lage schien aussichtslos. Trotzdem klammerten sich die hungernden und verzweifelten Menschen an die Hoffnung auf eine neue Gesellschaft, den neuen Sozialismus, der sie in eine bessere Zukunft führen sollte.

Die Kämpfe mit den fremden Truppen auf sowjetischem Boden dauerten bis Ende 1921, im Fernen Osten des Landes bis 1922. Der neu gebildeten »Roten Armee« der Werktätigen gelang es, die Armeen der Weißgardisten unter P. N. von Wrangel und die Ententetruppen mit fast 400000 Mann unter Koltschak zu verjagen.

Für die junge Sowjetmacht war es eine bedeutende Leistung, nach den Jahren des Weltkriegs und drei Jahren Bürgerkrieg mit einer aus Bauern und Arbeitern geformten revolutionären Truppe die militärisch besser ausgerüsteten und geschulten Eroberungsarmeen aus dem Lande zu werfen und die von ihnen im Interventionskrieg eroberten Länder Rußlands, mit Ausnahme vertraglich abgehandelter Gebiete, zu befreien.

Die endgültige Stabilisierung der nachrevolutionären Situation wird deutlich an Lenins wichtigstem Anliegen, das noch zu seinen Lebzeiten verwirklicht werden konnte: Die freiwillige und föderative Vereinigung der Republiken zu einem multinationalen Bundesstaat führte am 30. Dezember 1922 zur Gründung der »Sojus Sowjetskich Sozialistitscheskich Respublik«, abgekürzt SSSR oder in kyrillisch CCCP, zu deutsch »Union der Sozialistischen Sowjetrepubliken« (UdSSR).

Lenins »Neue Ökonomische Politik«

Sieben Jahre Krieg, Revolution, Bürgerkrieg und Interventionskriege reduzierten die Erträge der Agrarwirtschaft auf ein Minimum. Der dominierende Einfluß der Kulaken (russisch: kulak = Faust, Aufkäufer, Blutsauger), der vormaligen Großbauern, konnte nur langsam zurückgedrängt werden. Im Hinblick auf die Kollektivierung schlachteten sie den durch die Auswirkungen des Weltkriegs bereits stark dezimierten Bestand an Pferden und Kühen, um diese nicht den neugebildeten Kolchosen ausliefern zu müssen. Bei der Feldbestellung fehlte es dann besonders an Zugvieh. Traktoren gab es damals noch nicht. Die Landwirtschaft konnte erst 1925 ihren Vorkriegsstand wieder erreichen.

1921 auf dem X. Parteitag beschloß die Partei unter Lenins Führung den Übergang vom Kriegskommunismus zur »Neuen Ökonomischen Politik« (NÖP), russisch NEP (Nowaja Economitscheskaja Politika).

Im Interesse der kleinbäuerlichen Betriebe wurde die als Ernährungsdiktatur bezeichnete kriegsbedingte Ablieferungspflicht für Getreide, wie sie nach den Jahren des Krieges und der Revolution notwendig war, mit Dekret vom 11. Januar 1919 aufgehoben und dafür eine vom Staatsbürger von seinem Ertrag zu leistende Steuer, eine Naturalsteuer, eingeführt (2. März 1922, Beschluß des Zentral-Exekutivkomitees »Über die einheitliche Naturalsteuer«). Gerade diese Naturalabgabe wurde bei den Feinden des Systems als verabscheuungswürdiges Merkmal der Ausplünderung im Sozialismus gebrandmarkt, ohne zu berücksichtigen, daß diese Abgabe einer normalen Steuer entsprach, die jedoch nicht in Geld, sondern in Naturalien erhoben wurde. Sie betrug die Hälfte der bisherigen Ablieferungspflicht. Die Steuer war progressiv je nach der Größe des Bauernhofs und rezessiv, entsprechend der Zahl der Familienangehörigen.

Mit dem verbleibenden Ertragsanteil konnten die Bauern Warenaustausch betreiben, wodurch der Markt wieder an Bedeutung gewann und nach der Kriegswirtschaft das Privatkapital Zugang zum Handel erhielt. Dieser war hauptsächlich auf die Klein- und Heimindustrie beschränkt. Der Tauschhandel wurde in einen genossenschaftlich organisierten Konsumgüteraustausch umgewandelt. Die Naturalsteuer trug so gleichzeitig dazu bei, eine Konsumgüterindustrie aufzubauen, die die Verbindung zwischen der sozialistischen Großindustrie und der bäuerlichen Produktion herstellen sollte. Auf dieser Basis des Austauschs von Lebensmitteln und Rohstoffen gegen Industriewaren sollte die Industrie als die wirtschaftliche Grundlage einer sozialistischen Gemeinschaft errichtet werden.

Nach Lenin war Handel als Tausch aufzufassen und mußte in diesem Sinne neu erlernt werden. Die durch Arbeit hergestellte Ware sollte wieder in ihrem Gebrauchs- und Tauschwert erkannt werden und nicht als Spekulationsobjekt dienen. Der Staat hatte den Großhandel zu betreiben. Wegen des sich vergrößernden Warenumsatzes wurde eine Geldreform durchgeführt. Der Tscherwonjez, russische Goldmünze und Banknote zu zehn Rubel, wurde auf Goldbasis gesetzt, wodurch der Rubel zu einer harten Währung aufgebaut wurde.

Die in die NÖP gesetzten Erwartungen wurden erfüllt und die Agrar- und Industrieproduktionen stiegen rasch an.

Selbst die reichen westlichen Siegermächte brauchten viele Jahre, um sich von der Kriegswirtschaft zu erholen und ihre Industrien wieder in den alten Stand zu versetzen. In Deutschland breitete sich eine verheerende Inflation und Massenarbeitslosigkeit aus, und selbst in den USA kam es unter der Präsidentschaft von Herbert Hoover (1929–1933), dem Prediger des robusten Individualismus (rugged individualism), zu Arbeiterentlassungen und zum großen Bankenkrach mit dem Zusammenbruch des Aktienmarktes, der eine Kettenreaktion an den Börsen der Welt auslöste. Am 25. Oktober 1929, dem »Schwarzen Freitag« (oder dem 29. Oktober 1929, dem »Schwarzen Dienstag«) an der New Yorker Börse, kam es zum Ausbruch der Weltwirtschaftskrise mit Millionen von Arbeitslosen, die bis Anfang 1930 eine Höchstzahl von über 15 Millionen Erwerbslosen in den Vereinigten Staaten erreichte und mit den allgemeinen wirtschaftlichen Schwierigkeiten die ganze Bevölkerung nachhaltig demoralisierte. In ihrer Folge führte sie 1933 zum »New Deal« unter Präsident Franklin Roosevelt (1933–1945) mit dem Ziel der Behebung der allgemeinen Not.

Die Planwirtschaft

In der wichtigen Zeit des beginnenden Aufbaus der Sowjetunion traf die junge Republik ein schwerer Schlag. Lenin, der geistige

Initiator und Führer der Revolution, starb nach langjähriger Krankheit am 21. Januar 1924 im Alter von 53 Jahren. Die Überwindung des für den neuen Staat bedeutenden Verlustes zeugt von der Kraft der Ideen. Auch der Tod ihres ersten Vorsitzenden und geistigen und praktischen Führers der UdSSR konnte nicht zum erwarteten Untergang des Sowjetstaates führen.

Die eingeschlagene neue Wirtschaftspolitik wurde strikt weitergeführt. Zur Reorganisierung des Marktes wurden die Schlüsselindustrien und -betriebe, die unter dem Management des Staates arbeiteten, zu selbständigen Großunternehmen (Syndikaten) zusammengeschlossen.

Die 1921 gegründete staatliche Plankommission arbeitete Wirtschaftspläne aus, die als Grundlage für ein Planungssystem dienten. 1925 wurden erste Versuche unternommen, Jahrespläne und in der Folge überschaubare Fünfjahrespläne aufzustellen. Auf dem Parteitag Ende Dezember 1925 konnte bereits das ferne Ziel der Verwandlung der Sowjetunion in ein großes Industrieland erwogen werden.

Man mag zur Planwirtschaft stehen wie man will, aber man muß in Erwägung ziehen, daß die SU ein riesiges, fast unübersehbares Wirtschaftsgebiet darstellt, das zur damaligen Zeit am Anfang seiner industriellen Entwicklung stand. Bei einer gleichmäßigen Nutzung der vielen reichen Ressourcen mit Hilfe der Industrialisierung mußte es für einen verantwortlichen Staat unumgänglich sein, eine Planung für die Erschließung und den wirtschaftlichen Aufbau seiner Territorien aufzustellen.

Im Laufe der ungehemmten Kolonisation (»colonia« = Ansiedlung außerhalb des Vaterlandes) vom Beginn der Neuzeit bis zum Ersten Weltkrieg durch die kapitalistischen Länder waren die zu kolonisierenden Gebiete zur Bereicherung und Ausplünderung den imperialistischen Mächten ausgeliefert. Jedes imperiale Land konnte mit seinen Großbetrieben privatwirtschaftlich das in seinem Machtbereich liegende Gebiet mitsamt Rohstoffen und »Menschenmaterial« zum Zwecke des eigenen Profits ausbeuten. Keiner dachte daran, einen Plan aufzustellen, um die jeweiligen Länder zu erhalten, gleichmäßig zu entwickeln und zu fördern. Solche sozialistischen Überlegungen sind dem Kapitalismus fremd und entsprechen nicht seinen Wirtschaftsprinzipien, die allein auf den privatwirtschaftlichen, höchstmöglichen Gewinn des einzelnen Unternehmers bei Niedrigsthaltung der Kosten ausgerichtet sind, wobei die Ausbeutung von Natur und Mensch ohne Skrupel hingenommen wird. Das ist das »Geheimnis« der wirtschaftlichen Erfolge des Kapitalismus. Die Kolonial-Wirtschaft basierte auf einem marktbezogenen Rentabilitätsdenken und Profitstreben ohne soziale Verantwortung gegenüber Mensch und Umwelt sowie den zukünftigen Nachkommen der betroffenen Länder.

Für den sowjetischen, sozialistischen Staat war es aber eine Selbstverständlichkeit und ganz entscheidende Notwendigkeit, sein *eigenes* Land mit seinen vielen unterschiedlich über das Land verteilt gelagerten Ressourcen und seinem Völkergemisch nach wirtschaftlichen und sozialen Gesichtspunkten gleichmäßig zu entwickeln. Dies konnte langfristig nur mit Hilfe der Ausarbeitung von Gesamtplänen verwirklicht werden. Die Förderung der zurückgebliebenen Gebiete im Süden und Osten, die enge wirtschaftliche und kulturelle Zusammenarbeit aller konnte bestmöglich nur nach *einem* einheitlichen Konzept erfolgen. Es wurde eine neue, nicht-kapitalistische Erschließung zweier Kontinente, Osteuropas und Asiens, begonnen, die nahezu ebenso groß und vielgestaltig sind wie ganz Europa und Nordafrika zusammen. Alle Ressourcen und Möglichkeiten sollten gleichmäßig berücksichtigt werden, ohne daß einzelne Länder der großen sowjetischen Völkergemeinschaft als »Entwicklungsländer« auf einer niedrigeren Stufe stehenbleiben mußten oder einseitig ausgebeutet wurden.

Analphabetentum und seine Überwindung

Neben der wirtschaftlichen Versorgung der Bevölkerung widmete die Sowjetregierung ihr größtes Augenmerk der Bekämpfung des Analphabetentums, der kulturellen und politischen Aufklärung ihrer Bevölkerung.

Lesen und Schreiben waren jahrhundertelang das Privileg einer dünnen Oberschicht gewesen. Im Osten und Süden waren 1917 fast alle Menschen Analphabeten, in der ganzen SU fast 80

Prozent. Lehrer fehlten, es gab kein Papier und Schreibzeug, Bücher waren Mangelware. Vom Bleistift bis zur Schule mußte alles erst neu geschaffen werden.

Bereits am 19. Juli 1920 wurde eine »Allrussische Außerordentliche Kommission zur Liquidierung des Analphabetentums« eingerichtet. Mit der Resolution sollte innerhalb von zehn Jahren das Analphabetentum in der Sowjetunion beseitigt werden. Zu diesem Zweck wurde ein Plan zur Einführung der allgemeinen Schulpflicht für die ganze Sowjetunion verabschiedet. Lenins Parole, daß jeder des Lesens und des Schreibens Kundige einen Analphabeten unterrichten müsse, wurde von der Öffentlichkeit bereitwillig erfüllt. Dies förderte gleichzeitig das soziale Verständnis der Menschen untereinander. In der gesamten UdSSR gab es keine Ortschaft, in der nicht die Analphabeten lernten. Das galt von den Bergsiedlungen des Kaukasus bis in die Dörfer und Jurtenzelte der Nomaden im Süden Usbekistans und Tadshikistans und von der Kalmückensteppe, den Oasen und Wüsten bis in die Gebiete des ewigen Eises und des Fernen Ostens. Arbeiter und Bauern, gleich welcher Nationalität, lernten Lesen und Schreiben. Bildung, jahrhundertelang hauptsächlich von den Kirchen vermittelt, wurde zu einem der wichtigsten Probleme des Staates erhoben, und dieses wurde in kurzer Zeit gelöst. Das Prinzip der »vollen allseitigen und unentgeltlichen Bildung für alle« auf Grund der Verfassung von 1918 wurde verwirklicht. Die Schüler wurden nach Bedarf auf Kosten des Staates verpflegt und mit Lehrmaterial ausgerüstet.

Die Zahl der Mädchen in den Schulen stieg sprunghaft an. Seit Beginn der Revolution hat die SU den Frauen eine gleichberechtigte, hohe Ausbildung ermöglicht. Sie hat dadurch ein besonders breites Fundament für wissenschaftliche und technologische Forschung gelegt.

In wenigen Jahrzehnten zählten die Völker der UdSSR bereits zu den gebildetsten der Erde. Heute ist jeder dritte Wissenschaftler der Welt ein Sowjetrusse. Über eine Million Wissenschaftler, die in der Forschung arbeiten, ermöglichen es, den technologischen Abstand zum Westen zum Verschwinden zu bringen. Das hohe Niveau der allgemeinen Bildung aller Bürger der UdSSR ist eine beispiellose Leistung, die Erwartungen auf überdurchschnittliche wissenschaftliche Erfolge für die Zukunft weckt.

Seit vielen Jahren findet man keinen Analphabeten mehr in dem riesigen Land, während in den Vereinigten Staaten immerhin noch heute über 20 Millionen* anzutreffen sind.

Im Mai veröffentlichte der amerikanische Kongreß eine Analyse, aus der hervorgeht, daß jeder fünfte erwachsene amerikanische Bürger keine Zeitung lesen kann. 44 Prozent der Schwarzen und 56 Prozent der spanisch sprechenden Bevölkerung seien »funktionale Analphabeten«, die lediglich ihren Namen und einfache Wörter lesen und schreiben können.

Nach Angabe des Bundesministeriums für Bildung und Wissenschaft wird der Anteil der Analphabeten unter der erwachsenen deutschen Bevölkerung im Jahre 1986 auf mehr als eine Million Menschen geschätzt, während in Großbritannien und Italien je zwei Millionen Erwachsene des Lesens und Schreibens unkundig sind.

Wie Georgios Papandreou vom Athener Kultusministerium Anfang März 1986 bekanntgab, beträgt die Analphabetenquote in Griechenland zur Zeit 25 Prozent der Gesamtbevölkerung. Sie ist nach Portugal die zweithöchste Rate in der europäischen Gemeinschaft. Bei der Landbevölkerung liegt die Quote am Ende des 20. Jahrhunderts noch bei 45 Prozent.
Nach UNESCO gab es:

1965 außerhalb der SU	700 Millionen Analphabeten
1980	814 Millionen

Das zeigt an, daß der Analphabetismus weiter ansteigt.

In den Entwicklungsländern sind 1986 durchschnittlich 40 Prozent der Bevölkerung des Lesens und Schreibens nicht kundig, in 23 Ländern sind sogar noch über 70 Prozent der Menschen Analphabeten. In Italien z. B. besuchen 750000 Kinder im schulpflichtigen Alter keine Schule, in den Vereinigten Staaten sind dies fünf Millionen.

---

* Veröffentlichte Zahlen der UNESCO für 1984, Swantje Strieder, Sept. 1985.

2. Die Industrialisierung der Sowjetunion Der zweite Fünfjahresplan

Mit der von Lenin eingeführten Neuen Ökonomischen Politik begann in der SU ein industrieller Aufstieg, der unter Stalin ein atemberaubendes Tempo erreichte. Die Landwirtschaft wurde kollektiviert und unter staatliche Kontrolle gebracht und die Industrialisierung immer mehr forciert. Ihre Ergebnisse lagen weit über bis dahin diskutierten und festgelegten Plandaten.

Stalin sagte damals: »Wir müssen in zehn Jahren das machen, wofür andere Nationen Jahrhunderte brauchten, sonst ist unsere Sowjetunion verloren.« (Valentin M. Bereschkow, ehemaliger erster Botschaftssekretär in Berlin, Dolmetscher Stalins). Seine ganze Kraft konzentrierte er auf die Organisation eines starken Bollwerks. Er wußte sehr gut, wie zurückgeblieben das ehedem zaristische Rußland und wie schwach der junge Staat war. Er war sich klar darüber, daß nur eine starke Sowjetmacht von den Feinden nicht überrannt werden könnte.

> »Die Rückstände gegenüber den westlichen Industrienationen, die die Sowjetunion vernichten wollen, machen es zwingend notwendig, das Ausbautempo zu beschleunigen.« Der wirtschaftliche Aufbau mußte in Rekordzeit durchgeführt werden (Stalin, Werke, Band 13).

Alle Gedanken an eine Internationalisierung der kommunistischen Ideen erschienen ihm, im Gegensatz zu Trotzki, nicht vordringlich. Er sprach vom »Sozialismus in einem Land«. Wichtig war allein eine starke Sowjetmacht. In Kriegszeiten oder bei der Vorbereitung einer Abwehr und Verteidigung muß es hingenommen werden, daß einzelne Schaden erleiden, um vielen das Leben zu sichern. In Friedenszeiten sind solche Forderungen und Gedanken im allgemeinen nicht zu vertreten. Damals stand die Rettung der noch schwachen Sowjetunion vor den vielen sie umgebenden gegnerischen Kräften, die ganz offen und mit allen Mitteln auf den Untergang des neuen Staates hinarbeiteten, im Vordergrund.

Zur Zeit Stalins befand sich die SU in einer außergewöhnlichen Not-, Kriegs- und Rebellionszeit, in der Gefahr einer von außen gesteuerten Konterrevolution und der direkten Konfrontation mit feindlichen Mächten. In einer Katastrophenlage können Rettungsarbeiten nicht abhängig von der 40-Stunden-Woche oder einer garantierten Nachtruhe gemacht werden.

Das Hauptgewicht der Industrialisierung der Sowjetunion lag bei der Schwerindustrie. Für die damalige Zeit wurden gigantische Bauvorhaben in die Wege geleitet. So wurde der Bau des Dnjepr-Staudamms mit dem größten Wasserkraftwerk Europas bei Dnjepro-Petrowsk (Inbetriebnahme 1932), die Errichtung der Landmaschinenfabriken »Rostselmasch« (Eröffnung 15.6.1930) in Rostow und Saparoshje, die Anlage der 1400 km langen Turksib (Turkistan-Sibirien-Eisenbahn, in Betrieb genommen am 1. Mai 1930), die Eisenhüttenwerke in Magnitogorsk im Ural (Anblasen des ersten Hochofens am 31. Januar 1932) und Kusnezk, westlich der Wolga, die Hüttenwerke in Kertsch und Kriwoi Rog (Südukraine) usw., die alle in kürzester Zeit erbaut wurden und noch heute vorbildliche Industriekombinate darstellen, begonnen. 1927 liefen bereits nach einer Bauzeit von knapp einem Jahr die ersten Traktoren für die Landwirtschaft vom Fließband. Die Sowjetunion wurde zum Bauplatz riesiger Industrieanlagen, in denen Arbeiter aller Völker der SU beschäftigt waren.

Die SU hatte keine Möglichkeiten sich Auslandsanleihen oder Kredite zu beschaffen. Trotzdem konnten im zweiten Fünfjahresplan 1933 die am weitesten zurückgebliebenen Gebiete von der mittleren Wolga bis nach Ostsibirien und der Ferne Osten mit großen Kapitalanlagen, die sich der Staat selbst erarbeitet hatte, berücksichtigt werden. Investitionen flossen auch in andere Unionsrepubliken, nach Kasachstan und in die südlichen Gebiete des riesigen Reiches.

Die Industrieanlagen außerhalb des europäischen Teils der Sowjetunion, deren Bau Stalin im zweiten Fünfjahresplan für die verschiedenen Republiken und Völker des Landes durchsetzte, sollten einen entscheidenden Einfluß auf die Geschicke der Sowjetmacht ausüben. Sie ermöglichten es der Roten Armee, die siegreichen Deutschen unter Hitler im Zweiten Weltkrieg von Kursk bis Stalingrad und am Kaukasus zum Stehen zu bringen und bis nach Berlin zurückzuschlagen.

Die Phase des zweiten Fünfjahresplans, die der Bevölkerung große Opfer abverlangte, festigte die Position der SU als mächtigen und unabhängigen Industriestaat und übertraf mit ihrem Wachstum alle Erwartungen. Sowohl im Umfang als auch im Tempo findet der Ausbau der Sowjetunion in der Geschichte anderer Länder kein gleichwertiges Beispiel.

Durch die gewaltige Steigerung der Produktionsmöglichkeiten entstand für die Arbeiter die Notwendigkeit, mit Hilfe der neuen Technik ihre Arbeit effektiver einzusetzen. Das Ziel bei der ersten Industrialisierung war die Überwindung überholter technischer Normen. Dies stellte eine neue Motivation für die Arbeiter und Betriebe dar. Stalin forderte zum zweiten Fünfjahresplan immer wieder eine gesteigerte Industrialisierung durch Hebung der Arbeitsleistung und Ausbildung in der neuen Technik. Hieraus entwickelte sich die Stachanow-Bewegung.

Die Bewegung wurde nach dem jungen Hauer Alexej Stachanow benannt, der bei der Kohleförderung im Donezbecken in einer Schicht am 31.8.1935 102 Tonnen Kohle schlug, das 15fache seiner täglichen Arbeitsnorm. Dies war nicht so sehr eine körperliche Leistung, sondern beruhte auf der Überlegung, mit Hilfe der Arbeitsaufteilung in seiner Arbeitsgruppe (Aktivistenbrigade) eine enorme Produktions- und Produktivitätssteigerung zu erreichen. Durch seinen Einsatz wurde die Arbeit neu organisiert. Seine Leistungsinitiative wurde schnell von anderen Industrie- und Kolchosarbeitern aufgenommen.

In allen Betrieben bildeten sich Stachanow-Bewegungen, die Arbeitsrekorde aufstellten, die vorher nicht für möglich gehalten worden waren. In anderen sozialistischen Ländern entwickelten sich später Kampagnen für die »Bestarbeiter«, die mit neuen Arbeitsmethoden Leistungsrekorde aufstellten. In der DDR bildete sich entsprechend z. B. die Hennecke-Bewegung.

Die Produktionsnormen konnten bis zu 20 Prozent verbessert werden. Der Sinn war immer, alte und überlebte Wege der Produktion durch neue und fortschrittliche Entwicklungen und Organisationen zu ersetzen. Stalin sprach »gegen die Gleichmacherei«, und so wurden, entgegen den kommunistischen Zielen, abgestufte Lohnwerte eingeführt.

Diese »Rekordschichten« trugen mit zur industriellen Überlegenheit gegenüber der Kriegsmaschinerie Hitlers gegen Ende des Zweiten Weltkrieges bei. 1977 ist Stachanow hochgeehrt, als Vorbild für Leistung, gestorben. Die Ideen der Stachanow-Bewegung, die 1986 ihr fünfzigjähriges Jubiläum feiert, werden wieder aufgegriffen und erlangen bei der gegenwärtigen weitreichenden Reform des Wirtschaftslebens mit der neuen elektronischen Technik eine entscheidende Bedeutung, um die »technische Revolution«, wie sie der XXVII. Parteitag vorsieht, vorwärtszutreiben.

3. Die Ursachen des Zweiten Weltkriegs Selbstbestimmung der Völker – Cordon Sanitaire Neville Chamberlains »Appeasementpolitik«

Infolge der raschen industriellen Entwicklung der UdSSR und der im Westen stark beachteten und herausgestellten Schauprozesse unter Stalin verhärtete sich die Position der Westmächte gegen die Sowjetunion immer mehr. Seit dem Versuch der Entente-Armeen, mit ihren Interventionstruppen die sozialistische Revolution zu zerschlagen und die begonnene Umwälzung rückgängig zu machen, verstärkte sich die antibolschewistische Einstellung weltweit.

Diese feindliche Haltung fand eine direkte Bestätigung durch den Einfluß der kommunistischen Lehre auf die Völker des Nahen Ostens.

Schon unter Lenin konnten mit Hilfe der neuen sozialistischen Ideen freundschaftliche Beziehungen zu den Ländern des Ostens angebahnt werden. Am 20. November 1917 wurde in einem Aufruf »An alle werktätigen Mohammedaner Rußlands und des Ostens« des Landes bestimmt, daß von nun an in Rußland alle nationalen und kulturellen Einrichtungen und alle Glaubensbekenntnisse und Sitten sich frei und unantastbar entfalten könnten. Die Lehre der Oktoberrevolution mit der Verurteilung kolonialer Unterdrückung sprach allen Völkern der Union das Recht auf politische und wirtschaftliche Unabhängigkeit zu. Galten diese Thesen zunächst auch nur für den Vielvölkerstaat der Sowjetunion und die Befreiung der eigenen Länder aus der Knechtschaft des Zarenregimes, so lösten diese Ideen doch eine Kettenreaktion von nationalen Befreiungsbewegungen und antiimperialistischen Aktionen der unterdrückten Länder aus, die im überseeischen Besitz fremder Staaten waren. Es sei nur erinnert an die Märzaufstände 1919 in Korea, die revolutionäre Bewegung in China und das Aufbegehren 1918–22 in Indien unter Mahatma Gandhi und den Krieg 1919 in Afghanistan gegen die britische Fremdherrschaft, die Befreiungskämpfe der Türken von 1919–22, verschiedene Aufstände in Ägypten, Syrien und Persien in der Zeit bis 1920, die sich fast ausschließlich gegen die anglikanische Weltmacht richteten, die den Nahen Osten bis China mit ihrer Flotte beherrschte.

Seit Beginn der Umwälzung in Rußland wurde zudem von Moskau die Koexistenz aller Völker, gleich welchem politischen Ordnungssystem sie angehören, angestrebt.

Das für Großbritannien gefährliche und offene Eintreten der UdSSR, insbesondere für das *Selbstbestimmungsrecht* aller Völker Rußlands, mag mit zu der konsequenten Antipathie der britischen Regierungen gegen die ihrem Empire bedrohlichen Theorien des Bolschewismus geführt haben. Der britische Kriegsminister Lord Alfred Miller (1854–1925) definierte bereits kurz nach der Revolution Deutschland als das Land, das eine bestimmte Menge Rüstung benötige, da es

> »möglicherweise das Bollwerk gegen den russischen Bolschewismus« sei (the bulwark against the Russian bolshevism). (The Intimate Papers of Colonel House, 1928, Bd. 4, S. 116)

Diese feindliche Einstellung gegen Rußland sollte später im Münchener Abkommen ihren Höhepunkt in der faschistenfreundlichen »Appeasement-Politik« des maßgebenden konservativen britischen Ministers Neville Chamberlain und seiner einflußreichen Anhänger erreichen.

Die sowjetische Grundeinstellung, zusammengefaßt in den Thesen der Revolution, machte es möglich, in den von Großbritannien beherrschten Völkern des Nahen Ostens wohlwollende Gefühle für das neue System in Moskau zu wecken.

Als erster Staat der Welt erkannte am 27. März 1919 die Sowjetunion die Souveränität *Afghanistans* an und stellte im Juli des gleichen Jahres auf Ersuchen der afghanischen Regierung unter dem Sohn von Emir Habib Ullah, dem späteren König Aman Ullah die vollen diplomatischen Beziehungen her. Mit einem langjährigen Freundschaftsvertrag vom 28. Februar 1921 wurden die Kontakte mit dem Emirat Afghanistan unter Aman Ullah »endgültig« hergestellt. Es folgte ein weiterer Freundschaftsvertrag mit Persien am 26. Februar 1921 und am 16. März 1921 ein Handelsvertrag mit Großbritannien.

Die beiden moslemischen Länder Persien und Afghanistan zählten bis dahin zum unmittelbaren Herrschafts- und Einflußgebiet Großbritanniens. Alle Proteste der Briten und die nachdrückliche Forderung, den sowjetisch-afghanischen Vertrag zu annullieren und den sowjetischen Botschafter auszuweisen, wurden von Kabul energisch zurückgewiesen.

Den gleichen vergeblichen Versuch machte Lord Curzon, späterer Außenminister Großbritanniens unter Lloyd George und Baldwin. Er drohte in einem Ultimatum an die SU am 8. Mai 1923 mit dem Abbruch der englisch-sowjetischen Beziehungen und der Einstellung jeglicher Handelskontakte mit der Sowjetunion, wenn diese das freundschaftliche Verhältnis zu Afghanistan nicht sofort abbrechen würde. Infolge seiner ungeschickt und öffentlich aggressiv vorgetragenen Forderungen scheiterte er trotz der antisowjetischen Einstellung des englischen Parlaments und mußte zurücktreten. Er wurde insbesondere bekannt durch die nach ihm benannte Curzon-Linie, die bei Grenzziehungen im Osten, so 1918 durch die Alliierten, 1919 und 1921 im Frieden von Riga sowie 1939 zwischen Hitler und Stalin, immer maßgebend war. Sie galt auch auf der Teheraner Konferenz der »Großen Drei« 1943, und 1944 akzeptierte Churchill auf der Konferenz in Moskau diese Linie, die dann 1945 im Grenzvertrag zwischen der UdSSR und Polen als maßgebende Grenzlinie Polens und der Sowjetunion herangezogen wurde.

Im Locarno-Vertrag vom 16.10.1925 war die Absicht und Zielsetzung der Westmächte überschaubar. Dieser Westpakt zwischen Belgien, Großbritannien, Frankreich und Italien, dem auch Deutschland beitrat, sah eine kollektive Bürgschaft der deutschen Westgrenzen, die Entmilitarisierung des Rheinlandes und friedliche Regelung aller Streitigkeiten vor. Schiedsverträge mit Polen und der Tschechoslowakei ergänzten diese Abmachungen, die einen Gewaltverzicht vorsahen.

Während die Unverletzlichkeit der Westgrenzen garantiert wurde, unterblieb absichtlich eine Regelung der deutschen Ostgrenzen. Die deutschen Grenzen nach dem Osten blieben offen, und dadurch wurde Deutschland offensiv gegen den Osten, zur Sowjetunion hin, ausgerichtet. Ein »Ost-Locarno« für die Garantien der Ostgrenzen durch die Westmächte wurde auf Betreiben des Außenministers und Reichskanzlers Gustav Stresemann, der die Politik der Herstellung der deutschen Großmachtstellung und eine Revision der deutschen Ostgrenzen verfolgte, ausdrücklich abgelehnt.

Der Westen war bestrebt, um die Sowjetunion einen *»Cordon Sanitaire«* zu legen, einen Isoliergürtel von Pufferstaaten, die selbst Ambitionen auf den Osten hatten. Diese Gedankengänge gehen zurück auf die französische Politik des frühen 18. Jahrhunderts, die versuchte, mit Hilfe finanzieller, diplomatischer und militärischer Mittel ein Bündnissystem gegen Rußland aufzubauen. Das »Petersburger Reich« sollte durch Schweden, Polen und das Osmanische Reich mit Frankreich als treibender Kraft im Hintergrund isoliert werden. Paris versuchte vor allem Revanchegelüste dieser Länder gegen Rußland zu wecken und auszubauen. Der Diplomatie Frankreichs gelang es, im Osten eine Anzahl von Kriegen gegen Rußland zu inszenieren, wie z. B. den polnischen Thronfolgekrieg von 1733 bis 1736, den Schwedisch-Russischen Krieg von 1741 bis 1743 und den Russisch-Osmanischen Krieg von 1768 bis 1774, in denen das Russische Reich jedesmal auf sich allein gestellt, von allen Nachbarstaaten isoliert, Krieg zu führen hatte. Für Rußland bestand ständig die Gefahr, daß, von Frankreichs Einkreisungspolitik ausgehend, ein gleichzeitiger Angriff auf alle europäischen Grenzen Rußlands erfolgen würde.

In der russischen Politik ist die Abwehr dieser Gefahr zu einer geschichtlichen Lehre und die wichtigste und vorrangigste Aufgabe bis zum Ende des 20. Jahrhunderts geworden.

Heute ist der »Cordon Sanitaire« der Locarnopolitik der Westmächte in einen »Cordon Militaire« übergegangen, d. h.

um die Sowjetunion wird eine undurchdringliche Postenkette von vielen Hunderten militärischen (Raketen-)Stützpunkten der Vereinigten Staaten und ihrer befreundeten Mächte gelegt, die immer dichter und wirksamer wird.

In der entscheidenden politischen Phase Europas zur Zeit Hitlers bestand eine starke antisowjetische Orientierung unter der weltpolitischen Führung des einflußreichen Arthur *Neville Chamberlain,* des langjährigen erzkonservativen Ministers, der 1937 Premierminister Großbritanniens geworden war, bis zum Tenno in Japan.

Die Ursachen des Zweiten Weltkriegs lagen zum größten Teil in der unüberwindlichen Abneigung der konservativen, kapitalistischen Kreise, irgendeine ernstgemeinte Verbindung mit Moskau gegen den immer militanteren Faschismus einzugehen. Außerdem bestand eine unverkennbare Sympathie des rechtsgerichteten Regierungslagers zum national-militärischen Gedankengut der Deutschen, deren Stoßkraft durch Hitler vor allem auf die Sowjetunion und deren Großraum gerichtet schien. Der Vernichtungswille gegenüber der Entwicklung des dem Kapitalismus feindlichen Kommunismus war stärker als die Einsicht, daß die Wiederbewaffnung und Nachrüstung Deutschlands in Verbindung mit den nationalsozialistischen Kreisen zu einer allgemeinen kriegerischen Auseinandersetzung in Europa führen mußte und damit auch den Westen bedrohen würde.

Es war die Zeit des »Appeasements«, d. h. der Beschwichtigungspolitik der britischen Regierung gegenüber den Führern des Faschismus, mit denen sie versuchte, eine Art Gentlemen's agreement zu erreichen. Sie förderte damit in unbeabsichtigter Weise die faschistischen Aggressionen gegen technisch »zurückgebliebene« Gebiete und die Bereitschaft für Überfälle auf ungerüstete und wehrlose Länder. Das Hauptziel der Westmächte war, das aufkommende gefährliche Gedankengut des Kommunismus, seine Parolen der sozialen Gleichstellung der Menschen und des Selbstbestimmungsrechts aller Völker in militärisch-nationalistische Kanäle abzuleiten. Mit der Herausstellung der kommunistischen Gefahr und den offenen, nicht endgültig festgelegten Grenzen im Osten schien die Stoßrichtung für den sich entwickelnden Faschismus vorgezeichnet.

Das sowjetische Gebiet blieb insbesondere nach der Oktoberrevolution der zugestandene Freiraum für alle aggressiven Mächte, ohne daß das »Weltgewissen« gegen den jeweiligen Angreifer Stellung bezogen hätte. Der Aggressor konnte mit einer wohlwollenden Neutralität der Westmächte rechnen, wenn nur das Ziel die Vernichtung des bolschewistischen Regimes war oder eine Schwächung dieses Systems, sowohl geopolitisch als auch ideologisch, versprach. London ebnete mit seiner jahrhundertelangen diplomatischen und politischen Erfahrung die Wege für einen als unvermeidlich betrachteten Zusammenstoß der Landmächte Deutschland und Sowjetunion. Großbritannien hoffte damit, als unbeteiligter Sieger die Welt im bisherigen Sinne beherrschen und regieren zu können.

Japan als »Wachhund gegen Rußland«
Einfall in die Mongolei

Japan, von den Briten als »Wachhund gegen Rußland« bezeichnet, schien in Fernost ein geeigneter Partner im Kampf gegen die Sowjetunion zu sein. Nippons Ambitionen auf Vergrößerung seines Staatsgebietes sollten gegen den Osten der UdSSR gelenkt und damit gleichzeitig das südliche pazifische Einflußgebiet der Westmächte und der USA geschont werden. Das Vordringen Japans auf dem Festland versprach eine Schwächung und Gefährdung des sozialistischen Systems. Im September 1931 überfiel die Kwangtung-Armee des Tenno mit brutaler Grausamkeit Mukden und besetzte die gesamte Mandschurei. So entstand der von China abgetrennte japanische Satellitenstaat Mandschukuo, der dann als Aufmarschgebiet gegen die östlichen Territorien der Sowjetunion und die Mongolische Volksrepublik diente, die seit dem Beistandsvertrag vom 12. März 1936 mit der Sowjetunion verbündet war. 1938/39 fanden Kämpfe zwischen japanischen und russischen Truppen im mongolischen Grenzbereich statt, die von dem jungen Armeegeneral Schukow, dem späteren Marschall der SU, geführt und zurückgeschlagen wurden. Dies war sein erster großer Sieg am Chalchin-Gol im Gebiet des

Chasan-Sees im August 1939. Japan kapitulierte und durfte statt die Mongolei zu erobern, seine Gefallenen abtransportieren.

Anschließend trat Japan dem Antikominternpakt bei.

Italiens Duce und der Überfall auf Abessinien

In Italien herrschte der autoritäre Duce und Capo del Governo, Benito Mussolini (28. Sept. 1922 »Marsch auf Rom«, bis 28. April 1945), der am 3. Oktober 1935 unter den Augen der britischen Flotte und ihrer Stützpunkte im Mittelmeer seinen Raubkrieg gegen das militärisch weit unterlegene Abessinien, das heutige Äthiopien, von Eritrea aus durchführte. Mit ihrer wohlwollenden Neutralität unterstützten Großbritannien und Frankreich den Überfall indirekt und festigten damit die Stellung des faschistischen Führers Italiens gegenüber seinen linken, kommunistischen Feinden im eigenen Land.

Die Westmächte befürchteten, daß eine außenpolitische oder militärische Niederlage des Duce eine Schwächung seiner innenpolitischen Position nach sich ziehen und dem starken kommunistischen Einfluß weiteren Auftrieb geben würde. Die treibenden Kräfte zur Stützung Mussolinis und zur Konsolidierung seiner afrikanischen Eroberung waren damals die profaschistischen, konservativen Männer in Großbritannien unter Baldwin, dem Außenminister Sir Samuel Hoare und dem einflußreichen Schatzkanzler Neville Chamberlain. In Frankreich wurden diese Bestrebungen zusätzlich von dem ehemaligen Sozialisten Pierre Laval – langjähriger Minister und Ministerpräsident – gefördert. Er führte als Außenminister die »Römischen Gespräche« mit Mussolini, die ein Abkommen über »Kolonialkompensationen« in Nordafrika vorbereiteten, und verhinderte als Ministerpräsident erfolgreich jede Wirksamkeit der vom Völkerbund nach Artikel 16 der Völkerbundsatzung am 11. Oktober 1935 gegen den Aggressor Italien verhängten Sanktionen. Die großen Hoffnungen, die die Welt auf diesen Artikel setzte, mußten bei seiner ersten Anwendung bereits begraben werden. Die Vereinigten Staaten hatten sich dem Embargo überhaupt nicht angeschlossen, und die Ölzufuhren nach Italien wurden nicht gesperrt. Von nun an war der Völkerbund nur noch eine Fassade. Seine Gründungsmitglieder hatten selbst die Pfeiler der Satzungen des Völkerbunds demontiert und damit die Verletzung des Völkerrechts protegiert. Der Aggressor hatte sich voll durchgesetzt. Dies war der Anfang vom Ende des Völkerbundes und des Weltfriedens. Bei der Gründung in Genf wurden die Länder der Welt eingeladen, die Sowjetunion nicht. Für sie stellte sich der Völkerbund als eine »Vereinigung kapitalistischer Staaten« dar.

Zur gleichen Zeit wurden dem Duce im »Hoare-Laval-Abkommen« entsprechende Zugeständnisse über Abessinien gemacht. Ihm wurde ein Drittel des geraubten und von seinen schmucken Bergsaglieri mit dem malerischen Federbusch auf ihren Filzhüten besetzten Gebietes zugesprochen und der damalige Negus Negesti, der »König der Könige« Kaiser Haile Selassie I., zur Annahme dieses Abkommens gezwungen, das allgemein als »Verrat am Völkerbund« bezeichnet wird.

Der rechtsstehende Premierminister Neville Chamberlain und sein bigotter Außenminister Lord Halifax setzten diese faschistenfreundliche Politik in verstärktem Maße fort. Sie versuchten mit allen Mitteln, die konservativen, nationalen Kräfte der Welt gegen ihren Hauptfeind, den Kommunismus, zu mobilisieren, während die Führung der SU mit dem inneren Aufbau des riesigen sowjetischen Reiches vollauf beschäftigt war und keinerlei Ambitionen gegenüber anderen Ländern hatte.

In Spanien putscht General Franco
Die Politik der Westmächte und des Vatikans

Die militant-konservative Politik der Westmächte fand ihren logischen Fortgang in Spanien. Bei den Corteswahlen vom 16.2.1936 hatten die Volksfrontparteien einen entscheidenden Sieg errungen. Die konservativen Regierungen und Kräfte des Westens, von den Vereinigten Staaten bis Frankreich und Polen, konnten hinter dem »Mantel der Neutralität« nur schwer ihre Sympathien für den im Juli 1936 gegen die Volksfront-Regierung putschenden früheren Kommandeur der spanischen Fremdenlegion General Francisco Franco, der auf die Kanarischen Inseln verbannt worden war, verhehlen.

Die profaschistische Einstellung des Vatikans, der mit seiner unerbittlichen antibolschewistischen Ideologie indirekt für die neuen faschistischen Bewegungen in Italien, Deutschland und Spanien eintrat, wurde in Spanien offen zugegeben. Die spanischen Bischöfe ergriffen einseitig Partei zugunsten des putschenden Franco und seiner Junta. Der Papst hatte in seinem Eifer nichts Eiligeres zu tun, als die faschistischen Aufständischen bereits Mitte 1937 diplomatisch anzuerkennen. Er stellte sich damit vor aller Welt in eine Reihe mit Hitler und Mussolini, die ebenfalls den Caudillo Franco als rechtmäßigen Regierungschef anerkannt hatten.

Die Westmächte ließen es mit ihrer Politik der »non-intervention« zu, daß die beiden faschistischen Mächte Deutschland und Italien mit ihrer schnellen und massiven militärischen Unterstützung den Bürgerkrieg in Spanien entschieden. Italien landete über 20000 reguläre Soldaten und Offiziere und 27000 Angehörige der militärischen »Milizia volontaria« in den von den Rebellen gehaltenen spanischen Häfen. Der Einsatz der »italienischen Freiwilligen« steigerte sich schließlich auf über 75000 Mann. Deutschlands Luftwaffe flog mit modernstem Kriegsmaterial und den sogenannten Freiwilligen, der »Legion Condor«, mit fast 15000 Mann Elitetruppen gegen die iberische Halbinsel, zerstörte u. a. Guernica, die »heilige Stadt« der Basken bei Bilbao (berühmtes Antikriegsgemälde von Pablo Picasso), und bombte mit ihren neuen Stukas die ungerüstete Republik Spaniens nieder.

Großbritannien, Frankreich und die Vereinigten Staaten versuchten statt dessen die Anzahl der linksgerichteten internationalen Brigaden, die der spanischen Regierung zu Hilfe geeilt waren, zu begrenzen, diese zum Rückzug zu bewegen und ganz aufzulösen. Als entscheidende »neutrale« Maßnahme der »Nichteinmischung« sperrten sie die rechtmäßige, linksgerichtete Regierung von jeder offiziellen Waffenzufuhr ab und verhalfen dadurch Franco mit seinen »Blauen Legionen« und militant faschistischen Freunden und ihren technisch und militärisch weit überlegenen Interventionstruppen zum blutigen Sieg über die gewählte Regierung.

Die Hilfe der Sowjetunion für die Volksfront-Regierung mußte wegen der weiten Entfernung symbolisch bleiben. Außerdem wurden ihre Schiffe mit Kriegsmaterial, z. B. die »Timirjasew« und die »Blagojew«, von U-Booten »unbekannter Herkunft« versenkt. Die Konferenz in Nyon am Genfer See vom 10.–14. September 1937 konnte nur den illegalen und heimtückischen Angriff italienischer U-Boote gegen sowjetische Schiffe mit Transporten für die reguläre spanische Regierung feststellen und wirkungslose Maßnahmen gegen das »Piratentum« im Mittelmeer beschließen. Der idealistische Einsatz der Freiwilligen aus aller Welt gegen den Faschismus, unter ihnen viele berühmte Männer wie E. Hemingway, E. E. Kisch, G. Orwell, A. Koestler oder A. Malraux, mußte aus Mangel an militärischer Schulung und Ausrüstung uneffektiv bleiben.

Der »Kriegseinsatz« der von Hitler gebildeten deutschen Wehrmacht in Spanien war zugleich das Training der neuen Luftwaffe, die Erprobung neuer Waffen und die Vorbereitung für den Zweiten Weltkrieg gegen die Sowjetunion und gegen den mit den Faschisten sympathisierenden, aber für Hitler »dekadenten« Westen.

Noch vor der Kapitulation Madrids und der Beendigung des blutigen Bürgerkriegs am 28. März 1939 erkannten Großbritannien und Frankreich, kurz darauf auch die USA, in aller Eile das diktatorische Franco-Regime an, das in seiner ersten Regierungshandlung dem Antikominternpakt beitrat.

Die deutsche Innenpolitik 1933
Aggressives Auftreten Hitlers

Die damalige Diplomatie des Westens richtete sich, trotz der offen in Hitlers »Mein Kampf« dargelegten rassistischen Judenpolitik des Nazi-Regimes mit seiner berüchtigten Zeitschrift »Der Stürmer« an der Spitze, nach dem Leitsatz: »Lieber Judenverfolgung unter Hitler als eine sozialistische Volksfront!« Wenn der Kapitalismus überleben wollte, so mußte nach damaliger Auffassung der Bolschewismus ausgerottet werden, und dies konnte nach all den vergeblichen Versuchen nur Hitler für die Westmächte erledigen.

Die konservativen westlichen Regierungen verfielen in den verhängnisvollen Fehler und befürworteten lieber ein faschistisches Großreich als Garanten gegen den Kommunismus. Statt sich rechtzeitig mit der Großmacht im Osten zusammenzuschließen und den militanten Faschismus einzudämmen, förderten sie mit ihrer Politik den Faschismus, dessen Machtstreben unweigerlich zur Katastrophe führen mußte.

Am 7. März 1936 besetzten deutsche Truppen entgegen bestehenden Verträgen das Rheinland. Obwohl dies gegen den Geist des soeben geschlossenen Locarno-Vertrages verstieß, leisteten die Entente-Mächte der militärischen Wiederbesetzung keinen Widerstand.

Premierminister Baldwin, dessen Kabinett zum Urheber des »Appeasement«-Gedankens wurde, sagte: »Natürlich könnte mit Hilfe Rußlands das Nazi-Deutschland zerschlagen werden, aber was wäre die Folge? Es wäre die Bolschewisierung Deutschlands!« Dies war die maßgebende Ansicht der britischen Regierung und deshalb wurden alle zukünftigen blutigen Ereignisse in Kauf genommen, in deren Strudel die Menschen ganz Europas hineingezogen wurden. Wenn ein Krieg gegen die Sowjetunion notwendig war, um das verhaßte System zu verändern, dann sollte dieser zwischen den Faschisten und den Bolschewisten auf russischem Boden stattfinden. Deutschland wurde, auch im Westen, im Hitler-Jargon als »Bollwerk gegen den Kommunismus« verstanden, obwohl auf dem Reichsparteitag in Nürnberg im September 1936 bereits, ebenso wie in Hitlers »Mein Kampf«, offen die offensive »Eroberung neuen Lebensraumes« zur Erlangung wirtschaftlicher Autarkie verkündet wurde.

Den dargestellten politischen Vorstellungen des Westens entsprach spiegelbildlich die deutsche Innenpolitik seit 1933 von den Deutschnationalen bis zu den Sozialdemokraten. Die SPD versäumte es in ihrer Abneigung gegen alles »links von ihr Stehende«, mit den Kommunisten gemeinsam den Nationalsozialismus wirkungsvoll zu bekämpfen. Diese Parteien Deutschlands ebneten Hitler mit der gleichen Einfalt den Weg zur Errichtung einer nationalsozialistischen Diktatur und bereiteten damit ihren eigenen Untergang vor. Hitler hatte innenpolitisch mit der Vernichtung der »kommunistischen Gefahr« in seinen KZs erfolgreich und deutlich vorexerziert, wie man mit »solchen« Gegnern umgeht und sie ohne Skrupel endgültig unschädlich macht.

Auch hier hatten die Konservativen und die Großindustriellen wie Thyssen, Flick, Hugenberg und viele andere den Kampf Hitlers gegen den für sie bedrohlichen Kommunismus wohlwollend unterstützt und seine Aufrüstungsbestrebungen dankbar begrüßt. Am 26. Januar 1932 (Berliner Tageblatt vom 27.1.1932) sprach Hitler auf Vorschlag von Thyssen vor ca. 300 Großindustriellen, unter ihnen Thyssen, Schacht, Kirdorf in Düsseldorf. (Otto Dietrich, »Mit Hitler an die Macht«, München 1935, »Industriekapitäne am Scheideweg«).

»Wenn auch die Unterstützung Hitlers durch deutsche Industrielle nicht überschätzt werden darf ... so muß doch auf die beträchtlichen Zahlungen einzelner Industriemagnaten hingewiesen werden. Kirdorf zahlte zwischen 1930 und 1933 Reichsmark 600.000–700.000 an die NSDAP, Flick und Vögler förderten die Partei ab 1932, Sir Henry Deterding, der Herr des Shell-Konzerns, schon ab 1930. Hugenberg ließ Hitler von den ihm zufließenden politischen Geldern der großen Industriekonzerne jährlich etwa ein Fünftel zukommen. Schacht knüpfte für Hitler Verbindungen zur Commerz- und Privatbank sowie zur Deutschen Bank. Sie alle finanzierten, in der Hoffnung, mit Hitler besser über die Schwierigkeiten der Wirtschaftskrise hinwegzukommen, die großen Wahlkämpfe der Partei, namentlich des Jahres 1932. Thyssen, schon vor 1923 mit der NSDAP verbunden, ermöglichte Hitler darüber hinaus den Bau des Braunen Hauses in München.
(»Die Auflösung der Weimarer Republik«, A. Hillgruber, 1960, Seite 29)

Es waren die gleichen nationalen Kreise mit dem »Steigbügelhalter« von Papen an der Spitze, die Hitler nach seinen Verlusten bei der Reichstagsneuwahl am 6. November 1932 zur Überraschung der Wähler mit der Ernennung zum Reichskanzler durch Hindenburg zum »Führer« des Reiches in den Sattel setzten. »Reiten wird er dann schon können« (nach einem geflügelten Wort Bismarcks vom 11.3.1867 im Norddeutschen Reichstag), und dann wollten sie ihm »die Zügel anlegen«. So glaubten sie, die »kommunistische Gefahr« für Deutschland bannen und die Auf- oder Nachrüstung mit Staatsaufträgen zum Wohle der Wirtschaft und der Macht des Reiches durchführen zu können.

Die Wende nach rechts sollte unter Einbeziehung und Hilfe der NSDAP erfolgen, ohne einen »Damm gegen die Naziflut« zu errichten. Diese Flut sollte »kanalisiert« und benützt werden für die Hebung der militärischen Stärke Deutschlands unter Führung der Wehrmacht und ihrer Rüstungsindustrie.

Ähnlich hofften Großbritannien und die USA, mit Hilfe des »erwachten« Deutschlands, des faschistischen Italiens unter Mussolini und Spaniens unter Franco ein vom Bolschewismus gereinigtes Europa und Asien beherrschen zu können.

Unter dem Schlagwort des Antikommunismus konnte der Faschismus immer aggressiver auftreten. Mit dem einseitigen Brechen internationaler Verträge und der innenpolitischen Selbstjustiz wurde die Gewalt legalisiert und Gesetzlosigkeit praktiziert. Hitler konnte ungehindert »nach«-rüsten und am 16. März 1935 unter dem Beifall der Deutschen die allgemeine Wehrpflicht einführen. Er besetzte am 7. März 1936 die entmilitarisierte Zone des Rheinlandes und verhalf mit neugebildeten Bomberstaffeln den putschenden Faschisten in Spanien zur Diktatur. London unterstützte das Hitlerregime und legalisierte im Flottenvertrag vom 18.6.1935 den Ausbau der deutschen Flotte auf das Fünffache ihres bisherigen Bestandes, wodurch diese ungefähr die Stärke der französischen Marine mit ihren ausgedehnten Überseebesitzungen erhielt.

Österreichs Anschluß

1938 wurde Österreich unter ungeheurer Begeisterung »heim ins Reich« geholt. Kurt Schuschnigg, österreichischer Bundeskanzler seit 1934, hatte vergebens versucht, die Unabhängigkeit Österreichs zu sichern und das von Hitler verlangte Abkommen zur Zusammenarbeit mit Deutschland, das den »Anschluß« vorbereitete, nicht zu unterschreiben. Seine Reisen nach Paris und London waren vergeblich, da die Regierungen von Großbritannien bis Polen Hitlers gewünschten Anschlußplänen nicht entgegentreten wollten. Polen hatte bis kurz vor Ausbruch des Krieges immer gehofft, daß es an der Seite Deutschlands bei der endgültigen Auseinandersetzung mit der Sowjetunion »benötigt« würde.

Bereits der englische Außenminister Lord Halifax hatte in Gesprächen in Berlin am 19. November 1937 Verständnis für den Zusammenschluß der Deutschen gezeigt, da die englische Regierung an einem Ausgleich mit Hitler interessiert war und ein »general settlement« zugunsten Deutschlands in Europa vorsah, obwohl Hitler zur gleichen Zeit auf einer Führerkonferenz lautstark die »Eroberung neuen Lebensraums mit militärischer Gewalt« ankündigte (Hoßbach-Protokolle).

Auf dem Obersalzberg in Berchtesgaden erklärte im November 1937 Lord Halifax,

> »... er und andere Mitglieder der englischen Regierung [seien] davon durchdrungen, daß der Führer nicht nur in Deutschland selbst Großes geleistet habe, sondern daß er auch durch die Vernichtung des Kommunismus im eigenen Lande diesem den Weg nach Westeuropa versperrt habe und daß daher mit Recht Deutschland als Bollwerk des Westens gegen den Bolschewismus angesehen werden könne. Der englische Premierminister sei der Ansicht, daß es durchaus möglich sei, durch offenen Meinungsaustausch Lösungen zu finden ...«
> (Akten zur Deutschen Auswärtigen Politik, Serie D, Band 2, Nr. 31 Anlage)

Die bisherige österreichische »Schutzmacht« Italien war durch den Überfall des Duce in Abessinien mit ihrem neuen Imperium beschäftigt und besonders in der Frage Südtirols auf das Wohlwollen Hitlers angewiesen. Österreich war isoliert und durch das Verhalten der Westmächte Hitlers Wünschen bedingungslos ausgeliefert. »Ein Volk, ein Reich, ein Führer« war die Parole, die die Massen zur Begeisterung hinriß und mit der Österreich im März 1938 »gleichgeschaltet« wurde. Die Annexion Österreichs war für Großbritannien und Frankreich nur eine Formsache.

Münchener Abkommen
Opferung der Tschechoslowakei

Zum Ausbau des ständig ansteigenden modernen Rüstungspotentials Großdeutschlands lieferten Großbritannien und die USA die Rohstoffe wie Eisenerze, Mangan, Erdöl, Bauxit etc. Mit den großen außenpolitischen Erfolgen Hitlers infolge der wohlwollenden Stillhaltepolitik der Westmächte kam es innenpolitisch zu einer immer stärkeren Festigung der Positionen der Nationalsozialisten. Macht und Stärke rufen immer nationales Selbstbewußtsein hervor. Hitler hatte nach der Ausschaltung der Opposition praktisch keinen Gegner mehr zu fürchten.

Die Westmächte versuchten weiterhin, sich mit dem »Führer« zu arrangieren, um seinen Expansionsdrang nach dem Osten, der »Großukraine«, der »natürlichen Kornkammer Deutschlands«, zu lenken und so der endgültigen Vernichtung des Kommunismus den Weg zu ebnen. Hitlers propagandistischer, politischer und militärischer Druck auf die Westgebiete Polens einschließlich Danzigs, auf die Tschechoslowakei und vor allem auf das Sudetenland wurde immer stärker und für die Beteiligten unerträglicher. Die von der deutschen Regierung heraufbeschworene Kriegsgefahr in Europa wurde zusehends akuter.

In einer Konferenz in London am 28. April 1938 beschlossen Daladier und Chamberlain, daß auf den tschechoslowakischen Staatspräsidenten Eduard Benesch Druck ausgeübt werden solle, damit dieser die Autonomieforderungen Henleins, des Führers der Sudetendeutschen, annehmen sollte. Hitler erließ an seine Wehrmacht am 30. Mai 1938 die Weisung:

> »Es ist mein unabänderlicher Entschluß, die Tschechoslowakei durch eine militärische Aktion zu zerschlagen.«

Am 30. September 1938 stimmten Chamberlain und Édouard Daladier im Münchener Abkommen als Höhepunkt ihrer Appeasement-Politik den Ansprüchen Hitlers auf das Sudetenland zu, das er somit praktisch vom Westen als Geschenk erhielt. Mit dieser Stillhaltepolitik gegenüber dem Machtstreben Hitlers versuchten die Briten und Franzosen auf Kosten und ohne Einverständnis der Tschechoslowakei, eines mit ihnen befreundeten Staates, zu einem endgültigen Ausgleich mit Hitler zu kommen und damit sein Engagement für »Lebensraum« im Osten zu unterstützen.

In wenigen Stunden entschieden am Königsplatz in München Chamberlain und Daladier mit dem »Führer« über das Schicksal der Tschechoslowakei und in der Folge über das Geschick ganz Europas. Die Abtretung hatte unmittelbar nach Unterzeichnung des Vertrages in München bereits zwischen dem 1. und 10. Oktober 1938 ohne Bedenkzeit oder Vorbereitung der Betroffenen zu erfolgen. Das Sudetenland mit seiner militärischen Ausrüstung, seinen Befestigungen und dem gesamten Staatseigentum mußte entschädigungslos von der Tschechoslowakei an das Deutsche Reich ausgeliefert werden.

Der berühmte Maler Oskar Kokoschka (1886–1980) nahm intensiv am politisch-geistigen Leben seiner Zeit teil und war vor allem am Schicksal der Menschheit interessiert. Zu dem Münchener Weltereignis malte er seinerzeit ein politisch bedeutendes Bild: »Das Rote Ei«. Um einen runden Tisch in München sitzen gut genährt in fröhlicher Stimmung Hitler, Mussolini, die Katze Daladier und der britische Löwe Chamberlain, um das tschechische Hühnchen zu fressen, das noch schnell entfliehen kann, aber ein rotes Ei, das Sudetenland, auf den Tisch fallen läßt.

Dem offiziellen Münchener Abkommen wurden noch deutsch-englische und später deutsch-französische Erklärungen hinzugefügt, die beide ein Nichtangriffsversprechen enthielten. Als Chamberlain nach dem Münchener Verrat in London seinem Flugzeug entstieg, schwenkte er bei dem nicht allzu freundlichen Empfang der ihn erwartenden Menge triumphierend ein Schriftstück entgegen. Es enthielt, im Augenblick kriegerischer Verwicklungen im Osten, die »tröstliche« deutsch-englische Versicherung, niemals wieder gegeneinander Krieg zu führen, die er den lauschenden Menschen mit bewegter Stimme vorlas. Es war die von Hitler und Chamberlain unterzeichnete deutsch-englische Nichtangriffserklärung.

Das selbstsüchtige Betreiben der Sicherheit des Westens zu Lasten anderer Staaten mußte destabilisierend wirken. Durch das Abtreten des Sudetenlandes ohne Sicherheitsgarantie für die

Ostländer wurde eine neue Lage geschaffen. Der Schutz der Länder Europas konnte nur gewährleistet sein, solange die Sicherheit der Staaten im Osten ebenfalls garantiert war.

Aus dem Münchener Abkommen mußte Stalin auf Grund der einseitigen Vereinbarung folgern, daß die Westmächte Hitler keinen Widerstand leisten wollten, sondern ihn in seinem militärischen Bestreben, sich den Weg nach Osten zu öffnen, unterstützten.

Die Sowjetunion hatte sich ausdrücklich bereit erklärt, ihre Beistandsverpflichtungen des am 16. Mai 1935 mit der Tschechoslowakei geschlossenen Vertrages zu erfüllen, vorausgesetzt, daß auch Frankreich seinen zugesicherten Verpflichtungen gegenüber der Tschechoslowakei nachkommen würde. Frankreich und insbesondere Großbritannien wollten aber keinerlei sowjetisches Mitspracherecht in mitteleuropäischen Angelegenheiten – zu denen die Länder Polen und die Tschechei gezählt wurden – dulden, so daß sie das Abkommen mit Hitler vorzogen. Außerdem verweigerte Polen der Sowjetunion das Durchmarschrecht.

Die einseitige Vertragserfüllung gegenüber der Tschechoslowakei hätte für die Sowjetunion den alleinigen Kriegseintritt bedeutet, und diese Entwicklung wäre den Wünschen Chamberlains entgegengekommen. Die Sowjetunion wäre in der Geschichte als Kriegstreiber gebrandmarkt worden, während Hitler darauf hätte hinweisen können, daß er ja nur das ihm vom Westen zugestandene Sudetenland dem deutschen Reich einverleiben wollte.

Die Vereinbarung oder das Komplott von München wurde gegen den Willen der Betroffenen, nämlich der Tschechoslowakei und der Sowjetunion, geschlossen, die am Abkommen nicht beteiligt waren. Trotz verzweifelter Gegenwehr mußte die SU mitansehen, wie das ähnlich dem im Grenzgebiet zu Deutschland errichteten französischen Befestigungsgürtel, der Maginot-Linie (nach A. Maginot, Kolonial- und Kriegsminister, 1928–1932), ausgebaute Bollwerk der Tschechoslowakei kampflos und ohne jede Gegenleistung in die Hände Hitlers fiel.

Chamberlain und Daladier war es auf einfachste Weise gelungen, Hitler den Weg nach dem Osten freizumachen. Dies bestärkte sie in dem Glauben, daß der »Führer« keinen Krieg mit dem Westen suchen, sondern sich im Osten befriedigen würde. Hitler nahm bereitwillig das Geschenk der Westmächte an, marschierte ohne Widerstand in das Sudetenland ein, und kurz danach besetzte er die ganze Tschechoslowakei, aus der das berüchtigte »Protektorat Böhmen und Mähren« wurde und der sogenannte unabhängige »Schutzstaat« Slowakei (1939). Damit war Hitlers Weisung vom 21. Oktober 1938 zur militärischen »Erledigung der Resttschechei« vollzogen.

Die Opferung der Tschechoslowakei durch den Westen veränderte strategisch entscheidend das bestehende Kräftegleichgewicht, das sich durch die rigorose Rüstung Hitlers bereits zugunsten Deutschlands geneigt hatte. Zum damaligen Zeitpunkt hätte nur eine ernsthafte Entente zwischen dem Westen und der Sowjetunion Hitler zur Vernunft bringen können. Frankreich und Großbritannien als Verbündete der Sowjetunion mit einem entsprechenden Beistandspakt für Polen hätten es Hitler unmöglich gemacht, dieses wie ein Opferlamm zu überfallen. Es wäre ihm nicht gelungen, jedes Land, auf das sich sein militärisches und wirtschaftliches Machtstreben konzentrierte, einzeln anzugreifen, ohne sich der Gefahr eines Zweifronten-Krieges auszusetzen. Dieses Risiko wollte der deutsche Generalstab als Lehre insbesondere aus dem Ersten Weltkrieg auf alle Fälle vermeiden. Aber die führenden Kräfte des Westens sahen selbst in diesem entscheidenden Zeitabschnitt der Weltgeschichte, in dem Deutschland auf dem Sprung stand, sich ganz Europa militärisch und politisch unterzuordnen, ihren Hauptfeind allein im Kommunismus.

Deutschland sollte:

1. in die Lage versetzt werden, den Bolschewismus zu vernichten,
2. seine Gebietsansprüche im Osten befriedigen,
3. von den Kolonien ferngehalten und auf dem Festland gebunden werden,
4. gleichzeitig durch den Ostkrieg entsprechend geschwächt werden.

In Hitlers Buch »Mein Kampf«, das zum Glaubensbekenntnis

des Nationalsozialismus wurde, sind die späteren Kriegsziele niedergelegt worden:

> »Damit ziehen wir Nationalsozialisten bewußt einen Strich unter die außenpolitische Richtung unserer Vorkriegszeit. Wir setzen dort an, wo man vor sechs Jahrhunderten endete. Wir stoppen den ewigen Germanenzug nach dem Süden und Westen Europas und weisen den Blick nach dem Land im Osten. Wir schließen endlich an die Kolonial- und Handelspolitik der Vorkriegszeit und gehen über zur Bodenpolitik der Zukunft.
> Wenn wir aber heute in Europa von neuem Grund und Boden reden, können wir in erster Linie nur an Rußland und die ihm untertanen Randstaaten denken.« (Dokumente Fischer-Bücherei 172)

Der »feine Gentleman« Chamberlain mit seinem obligatorischen Regenschirm, der seit 1922 in allen konservativen Regierungen Großbritanniens ein wichtiges Ministeramt innehatte, war nicht der weltfremde Herr, als der er gerne hingestellt wurde, sondern wußte als der führende konservative Kopf und Premierminister genau, was er mit seinen großzügigen Zugeständnissen an Hitler bezwecken wollte.

Die Folge dieses Verrats von München im Herbst 1938 war für die SU verheerend. Sie war nun den Armeen Hitlers unmittelbar ausgesetzt.

Im Vorfeld des Überfalls auf Polen
Nichtangriffspakt Hitler-Stalin

Hitler hatte bereits am 23. Mai 1939 vor den ranghöchsten Offizieren der Wehrmacht offen erklärt:

> »Weitere Erfolge können ohne Blutvergießen nicht mehr errungen werden ... [wie in Österreich, Tschechoslowakei]. Danzig ist nicht das Objekt, um das es geht. Es handelt sich für uns um die Erweiterung des Lebensraums im Osten und Sicherstellung der Ernährung ... es entfällt also die Frage, Polen zu schonen, und bleibt der Entschluß, bei erster passender Gelegenheit Polen anzugreifen ... Hierbei spielen Recht oder Unrecht oder Verträge keine Rolle.« (Adolf Hitler, zit. in der Rede von Bundespräsident Richard von Weizsäcker vom 8. Mai 1985)

Die laufenden Verhandlungen zwischen London und Moskau zum Abschluß eines Beistandspaktes wurden von Großbritannien ständig verzögert. Das Hauptziel dieser Hinhaltetaktik bestand lediglich darin, es auf keinen Fall zu einer Vereinbarung zwischen Berlin und Moskau kommen zu lassen, ohne selbst einen Vertrag abschließen zu müssen.

Nach den Aussagen von Sir Alexander Cadogan, Unterstaatssekretär im Auswärtigen Amt in London, erklärte Chamberlain, er werde eher zurücktreten, als ein Bündnis mit den Sowjets abschließen. Für diese Haltung wurde der Premierminister vom greisen Lloyd George und Churchill heftig angegriffen. Churchill, der exponierte Kämpfer gegen die Sowjetunion, leitete während der Interventionen 1918 den westlichen militärischen Einsatz gegen die Sowjetunion, um den Sozialismus zu vernichten. Er wurde von Lenin als der »größte Hasser Sowjetrußlands« bezeichnet. Selbst Churchill sagte, am 8. Mai 1939 in einer Unterhausdebatte, gegen Chamberlain gewandt: »Ohne Rußland wird uns die Regierung in den schlimmsten aller Kriege hineintreiben« (Reden 1938–40, gesammelt von Randolph S. Churchill).

Trotz seiner strikten Ablehnung eines Vertrages mit der Sowjetunion führte Chamberlain weiter Scheinverhandlungen mit Moskau, die sich bis August 1939 hinschleppten. Die Delegation benützte nicht wie üblich das Flugzeug, sondern machte eine langwierige fast *drei*-wöchige Schiffsreise. Als die Militärkommissionen Frankreichs und Großbritanniens endlich in Moskau eingetroffen waren, konnten sie zum endgültigen Abschluß einer Vereinbarung keinerlei Vollmachten vorlegen, während gleichzeitig die maßgebenden Minister Großbritanniens in Urlaub und nicht erreichbar waren.

Zur selben Zeit drängte Hitler Moskau fast ultimativ und mit unmißverständlicher Drohung zum Abschluß eines Nichtangriffspaktes und traf bereits unverkennbare politische und militärische Vorbereitungen für seinen Einmarsch und Krieg gegen Polen, »in den möglicherweise auch die Sowjetunion hineingezogen werden könnte« (Telegramm Hitlers an Stalin vom 20.8.1939).

Nachdem die Schein-Verhandlungen des Westens mit Moskau offenkundig geworden waren, entschloß sich Stalin angesichts der außenpolitischen Isolierung der Sowjetunion und des Anwachsens der militärischen und strategischen Macht der Deutschen in Osteuropa, die bevollmächtigten deutschen Unterhändler mit Reichsaußenminister Ribbentrop an der Spitze in Moskau zu empfangen. Die Folge war der Abschluß eines Nichtangriffspakts mit Deutschland am 23. August 1939. Damit gelang es Stalin in letzter Minute, den lange vorgesehenen und die SU bedrohenden Vormarsch der deutschen Truppen über Polen hinaus in die Ukraine »zur Sicherstellung der Ernährung« vorerst zu verhindern. Nach der Vereinbarung mit Hitler gelang es Stalin, bei der Neufestlegung der Interessensphären den von der UdSSR immer beanspruchten und von der Curzon-Linie vorgesehenen baltischen Raum mit Beistandsverträgen im September/Oktober 1939 an die Sowjetunion zu binden. Dieses Gebiet und Ostpolen waren gleichzeitig ein willkommenes militärisches Vorgelände für einen zu erwartenden deutschen Angriff zur »endgültigen Niederwerfung des Bolschewismus«.

Es widerspricht den Tatsachen, wenn Bundespräsident Richard von Weizsäcker aus Anlaß des 40. Jahrestages der Beendigung des Zweiten Weltkrieges am 8. Mai 1985 vor dem Deutschen Bundestag in einer beachtenswerten Rede erklärte, daß der Nichtangriffspakt es Hitler erst ermöglicht hätte, in Polen einzumarschieren und damit den Zweiten Weltkrieg ausgelöst hätte.

In Wirklichkeit war der Krieg gegen Polen von Hitler unabhängig vom Nichtangriffspakt fest geplant. Die Kriegsvorbereitungen waren am 23. August 1939 (dem Abschluß des Vertrages Berlin-Moskau), also unmittelbar vor dem Angriff, bereits abgeschlossen. Die deutsche Propaganda zur Vorbereitung dieses »Unternehmens«, dessen Codenamen »Fall Weiß« lautete, lief auf Hochtouren. Der Truppenaufmarsch war vollzogen. Die Welt wußte, daß die militärische Lösung der Fragen im Osten (Danzig, der Polnische Korridor usw.) durch Hitler bevorstand, ganz gleich, ob mit Zustimmung oder gegen den Willen der SU. (Der Bundespräsident selbst zitierte die, siehe oben, genannte Rede Hitlers vom 23.5.1939.)

Nachdem am 31. März 1939 Großbritannien die Unabhängigkeit Polens garantiert hatte, ließ Hitler seine militärischen Vorbereitungen für die endgültige Niederwerfung Polens für das Ende des Sommers 1939 treffen. Seine Propaganda richtete sich gleichzeitig verstärkt auf die zunächst begrenzt scheinenden Forderungen nach Danzig und den autonomen Bahn- und Straßenverbindungen durch den »Korridor« nach Ostpreußen. Der Vormarschbefehl gegen Polen war für den 26. August festgelegt, aber am 25. August auf Intervention Mussolinis kurzfristig ausgesetzt worden. Hitler forderte vom britischen Botschafter in Berlin Neville Henderson freie Hand gegenüber Polen und erklärte dafür die deutsche Westgrenze als endgültig. Zum Beweis der Kriegsvorbereitungen kann die für den Krieg vorgesehene Rationierung der Lebensmittel angesehen werden, die am 26. August 1939 in Kraft trat.

Erst dieser Berlin-Moskau-Pakt offenbarte der Welt 1939, die verfehlte und verhängnisvolle bisherige Politik der Westmächte, die mit ihrem Kreuzzugsgedanken gegen den Kommunismus seit der Revolution 1917 jedes Augenmaß verloren hatten und im sowjetischen Bolschewismus ihren Hauptfeind sahen. Die rassistische Politik Hitlers, seine Ausrottungsthesen gegenüber den »bolschewistischen Juden«, die ganz offen propagiert und organisiert wurden, ließen die Westmächte nicht davor zurückschrecken, mit Hilfe des Faschismus zu versuchen, den Kommunismus zu vernichten. Neville Chamberlain und Lord Halifax, die nie müde wurden, Hitlers Verdienste im Kampf gegen den Kommunismus hervorzuheben, waren die Hauptvertreter dieser konservativen Appeasement-Richtung. Diese Politik wurde auch von weiten Kreisen des britischen und französischen Volkes getragen. Chamberlains Regierung mußte, trotz der Verhandlungen mit Hitler in Berlin, Bad Godesberg, Berchtesgaden und schließlich München, unter dem Druck der verheerenden Fehlspekulationen quasi in letzter Minute, dem 10. Mai 1940, am Tag des deutschen Feldzuges gegen den Westen, zurücktreten. Bis dahin bestand noch die vage Hoffnung, daß Chamberlain Hitler umstimmen und ein Arrangement mit ihm erreichen würde.

In Frankreich sympathisierten selbst nach der Niederwerfung weite Teile der französischen Pétain-Regierung (Philipe Pétain, französischer Marschall des Ersten Weltkriegs und späterer Staatschef, am 5. August 1945 wegen »Kollaboration«, Hoch- und Landesverrat zum Tode verurteilt), an der Spitze der langjährige Minister Laval, mit Hitler und setzten sich für eine enge Zusammenarbeit mit Groß-Deutschland ein.

4. Der Barbarossa-Plan
Die endgültige Vernichtung des Bolschewismus

Hitler und seine Generäle hatten – und dies schien eine späte Rechtfertigung der abwägenden Politik Chamberlains zu sein – trotz ihres Paktes mit Stalin schon seit Juli 1940 von ihrem Generalfeldmarschall von Brauchitsch den berüchtigten »Barbarossa-Plan« zur Niederwerfung des bolschewistischen Sowjetstaates entwickeln lassen. Am 18. Dezember 1940 unterzeichnete Hitler die »Weisung Nummer 21«,

»... die UdSSR in einem schnellen Feldzug niederzuwerfen.«

Als Abschluß der militärischen Vorbereitungen war der 15. Mai 1941 bestimmt. Am 31. Januar 1941 kann das Oberkommando des Heeres bereits den Abschluß der Aufmarschanweisungen bekanntgeben.

Der »Führer« erklärte dabei vor seinen Generälen Brauchitsch und Halder, daß er im Frühjahr 1941 einen

»etwa fünfmonatigen Feldzug«

gegen die UdSSR führen werde. Bei härtestem Vorgehen sollten die an Waffen und Menschen weit überlegenen und kriegserprobten Hitler-Armeen in einem erbarmungslosen Blitzkrieg die jüdisch-bolschewistischen Untermenschen niedermachen und das kommunistische Reich ein für allemal vernichten.

Am 30. März 1941 kündigte Hitler

»eine radikale Kriegführung ohne Beispiel« an, einen rassenideologischen Vernichtungskrieg »ohne jede Bindung an kriegsrechtliche Normen«.

In einem Erlaß vom 13. Mai 1941 sicherte Hitler ausdrückliche Straffreiheit zu für ein brutales Vorgehen gegen die sowjetische Zivilbevölkerung. Das OKH (Oberkommando des Heeres) erließ am 6. Juni 1941, obwohl kein Kriegszustand bestand, »Richtlinien für die Behandlung politischer Kommissare«, die eine konsequente »Liquidierung« nach der Gefangennahme vorsahen. Zur Durchsetzung seiner Weisungen wurden vier hierfür besonders geschulte Einsatzgruppen der Sicherheitspolizei und des Sicherheitsdienstes (SD) zusammengezogen, die auf dem eroberten Gebiet der SU dann ihre »rassischen und politischen Sonderaufgaben« zu erfüllen hatten, um die Ostjuden, das »Reservoir des Bolschewismus«, systematisch auszurotten.

Halder, Stabschef der deutschen Landstreitkräfte, verglich die SU mit einer Schaufensterscheibe. »Man muß nur kräftig mit der Faust hineinschlagen, dann geht alles in Scherben.« Der ganze föderative Völkerstaat der Sowjets wird sich auflösen, glaubte er und alle werden gegen ihre Unterdrücker aufstehen.

Auch heute besteht wieder ein gefährlicher Irrglaube in den militärischen Kreisen des Pentagon, wenn diese das versteckte Ziel der amerikanischen Strategie darin sehen, mit einem »offensiven Entwaffnungschlag« vom »Ende des Sowjetstaates« zu träumen. Dies geht aus der Empfehlung des Sicherheitsberaters des amerikanischen Präsidenten Ronald Reagan, Colin S. Gray, unzweideutig hervor, der in der »Washington Post« vom 14.5.1982 freimütig und in aller Öffentlichkeit, trotz seines verantwortlichen Amtes, die Auffassung vertrat:

> Bei einem Atomkrieg gegen die Sowjetunion wären ungefähr 100 Ziele zu treffen. »Wenn wir alle diese 100 Ziele treffen könnten, würden wir jedes Mitglied des Politbüros erwischen, jedes Mitglied des Zentralkomitees, wir würden alle entscheidenden wichtigen Bürokraten töten, wir würden also dem sowjetischen Huhn den Kopf abschneiden.«

Hitler war sicher, daß er seine Ziele, insbesondere Moskau, schnell erreichen und die SU überrennen könnte und die deutschen, auf allen europäischen Kriegsschauplätzen immer siegreichen Truppen bald wieder in die Heimat zurückgekehrt sein würden.

Alle vorher von ihm überfallenen Staaten in Europa hatten nach kurzen Kämpfen den Widerstand aufgegeben und arbeiteten mit dem faschistischen Regime als Kollaborateure, sogenannte Quislinge, zusammen. (V. Quisling, antibolschewistischer Publizist und Minister Norwegens, 1927 Botschafter und 1931 Verteidigungsminister, schlug 1940 Hitler die unblutige Besetzung seines Landes vor, 1942–45 Führer einer nationalen Marionetten-Regierung, die in direkter Abhängigkeit von Hitlers Reichskommissar Terboven stand.)

Frankreich war zu zwei Dritteln besetzt. Die stärkste Militärmacht des Kontinents nach 1918 war in sechs Wochen besiegt und der Krieg beendet worden; Polen nach drei Wochen. Berlin lebte im nationalen Siegestaumel und, jedwede Opposition, vom Arbeiter bis zum Offizierskorps, war nach diesen herrlichen »Siegen« erloschen. Alle waren mitgerissen, »ER« hatte wieder einmal recht behalten. Die leicht erkämpften Erfolge machten so richtig Spaß. Der frenetische und für uns heute unvorstellbare Jubel der Massen war echt und kam von Herzen. Die deutschen Soldaten und ihre SS waren eine brüderliche, »verschworene Einheit« geworden, zur Größe und zum Ruhm des Führers und des Reiches. Diese Phrasen waren das Glaubensbekenntnis der Massen bis zu ihren führenden Spitzen in Wirtschaft und Militär geworden.

Doch Hitler wollte mehr. Jeder Feind sollte vernichtet werden und das Wirtschaftspotential Europas ihm widerspruchslos zur Verfügung stehen. Die Lust am Cäsarenkult hatte ihn und seine Führung bei so vielen sichtbaren Erfolgen ergriffen. Die Deutschen sehnten sich nach neuen militärischen Großtaten. Hitler wollte die Ostkolonisation bis zur Wolga und dem Eismeer ausdehnen und das arische Großreich noch zu seinen Lebzeiten errichten, wie er es in »Mein Kampf« offen verkündet hatte. Dafür erschien er von der Vorsehung auserkoren, und weite Teile seines Volkes glaubten daran.

Die Vernichtung des Kommunismus, die die ganze Welt bisher vergeblich angestrebt hatte, sollte sein Werk werden. Aufgrund seiner Geschichtsauffassung fühlte er sich als berufener, glorreicher Held im gigantischen Kampf gegen Hunnen, Barbaren, Juden, Zigeuner und Bolschewiken. Alle Menschen dieser Erde sollten zu ihm und seiner Bewegung ehrerbietig aufsehen und ihn dankbar als Retter des Abendlandes für alle Zeiten feiern.

Außerdem brauchte er den »Lebensraum«, die Kornkammer der Ukraine, die Kohle- und Erzvorkommen Rußlands, um seine Kriegsmaschinerie füttern zu können und dadurch autark zu werden.

Er handelte wie die meisten imperialen Mächte, die es sich in der Geschichte recht einfach gemacht haben und die Gebiete, auf die sie besonderen Wert legten, kurzerhand zu ihren Interessengebieten erklärten, um sie zu beherrschen, ohne Rücksicht auf die Interessen der dort lebenden Bevölkerung. So zählten die Ostregionen in unserer Geschichte immer zu unseren »Interessengebieten«, für die es sich zu kämpfen lohnte.

Hitler konnte mit Hilfe seiner Satellitenstaaten, die der SU ebenfalls den Krieg erklärten, nahezu 190 Divisionen, davon 153 gefechtsbereite, und ungefähr 40 Divisionen der Satellitenarmeen, ca. fünf Millionen Soldaten, fast 4000 Panzer und 5000 erprobte Kampfflugzeuge zu einem konzentrierten Angriff zusammenziehen. Sie sollten jeden sowjetischen Widerstand für immer zerschlagen, niederbomben und den Weg nach Moskau und Leningrad freiwalzen. Dies war nicht nur eine »Dampfwalze«, sondern eine unaufhaltsame Lawine von Flugzeugen, Panzern, motorisierter Artillerie und Infanterie, die den überraschten Verteidigern auf breiter Front entgegenrollte. Die deutsche Kriegsmaschinerie, die stärkste, die es je in der Welt gab, hatte ihre optimale Kampfbereitschaft erreicht. Sie konnte das größte Invasionsheer des 20. Jahrhunderts, den gewaltigsten technisierten Aufmarsch zur Niederwerfung des Bolschewismus einsetzen.

Neben der gesamten Kriegsindustrie Großdeutschlands arbeitete fast der gesamte Kontinent Europa, einschließlich der elf Satellitenländer, die die Nazis besetzt hatten, für Deutschland. Annähernd 7000 Fabriken produzierten im Dienst des deutschen Militärs. Insgesamt standen zur damaligen Zeit Hitler fast neun Millionen Soldaten und über 10000 Kriegs-Flugzeuge zur

Verfügung. Durch die Unterdrückung der europäischen Länder hatte Deutschland seine Industriegebiete wesentlich vergrößert, seine Lager an Erdöl, Stahl, Munition, Waffen usw. waren optimal gefüllt.

Mit seinen Eroberungen von Polen bis Rumänien, die nicht viel mehr waren als militärische Experimentierunternehmen für seine spätere »Ost-Kolonisation« der Sowjetunion, hatte er sich ein ideales Aufmarschgebiet gegen dieses Land geschaffen. Vom Westen drohte Deutschland im Herbst 1941 keine unmittelbare Gefahr mehr. Durch den Überfall im Osten verringerte sich aber ganz erheblich der militärische Druck des Deutschen Reiches gegen das geschwächte Großbritannien, das seinen Festlandsockel mit dem gesamten überseeischen Kriegsmaterial in Dünkirchen verloren hatte und lediglich die britische Expeditionsarmee nach England retten konnte. Im Laufe des Ostkrieges konnten die Briten verhältnismäßig ungeschoren ihre Rüstungsproduktion ankurbeln, die durch die amerikanischen Lieferungen wieder aufgebaut wurde.

Je unerbittlicher und grausamer die hochgerüstete deutsche Kriegsmaschine im Osten zuschlagen würde, um so sicherer schien es, daß das kommunistische Regime in kürzester Zeit zusammenbrechen und »sein Haupt nie mehr erheben würde«. »Zerschlagt die freche jüdisch-bolschewistische Fratze des kommunistischen Untermenschen!« Mit diesem Vorsatz gingen die arischen, weit überlegenen Helden in den Kampf, um die Welt vom Untier des Kommunismus zu befreien und das Abendland vor dem Aussatz zu retten. Diese lange propagierte Einstellung auf deutscher Seite führte im Osten zu einer unmenschlich brutalen Kriegführung.

Mit dem eingeplanten militärischen Sieg sollte ein »rassenideologischer Krieg« gigantischen Ausmaßes beginnen, um unsere Erde von den jüdisch-bolschewistischen Kreaturen und ihrem widerlichen Gedankengut für immer frei zu machen.

Deutschland überfällt die Sowjetunion

Als Hitler im Morgengrauen des Sonntag, dem 22. Juni 1941 – dem Jahrestag des Einfalls Napoleons in Rußland –, den Angriff auf die Sowjetunion auf breiter Front befahl, war dies der gewaltigste Feuerschlag der bisherigen Kriegsgeschichte. Hitler versprach seinen Soldaten, daß dieser erste Schlag so vernichtend und unerwartet sein würde, daß jeder Widerstand zusammenbrechen müsse.

Am 3. Juli 1941, nach den ersten großen Anfangserfolgen, sagte Generaloberst und Chef des Generalstabes des Heeres Franz Halder, daß

»... der Feldzug gegen Rußland innerhalb von vierzehn Tagen« gewonnen würde (Oldenburg, Bd. 17, Das Dritte Reich).

Am 16. Juli legte Hitler in seinem Hauptquartier in Ostpreußen bereits die Aufteilung der UdSSR in vier Reichskommissariate fest, während größere Teile für immer in das »Großdeutsche Reich« eingegliedert werden sollten.

Die Sowjets hatten vom Juni 1941 bis zum Ende des Krieges die Hauptlast im Kampf gegen den damaligen gemeinsamen Feind der Menschheit zu tragen. Sie standen allein gegen eine Springflut erprobter, gut ausgebildeter und fanatischer Soldaten mit hochentwickelter Rüstung und ungeheurer materieller und technischer Überlegenheit, zu der ganz Europa beitrug. Für Hitler arbeiteten und kämpften fast doppelt so viele Menschen wie für die auf sich allein gestellte UdSSR. Er verfügte damals über noch einmal so viele rüstungswirtschaftliche Ressourcen wie die Sowjets. Durch den überraschenden und konzentrierten Überfall konnten gewaltige Anfangserfolge erzielt werden. Großdeutschland mit ganz Europa im Bunde war am Gipfel seiner militärischen Macht angelangt. Es war auch der Gipfel der Unmenschlichkeit erreicht.

Den vormarschierenden Soldaten folgte, wie vorgesehen, der Einsatztrupp des Sicherheitsdienstes, der die systematische Ausrottung der jüdischen Bevölkerung, der kommunistischen Kommissare und Parteimitglieder vornahm.

In einem Bericht eines SS-Führers heißt es:

»Es wurden 180 Juden, Banditen und Untermenschen vernichtet« (Die Wandlung, 2. Jg. 6, 1947, S. 531).

Unsere Wochenschauen zeigten unter dem Gelächter von Millionen deutscher Zuschauer ausgemergelte, übernächtigte, vor Angst und Kälte zitternde, hohläugige, verschmutzte Kreaturen, nur noch Schatten von Menschen, die zu vernichtenden Feinde, die sogenannten bolschewistischen Juden, die blutrünstigen Kommunisten, die vom aufrechten, sauberen deutschen SS-Mann mit seinen herrlichen Schäferhunden »bewacht« wurden und dann, wenn die Kameras abschwenkten, mit Maschinengewehrsalven und dem anschließenden Genickschuß in die von ihnen selbst geschaufelten Gruben »umgelegt« wurden. Bei diesen Orgien des Massenmordens konnte Hitler triumphal unter anhaltenden Begeisterungsstürmen verkünden: »Dieser Gegner wird sich nie wieder erheben!«

In jenen Juni-Tagen 1941 hatten in der Sowjetunion weder die Frontbefehlshaber, die noch keinerlei Erfahrung in der Führung von Kampfhandlungen hatten, noch die Generäle im Hauptquartier einen Überblick über die Truppen oder die Strategie des Feindes, der in Übermacht aufmarschiert war und gezielt angriff. Die sowjetischen 170 Divisionen waren im russischen Gebiet auf einer Front von 3375 Kilometern vom Baltikum bis hin zum Militärbezirk Odessa am Schwarzen Meer verstreut und in die Breite und Tiefe des Raumes auseinandergezogen. Hinzu kam, daß die angreifenden kampferprobten Truppen optimal motorisiert waren und dadurch ihre Angriffe wesentlich beweglicher vortragen konnten. Vor allem die hochtechnisierte Artillerie mit den Flugzeugstaffeln und Panzerdivisionen waren den Verteidigern weit überlegen. Der Angreifer bestimmte wie in allen Angriffskriegen Zeit, Ort, Stärke und Dauer, Ziel und Strategie des Überfalls.

Selbst wenn Stalin kurz vor dem verheerenden Angriff Hitlers auf die Sowjetunion den ihm zugespielten Nachrichten, insbesondere den Informationen seines Meisterspions Richard Sorge, vertraut oder definitiv gewußt hätte, wann und wo der Überfall genau geplant war, so wäre das Ergebnis der ersten Monate des Krieges nicht wesentlich zu ändern gewesen. Der Aufmarsch und die Feuerkraft der deutschen Armeen waren so gigantisch, die Kampferfahrung so groß, daß die Anfangsniederlage der Sowjetunion fest einprogrammiert werden konnte.

Blitzkriege

Die entscheidenden kriegstechnischen Gedanken waren bereits im »Schlieffenplan« vor dem Ersten Weltkrieg niedergelegt worden und wurden aufgrund der für Deutschland ungünstigen strategisch-militärischen Lage entsprechend weiterentwickelt.

Für einen Mehrfrontenkrieg, der sich über längere Zeit hinziehen würde, war Deutschland grundsätzlich zu schwach. Jede Aggression mußte blitzartig durchgeführt werden. Die Devise lautete: »Schneller handeln, als der Gegner reagieren kann.«

Ausgehend vom »Großdeutschen Reich« sollte unter Führung Hitlers ein Land Europas nach dem anderen in den deutschen Machtbereich einbezogen und in militärische und geistige Abhängigkeit gebracht werden. Mit dem Raumgewinn war beabsichtigt, gleichzeitig die volkswirtschaftliche und rüstungsindustrielle Basis zu verbreitern und das »Reich« für jede überseeische Macht oder Mächtekoalition unangreifbar zu machen. Die militärische Beherrschung Europas und die Idee der Dominanz der arischen Rasse über alle anderen Völker unter Führung der Nationalsozialisten schien den Weg zur Weltvorherrschaft zu öffnen.

Das Geheimnis des Sieges lag für Hitler in dem massiven und rücksichtslosen Einsatz von überlegenen Panzer- und Fliegerverbänden in Verbindung mit einer beweglichen, motorisierten Infanterie.

Deutschland praktizierte dies mit dem 18-Tage-Krieg im September 1939 gegen Polen, dann 1940 in rascher Folge in den Ländern Dänemark, Norwegen, Belgien und den Niederlanden. Frankreich, bis dahin stärkste Militärmacht Europas, gab nach drei Wochen den Krieg verloren und kapitulierte. Griechenland und Jugoslawien, deren Widerstand nicht vollständig gebrochen werden konnte, erlitten das gleiche Schicksal. Damit war das Wirtschaftspotential Europas fast unbeschädigt in deutscher Hand und arbeitete für Hitlers Kriegsmaschinerie.

Aus unserer jüngsten Militärgeschichte kennen wir weitere Ergebnisse der für die Überfallenen überraschenden *Blitzkriege:*

In Pearl Harbour erlebten die Vereinigten Staaten am 7. Dezember 1941 den japanischen Überraschungsangriff auf den wichtigsten Flottenstützpunkt, die auf dem »schönen« Hawaii keinen Angriff erwartet hatten. Die Pazifikflotte wurde ohne nennenswerte Gegenwehr zum größten Teil von den Kamikaze-Fliegern zerstört und versenkt, u. a. acht Schlachtschiffe, eine große Zahl weiterer Kriegsschiffe und fast 200 Flugzeuge. Ungefähr 3500 Soldaten wurden getötet und verwundet.

Die Invasion der Alliierten bei Caen und Cherbourg in der Normandie am 6. Juni 1944 konnte durch die konzentrierte Macht, die ungeheure Luftüberlegenheit und den Überraschungseffekt – die Deutschen glaubten eine Landung bei Calais erwarten zu müssen – die Entscheidung herbeiführen.

In dem nach deutschem Muster durchgeführten Blitzkrieg der Israelis vom 5. bis 11. Juni 1967, dem Sechs-Tage-Feldzug, wurden deren arabische Nachbarn entscheidend geschlagen.

Als die Israelis im Oktober 1973 ihr Jom-Kippur-Fest feierten, besetzten die Ägypter in einem überraschenden Handstreich das Ostufer des Suezkanals und besiegten auf diesem wichtigen und von den Israelis gut bewachten Terrain die »unbesiegbaren« und überlegenen Israelis.

Der nationale Wunsch einer sicheren Verteidigung wurde in der Geschichte immer wieder durch den Angreifer erfolgreich durchbrochen. Dies beruhte jeweils auf einem vorbereiteten Überraschungseffekt eines Angriffs, der mit qualitativer und quantitativer technischer Überlegenheit sowie mannschaftlicher Massierung vorgetragen wurde. In der Kriegsgeschichte ist Stalin nicht der einzige Verteidiger, der eine verheerende und verlustreiche Anfangsniederlage hinnehmen mußte.

Der Widerstand der Rotarmisten

Hitler und die ganze Welt hatten sich aber in der Entschlossenheit der sowjetischen Führung getäuscht. Das Versagen der Blitzkriegstrategie sollte infolge des hartnäckigen Widerstandes *aller* Völker der UdSSR den Untergang des Naziregimes bedeuten. Die in der SU lebenden Völkerschaften konnten nicht, wie erwartet wurde, als Verbündete gegen den Kommunismus gewonnen werden. Im Gegenteil. Es gab kaum irgendwelche

Truppen in der Weltgeschichte, die trotz solch ungeheurer Verluste mehr Standhaftigkeit bewiesen haben als die Rotarmisten vor Moskau, Leningrad oder Stalingrad.

Die Deutschen eroberten die militärisch so wichtigen, riesigen, 100 Kilometer langen Eisenerzlagerstätten in Kriwoi Rog bei Dnjepropetrowsk mit Eisen-, Stahl- und Walzwerken, die Kohleflöze des Donezbeckens, das Bergbauzentrum mit den kriegswichtigen Manganerzen in Nikopol am Dnjepr und die Getreide- und Nahrungsmittelbasen in der Ukraine. Strategisch wichtige Objekte, die größten Industrie- und Agrarbasen hatten sie der SU entzogen, die dem deutschen Reich dann Erze und Kohle für die deutsche Kriegsindustrie und Lebensmittel lieferten. Mitte 1941 wurde Alfred Rosenberg, Autor des »Mythos des 20. Jahrhunderts«, zum Reichsminister für die Ostgebiete, einschließlich der Ukraine, der baltischen Provinzen und Weißrußlands, ernannt. Obwohl die deutschen Truppen diese bedeutenden Gebiete mit der Ausdehnung Frankreichs und Englands zusammen in Besitz genommen hatten, gaben sich die Sowjettruppen nach dem Überfall niemals geschlagen. Die Bevölkerung unterstützte ihren Kampf und Widerstand, der Arbeitseinsatz aller Völker der UdSSR steigerte sich ständig, und die Tätigkeit der Partisanen wurde immer besser organisiert. Es war ein entscheidender Triumph der kommunistischen Partei und ihrer Führung, ungeachtet Hitlers Kommunistenerlasses vom 16.9.1941, der den Befehl enthielt für jeden im besetzten Gebiet getöteten deutschen Soldaten 50 bis 100 Kommunisten zu erschießen.

Trotz des raschen und fast unbehinderten Vorstoßens der deutschen Truppen in den ersten drei Monaten des Krieges hatten sie größere Verluste erlitten als bei der Niederwerfung der Länder Europas seit Kriegsbeginn.

Schlacht um Moskau
Strategische Ziele werden nicht erreicht

Unter dem Codenamen »Taifun« begann mit einer Armada von annähernd zwei Millionen bestausgerüsteter Soldaten der »Heeresgruppe Mitte« am 30. September 1941 die Schlacht um Moskau an der südlichen Brjansker Front, am 2. Oktober an der russischen Westfront und im Norden der sowjetischen Hauptstadt. Der erwartete Fall Moskaus sollte die Bolschewisten zur Kapitulation zwingen und den Krieg entscheiden.

> »Die Einnahme dieser Stadt bedeutet politisch und wirtschaftlich einen entscheidenden Erfolg«,

hieß es im Barbarossa-Plan. Die Eroberung des »Herzens Rußlands« sollte den Schlußstein der Siegespyramide Hitlers markieren. Bereits am 8. Juli verkündete er selbstherrlich:

> »Moskau und Leningrad dem Erdboden gleichzumachen ... um zu verhindern, daß Menschen darin blieben, die wir dann im Winter ernähren müßten.« (Zit. in: E. Hösch u. a.: Daten der sowjetischen Geschichte, S. 109)

Die heimische Wochenschau zeigte mit untermalender heldischer Begleitmusik, die im endlosen Schlamm steckenden, gegen Moskau mit letzter Kraft ihre schweren motorisierten Fahrzeuge vorwärtsschiebenden siegessicher lächelnden deutschen Marschkolonnen. Und der Ansager preßte mit soldatischer Stakkato-Stimme heraus: »Der deutsche Landser zum Schutze seiner *Heimat* angetreten!«

Am 2. Oktober 1941 gab Hitler seinen ungeduldig erwarteten, »prophetischen« Tagesbefehl zur Eroberung Moskaus und zur endgültigen Niederwerfung der Bolschewisten:

> »In diesen dreieinhalb Monaten, meine Soldaten, ist nun aber endlich die Voraussetzung geschaffen worden zu dem *letzten gewaltigen Hieb*, der noch vor dem Einbruch des Winters diesen Gegner zerschmettern soll. Alle Vorbereitungen sind ... nunmehr fertig. Planmäßig ist dieses Mal Schritt um Schritt vorbereitet worden, um den Gegner in jene Lage zu bringen, in der wir ihm jetzt den tödlichen Stoß versetzen können. Heute ist nun der Beginn *der letzten großen Entscheidungsschlacht ...«* (Münchener Neueste Nachrichten vom 3. Oktober 1941)

Am 3. Oktober 1941 erklärte Hitler bei der Eröffnung des Winterhilfswerks in Berlin vor aller Öffentlichkeit, daß die UdSSR bereits besiegt sei und »sich nie mehr erheben werde«. Gleichzeitig verbot er in einem Befehl vom 7.10.1941 an das Oberkommando der Wehrmacht die Annahme einer »Kapitulation Moskaus«. In einem »Nacht-und-Nebel-Erlaß« verfügte er, daß als Vergeltung für »Terror- und Sabotageakte« auch die Zivilbevölkerung durch den SD ohne viel Aufsehen in die deutsche Rüstungsindustrie abzutranportieren sei.

Der Reichspressechef Otto Dietrich verkündete am 9. Oktober 1941 in Berlin den gläubigen Deutschen, daß der Feldzug im Osten entschieden sei.

Trotz schwerster Verluste und bedrohlicher Lage hielt Stalin am 7. November 1941, dem Jahrestag der Oktoberrevolution, bereits um acht Uhr morgens die traditionelle Militärparade auf dem Roten Platz in Moskau ab. Die kriegsmäßig ausgerüsteten Truppen zogen anschließend direkt an die Front in die Vorstädte der Hauptstadt. Die Deutschen versuchten zu diesem Zeitpunkt bereits, mit ihren Feldstechern die Kuppeln des Moskauer Kreml zu sehen.

Die Sowjets kämpften mit dem Mut der Verzweiflung. Noch heute erinnern sich die Überlebenden an die entscheidenden Stunden des Kampfes um ihre Hauptstadt: »Rußland ist groß«, hieß die Parole, »aber für einen Rückzug ist kein Raum mehr – hinter uns schlägt das Herz Rußlands: Moskau.«

Ende November, Anfang Dezember ihres ersten Kriegsjahres gingen die sowjetischen Truppen bei der »Kalininfront« bereits zu Gegenangriffen über, die sich bis Januar zu einer unerwarteten ersten allgemeinen Offensive entwickelten. Trotz dieser gewaltigen Kriegsanstrengungen konnte die Evakuierung der Moskauer Industriebetriebe in den Ural und nach Sibirien forciert werden. Der Bau der berühmtesten und schönsten Untergrundbahn der Welt wurde unbeirrt fortgesetzt und die ausgebauten unterirdischen Bahnhöfe als Schutzkeller für die Bevölkerung gegen feindliche Bomben verwendet.

Die deutsche Heeresführung war von der Widerstandskraft des unterlegenen und bereits als geschlagen geltenden Feindes völlig überrascht. Mit den erfolgreichen Gegenangriffen Anfang Dezember 1941, die niemand für möglich gehalten hatte, war der Nimbus der unbesiegbaren Deutschen im Schwinden. Die

Initiative des Krieges lag nicht mehr allein beim deutschen Generalstab. Am 16. Dezember 1941 mußte Hitler seine Soldaten an der Ostfront in seinem »Haltbefehl« zu »fanatischem Widerstand« auffordern, nachdem die deutsche Front unter den massiven sowjetischen Gegenangriffen zurückweichen und die Frontbögen um Tula und Kalinin aufgegeben werden mußten. Die Rücknahme der deutschen Front erfolgte westlich von Moskau in eine vorbereitete »Winterstellung«.

Die Schlacht um Moskau war die Wende des Krieges und hatte entscheidende politische und strategische Bedeutung. Hitlers Blitzkrieg war erstmals erfolglos und gegen die UdSSR nicht mehr realisierbar. Damit war das Unternehmen Barbarossa gescheitert. Das auf einen Winterkrieg nicht vorbereitete Ostheer geriet in eine schwere Krise. Nachdem kein gesetztes strategisches Ziel Hitlers erreicht worden war, weder Leningrad noch Moskau eingenommen werden konnten noch ein entscheidendes Ziel im Süden erreicht worden war, mußte man sich auf einen langen Abnützungskrieg einrichten. »Der Koloß auf tönernen Füßen«, wie die Sowjetunion gerne vom Ausland genannt wurde, war gegenüber den technisch und quantitativ weit überlegenen deutschen Truppen, unterstützt vom gesamten wirtschaftlichen Potential des besetzten Europa, nicht zusammengebrochen. Hitlers erste entscheidende militärische Niederlage zeichnete sich ab.

Die bei Beginn des Rußland-Feldzuges vorgesehene strategische Grenzlinie zur Niederwerfung der Bolschewisten war in unerreichbar weite Ferne gerückt. Sie sollte vom Eismeer bei Archangelsk über den Lauf der Wolga bis zum Kaspischen Meer bei Astrachan reichen. Auch die Beherrschung der Wolga mit den Endpunkten Leningrad und Archangelsk war nicht realisierbar.

Selbst das Erreichen der Wolga an einem Punkt konnte nicht mehr kriegsentscheidend sein. Die endlose Weite des Raumes mit seinen extrem unterschiedlichen klimatischen Bedingungen und den vielen tausend Partisanen, überaus zähen Gegnern, die ihr Land unnachgiebig verteidigten und deren Widerstandskraft, trotz erheblicher Verluste, immer stärker wurde, hätten dem Eindringling die Aussichtslosigkeit seines Unternehmens vor Augen führen müssen. Nach dem Befehl zum »fanatischen« Widerstand und dem Verbot jeder »operativen Rückzugsbewegung« entließ Hitler am 19. Dezember 1941 den Oberbefehlshaber des Heeres, Generalfeldmarschall von Brauchitsch. Er übernahm selbst die Führung der Obersten Heeresleitung, da diese am Endsieg zu zweifeln begann. Viel zu starrsinnig und zu sehr von seiner von der »Vorsehung« auferlegten Mission, ein arisches Großreich zu errichten, besessen, verschwendete Hitler keinen Gedanken an die grundlegend veränderte Lage und ihre Folgen.

Die überraschende militärische und moralische Widerstandskraft der SU wurde international, besonders in London und Washington, nun wesentlich höher eingeschätzt. Moskau konnte deshalb gegenseitige Abkommen über Hilfeleistungen mit dem Westen und den USA unterzeichnen, und es kam endlich zu einer Anti-Hitler-Koalition von 28 Staaten. Trotzdem war die Lage der Sowjetunion nach wir vor zum Verzweifeln.

Am 23. Februar 1942 verkündetete Stalin siegesgewiß von Moskau aus in einem Befehl an die Rote Armee u. a.:

»Die Hitler kommen und gehen,
das deutsche Volk,
der deutsche Staat
bleibt bestehen.«

Die Belagerung Leningrads

In dem von Hitlers Truppen am Finnischen Meerbusen belagerten Leningrad, einer der schönsten Städte der Welt und Kunstmetropole der SU mit 2,5 Millionen Einwohnern, verhungerten im Zweiten Weltkrieg mehr Menschen, als durch die Atombomben-Abwürfe in Hiroshima und Nagasaki zusammen ums Leben gekommen sind. Vom 6. September 1941 bis 27. Januar 1944 mußten die Leningrader 900 schreckliche Blockadetage über sich ergehen lassen. Sie wurden fast ununterbrochen von Artillerie- und Flugzeugbomben eingedeckt. Die Beschießungen hielten Tag und Nacht an. In den zweieinhalb Jahren der Belagerung explodierte alle drei Minuten eine Bombe oder Granate. Die

Straßen verwandelten sich in eine Ruinenlandschaft, 35 000 Gebäude wurden zerstört. Trotzdem ging die Arbeit in den kriegswichtigen Betrieben weiter, um die Frontstadt für ihre Verteidigung zu versorgen. Die hart arbeitenden Bewohner mußten ihre Kranken und Verwundeten pflegen, Brände löschen, Schutt wegfahren, sich und ihre Stadt verteidigen.

Ein Mitglied der zivilen Flugabwehrabteilung, der berühmte sowjetische Komponist Dimitrij Schostakowitsch, komponierte zwischen den Flugalarmen seine VII. Symphonie. Als im Sommer 1942 diese »Leningrader Symphonie« zum erstenmal in der sterbenden Stadt aufgeführt und über alle Rundfunksender des Landes und ihre Kurzwellen in die ganze Welt gesendet wurde, lauschten die Menschen mit Erschütterung diesem einmaligen Konzert aus einer belagerten und hungernden Stadt.

Die eingekesselten Bewohner starben in Massen. Krankheit bedeutete den sicheren Tod. Trotzdem mußte den Kranken und Verwundeten geholfen werden; die ausgemergelten Bewohner spendeten Blut für die Verletzten. Verkehrsmittel konnten nicht mehr fahren. Kinderschlitten dienten als Transportmittel. Die Häuser hatten durch die Kriegseinwirkungen weder Heizung, Strom noch Wasser. In den Flüssen wusch man das Geschirr und die Wäsche. Das Eis der Newa war das Trinkwasser. Die sanitären Zustände waren katastrophal.

Aber das Schlimmste war der Hunger. Die Hungersnot der von allen Landverbindungen hermetisch abgeschlossenen Stadt, die im Winter über den zugefrorenen Ladoga-See, über die sogenannte »Lebenslinie« nur spärlich zu erreichen war, muß unvorstellbar gewesen sein. Das wenige verteilbare »Blockadebrot« von 125 Gramm für die Kinder und Alten und 250 Gramm für die Arbeiter bestand aus Kleie, Zellstoff und einem »Roggenmehl« aus Körnerhülsen. Kleister und Tapeten wurden zu Nahrungsmitteln. In den Kellern der Eremitage lebten 2000 Menschen. Der Kleister für die Bilder wurde als »Fleischgelee« in Leinöl gebraten. 640 000 Leningrader mußten in ihrer Stadt verhungern. Die Wohnungen waren ohne Fenster und Türen. Im Winter war der Frost im Inneren so stark wie draußen. Die Toten konnten nicht beerdigt werden und lagen wie in Kühlräumen, es gab keinen Leichengeruch. Tag und Nacht waren Straßen und Häuser, Betten und Kleider vermengt mit Schnee und Eis, Feuer und Bomben, Blut und Leichen, Elend und Tränen.

Das Ausmaß des erschütternden Elends der todgeweihten Verhungernden in der eiskalten Stadt Leningrad können wir aus den wenigen Zeilen des Todes-Tagebuchs der *Tanja Sawitschewa* ahnen:

> »Shenja starb am 28. Dezember 1941
> um 12 Uhr 30 nachmittags
>
> Oma starb am 25. Januar 1942
> um 3 Uhr nachmittags
>
> Leka starb am 17. März 1942
> um 5 Uhr morgens
>
> Onkel Wassja starb am
> 13. April 1942 um 2 Uhr nachts
>
> Onkel Ljoscha starb am
> 10. Mai 1942 um 4 Uhr nachmittags
>
> Mutti starb am 13. Mai 1942
> um 7 Uhr 30.
>
> Alle Sawitschews sind tot. Nur Tanja ist geblieben.«

Kurze Zeit nach ihrer letzten Eintragung verhungerte Tanja Sawitschewa.

Es ist nicht erstaunlich, daß heute die Sowjetunion an der Kremlmauer eine Gedenkstraße der zehn »Heldenstädte« errichtet hat, in der Leningrad den ersten Platz einnimmt. Es erlebte die längste Belagerung der neueren Geschichte und in ihren Ausmaßen die größte, die es je gab. Die Aushungerung Leningrads war eine der erschütterndsten von Menschen verursachten Tragödien der Menschheitsgeschichte, ähnlich den Atombombenabwürfen auf Hiroshima und Nagasaki oder den Vernichtungslagern und den Judenghettos.

Die deutschen Nazis übten einen systematischen Massenmord an wehrlosen Menschen einer fremden Nationalität aus, die ihnen nicht das geringste getan und weit weg von Großdeutschland in ihrer eigenen Heimat friedlich gelebt hatten. Der Sendungsglaube dieser in fremde Länder eindringenden germanischen Kriegsmaschine ist mit dem Sendungsbewußtsein der christlichen Kreuzfahrer ins »Heilige« Land oder dem der Entdeckungs- und Eroberungsfahrer in die fremde Welt der Inkas zu vergleichen. Die Ungläubigen, die in ihrer Heimat lebenden Eingeborenen, wurden unter dem Banner einer christlichen Kirche zur eigenen Bereicherung ausgerottet.

Dieser 1941 von Deutschland ausgehende Krieg in seiner härtesten und grausamsten Form, auf einem riesigen Areal des Schreckens wurde zu einem der entsetzlichsten Verzweiflungskriege, den Menschen je zur Verteidigung der eigenen Heimat erleben mußten.

Evakuierung des Westens der Sowjetunion
Aufbau einer neuen Industriemacht im Osten

Mit unerhörter Tatkraft begann unmittelbar nach der Invasion die Führung der UdSSR, trotz des unverminderten Eindringens des Feindes, ihre von der ganzen Welt verlachte Planwirtschaft einzusetzen, um eine starke Industriemacht, weit im Osten Moskaus hinter dem Ural, für den Krieg neu aufzubauen. Seit dem zweiten Fünfjahresplan im Jahre 1933 hatte die Sowjetunion Erfahrungen, Können und Leistungsfähigkeit in der Organisation ihrer neuen sozialistischen Wirtschaft erwerben können, die sich nun bewährten.

Die verwendungsfähigen Industrien aus den nordwestlichen und zentralen Regionen Rußlands und dem östlichen Teil der Ukraine wurden mit Hilfe einer beispiellosen Organisation in allerkürzester Zeit aus den bedrohten Gebieten im Westen der SU viele Tausende von Kilometern in den Osten bis nach Sibirien verlagert. Und dies alles zur Zeit eines Kampfes auf Leben und Tod, unter größten Transportschwierigkeiten, bei ständigen Luftangriffen und dem Einschlagen von Granaten. Ähnlich wie in Friedenszeiten Häuser, die beim Ausbau der großen, breiten »Prospekte« (Hauptstraßen) in Moskau im Wege standen, auf Rollen weggefahren und an anderer, günstigerer Stelle wieder verankert wurden, so wurden hier in Kriegszeiten und im Kriegsgebiet praktisch die ganze Industriemacht, die Kulturgüter, 2,4 Millionen Stück Vieh, Landwirtschaftsmaschinen und Traktoren der SU, über zehn Millionen Menschen unter den Augen des Feindes in den Osten in Sicherheit gebracht.

Bei der Wiedererrichtung der Industrien wurde besonders darauf geachtet, daß die Lagerorte der östlichen Bodenschätze der UdSSR und die Rohstoffe, Halbfabrikate und Materialien zu den neu zu errichtenden Produktionskomplexen die notwendigen Ferntransporte auf ein Minimum reduzieren würden. Die Standortwahl war für die Planwirtschaft von ausschlaggebender Bedeutung. So wurde auch die Errichtung von weiterverarbeitenden Betrieben vorgesehen, um eine optimale Kooperation und Spezialisierung zu erreichen. Neben dem Aufbau der Industrien mußten die Arbeiter untergebracht, für die vielen arbeitenden Frauen und ihre Kinder Schlafgelegenheiten, Kindergärten, Schulen usw. und die ganze Infrastruktur neu eingerichtet werden.

Gleichzeitig mußten die Anbauflächen für die Landwirtschaft im Osten erweitert werden, um die gewaltigen Verluste im Westen einigermaßen auszugleichen.

Die Evakuierten samt den vielen lebenswichtigen und kulturellen Gütern wurden in den Ural, in das Wolgagebiet, nach Sibirien und in die mittelasiatischen Regionen umgesiedelt. Hierfür waren Millionen Eisenbahnwaggons notwendig sowie eine Organisation und militärische Planung, wie sie in diesem Ausmaß kaum jemals durchgeführt worden war. Der Erfolg dieser gigantischen Arbeitsleistungen im Krieg, unter stärkster Feindeinwirkung, machte sich von Monat zu Monat stärker bemerkbar. Die Kriegswirtschaft des Ostens steigerte ihre Produktion überraschend schnell und bewirkte einen immer effektiveren Widerstand gegen die eindringenden fremden Truppen.

Die deutschen Soldaten staunten, aber belächelten mitleidig die Sowjet-Führung, als sie auf ihrem Vormarsch die menschenleeren, vollkommen ausgeräumten Fabriken ohne Maschinen und Werkzeuge vorfanden. Selbst die Schrauben für die Verankerungen der Fundamente waren mitgenommen worden, bis zum Lichtschalter und der Glühbirne hatte man alles entfernt.

Die Betriebe waren demontiert, meist in Züge verladen und weit im Osten genau nach Aufzeichnung wieder aufgebaut worden, wie sie einst gestanden hatten. Dieser ganze Vorgang mußte in kürzester Zeit abgeschlossen sein, damit die Fabrikation wieder aufgenommen und Waffen für die Front geliefert werden konnten. Oft mußten die Maschinen auf schnell errichteten Betonfundamenten aufgestellt werden, obwohl das Fabrikgebäude noch nicht gebaut worden war. Die Wände und das Dach wurden sozusagen um die Maschinen herum errichtet. Die Männer, Frauen und Kinder weit im Hinterland kannten nichts als Arbeit von früh bis in die Nacht.

1932 wurde in Ostsibirien von der Stadt Tynda, nördlich von China (→ Städte), an der Transsibirischen Eisenbahn, eine Zweiglinie nach dem Norden bis Berkakit gebaut. Diese ganz neue Bahnlinie wurde dann mitten im Krieg und in höchster Not über eine Luftstrecke (!) von über 5000 Kilometern nach Stalingrad transportiert um den Verteidigern der Stadt auf diesem Schienenweg die dringend notwendige Versorgung zuzuleiten und die Offensive nach dem Westen einzuleiten.
Diese beispiellosen Anstrengungen und deren Erfolge zeigten eine nicht für möglich gehaltene Leistungsfähigkeit der Organisation und Planung.

Neue Waffen

Obwohl die Industrieproduktion in der SU nach dem Überfall um ca. 50 Prozent gefallen war, war es ihr trotz der ausgedehnten Verluste bereits im Jahre 1942 möglich, die Rote Armee ausreichend mit Waffen zu versorgen. Von diesem Zeitpunkt an veränderte sich das Kräfteverhältnis gegenüber dem Angreifer langsam aber zusehends zugunsten der Sowjetunion. Die Streitkräfte wurden stetig besser ausgerüstet, sowohl quantitativ als auch qualitativ.

Die Geleitzüge westlicher Schiffe mit benötigtem Nachschub an Lebensmitteln und Materialien im Rahmen des Leih- und Pachtvertrags mit den Vereinigten Staaten, die auf dem Wege zum Eismeerhafen Murmansk den Deutschen U-Booten entkommen konnten sowie die Lieferungen über den Persischen Golf machten sich mehr und mehr bemerkbar.

Während der Offensive der Roten Armee bei Stalingrad 1943 wurde erstmals der berühmte und von den deutschen Soldaten als überlegen angesehene sowjetische Panzer T-34 eingesetzt. Er wird heute als der beste Panzer des Zweiten Weltkrieges bezeichnet. Die Waffentechnik der gut ausgerüsteten und ernährten Rotarmisten in ihrer wattierten Winterbekleidung, die Schneeschuhbataillone, von den Deutschen »Sibirierer« genannt, waren nun den »unbesiegbaren« deutschen Armeen überlegen. Es tauchten das sowjetische Kampfflugzeug IL 2 und der neuartige Raketenwerfer Katjuscha, die gefürchtete Stalinorgel, auf. Mit der Feuerkraft ihrer schnell feuernden, neuartigen Mehrfachraketen, mit ihren »rotschweifigen Kometen«, die abwechselnd aus den Rohren der orgelähnlichen Abschußvorrichtungen herauskatapultiert wurden, wurden die deutschen Truppen zum Rückzug gezwungen und schließlich bis zu ihren westlichen Ausgangsbasen zurückgeworfen.

1418 Tage Krieg der »verbrannten Erde«

Aus den wenigen Tagen, in denen Hitler die Sowjetmacht besiegen wollte, wurden 1418 mörderische Tage. Sie endeten mit der schwersten und vernichtendsten Niederlage, die je ein Land erleiden mußte. Hitlers Großdeutschland endete mit dem Einmarsch der Sowjettruppen in der Stadt Berlin, von wo der Versuch der Niederwerfung Europas ausgegangen war. Sie vereinigten sich auf deutschem Boden mit den siegreichen Invasionsarmeen der Vereinigten Staaten am 25. April 1945 bei Torgau an der Elbe.

Die siegreichen sowjetischen Heeresführer, die Generäle der Roten Armee, stammten fast ausnahmslos aus den Dörfern Rußlands. Sie waren einfach denkende Bauernsöhne, arme und arbeitsame Menschen ohne Offizierstradition. Sie standen in diesem Krieg um die Existenz ihres Landes auf schwierigstem Posten.

Die entscheidenden Schlachten wurden im Osten ausgetragen. Über 70 Prozent der Armeen und Soldaten des faschistischen Blocks und deren gesamte Ausrüstung und Schlagkraft wurden von der Roten Armee vernichtet. Wenn man die Zahl der von der Roten Armee befreiten Länder Europas betrachtet, die Hitler besetzt hatte und von seinen Gauleitern hatte verwalten lassen, so ergibt dies eine lange Liste: das Baltikum, Polen, die Tschechoslowakei, Bulgarien, Finnland, Ungarn, Jugoslawien, Österreich und natürlich Deutschland sowie im Osten China und Korea.

Die Eroberungskriege, die in ganz Europa während der zwei Weltkriege geführt worden waren, hatten sich mit dem Eintritt der UdSSR verändert. Zum ersten Mal in der Geschichte unseres Jahrhunderts führte ein Land von Anfang an einen echten Befreiungskrieg bis zur endgültigen Niederwerfung der Invasionstruppen. Alle Völker der SU standen geschlossen hinter ihrer Führung in einer Verteidigungslinie gegen den Eindringling, selbst die besetzte Ukraine leistete bis zu ihrer Befreiung hartnäckigen Widerstand. Auch Großbritannien unter Winston Churchill, die Resistance-Gruppen in Frankreich unter Charles de Gaulle und das sich heldenhaft wehrende Jugoslawien unter Josip Broz Tito gaben nie den Widerstand gegen Hitler auf. Die Menschen kämpften als Partisanen in den montenegrinisch-bosnischen Bergen und im Papuk-Gebirge in Slowenien verbissen gegen die Hitler-Truppen.

Die Verluste der UdSSR an Menschen, Häusern, Fabriken, Bauwerken, Schienen, Stromleitungen, die die ganze Infrastruktur des Landes betrafen, sind kaum zu ermessen. Die SU hatte bei dem grausamen Vormarsch der Hitlertruppen bis an die Wolga die erste Welle der Vernichtung ertragen müssen. Eine zweite folgte dann bei dem erzwungenen Rückzug. Hitlers Parole lautete damals,

> »keinen Stein auf dem anderen«, nur »verbrannte Erde« und »ein rauchendes Trümmerfeld« zurückzulassen.

Seine Soldaten befolgten auf ihrem Rückzug diesen Befehl genau und sprengten bei ihrer Flucht auch noch die letzten stehenden Überreste menschlicher Zivilisation in die Luft. Flüsse wurden umgeleitet zu dem alleinigen Zweck, Bergwerke unter Wasser zu setzen und dem Land Schaden zuzufügen.

Für die Sowjetunion wurde die Arbeit von Generationen vernichtet. Über 1700 Städte und 70000 Dörfer mit Familien, Tieren, Landwirtschaft waren von der Erdoberfläche verschwunden. Sechs Millionen Häuser waren dem Boden gleichgemacht, und 25 Millionen Obdachlose hatte die UdSSR zu versorgen. 32000 Industriebetriebe waren vollkommen vernichtet und 98000 Kolchosen verwüstet worden. Das war Hitlers totale Vernichtung. Eine Unzahl Verletzter, Geschädigter und Beschädigter sowie 20 Millionen Tote erinnern uns an die Untaten unserer deutschen Vergangenheit.

Stalin in der Geschichte

(→ Schlacht um Moskau und Industrialisierung der SU)

Josef Stalin, der »Mann aus Stahl« (eigentlicher Name Dshugashwili), leitete selbstherrlich die Geschicke der Sowjetunion seit Lenins Tod und beendete den Verteidigungskrieg siegreich.

In seine Regierungszeit fällt eine grundlegende Umorganisation der gesellschaftlichen, politischen, industriellen und militärischen Verhältnisse der Sowjetunion.

Das neue System entthronte die ganze bisherige Ökonomie, die Besitzverhältnisse wurden revolutioniert und das Privatkapital abgeschafft. In der SU gab es nur eine Freiheit, die Freiheit, eine »neue Freiheit des sozialistischen Menschen« aufzubauen. Die kommunistische Partei formte einen mächtigen Staatsapparat, so daß diejenigen, die Ordnung schaffen wollten, gleichzeitig zum Hindernis der gewünschten Ordnung wurden. Sie versuchten die »Freiheit« in eine Ordnung zu kanalisieren, die die ersehnte Freiheit gleichzeitig einengte und verhinderte.

Denjenigen, die mit dem Kapitalismus zusammengearbeitet hatten und aus ihren Ämtern und Stellungen entfernt worden waren, wurden die bisherigen Freiheiten entzogen. Strenge Gesetze und Verordnungen wurden erlassen, um es unmöglich zu machen, weiter Profite aus der »Unfreiheit« der Werktätigen zu ziehen. Man wollte Gesetze, die es verhinderten, daß die

»Spießgesellen des Kapitalismus« bald wieder durch arbeitsfreie Einkommen Vorteile gegenüber den Arbeitenden erlangen würden. Es wurden nun *die* unterdrückt, die bisher unterdrückt hatten und ihr Leben und ihren Gewinn nach Ansicht der Sozialisten auf Ausbeutung aufgebaut hatten. Jeder nennt den anderen Unterdrücker.

In den kapitalistischen Ländern ist man überzeugt, daß in sozialistischen Ländern die Unfreiheit herrsche. Alle sprechen von der Unfreiheit der anderen, da man sich selbst an die eigene Unfreiheit bereits gewöhnt hat. Den Arbeitern im Westen wird andererseits vom Osten vorgehalten,

- daß sie Untergebene ihrer Arbeit»geber« sind, obwohl *sie* es sind, die ihre Arbeitskraft hingeben,
- daß sie in Ländern leben, in denen die Unternehmer nach den Gesetzen des Gewinns Arbeit je nach Anfall an sie vergeben, ohne daß sie selbst darauf einen Einfluß haben,
- daß sie als Mittel des Profits der im Privatbesitz befindlichen Unternehmen dienen,
- daß die Manager die Arbeiter wählen, nicht aber die Arbeiter ihre Vorgesetzten.

Die sozialistische Umverteilung in der Sowjetunion war eine ökonomische Leistung, die nicht einfach befohlen werden konnte wie die Umgestaltung eines Gartens, und sie brauchte Jahrzehnte, um verwirklicht zu werden. Auch die nachrevolutionäre Gesellschaft benötigte Organisationen und Gesetze, die erst geschaffen werden mußten.

Die Analphabeten wollten nach der Revolution, ähnlich den Unwissenden in den heutigen Hungerländern, ihren augenblicklichen Hunger mit den lagernden Saatkörnern stillen. Sie wollten nicht verstehen, daß sie trotz ihrer augenblicklichen Not diese Körner nicht aufessen durften. Nur bei strenger Befolgung der Anweisungen bestand aber Aussicht, auf Dauer ihren immer wiederkehrenden Hunger zu stillen.

Die Nichtwissenden, Zweifelnden und Hungernden mit Reden und Wissen überzeugen zu wollen ist ein langwieriger Prozeß und erfordert viel Zeit. Man kann aber mit einer straffen Organisation und harten Ordnung auch den Bedürftigen zwingen, das zu tun, was augenblicklich sozial für ihn und alle notwendig ist. Je zielstrebiger und kurzfristiger die Verwirklichung eines Planes zur Veränderung des bestehenden Zustandes und zur Abwendung einer Gefahr angesetzt werden muß, um so strenger muß die Ordnung gehandhabt werden.

Die Industrialisierung in der SU wurde, wie im Kapitel über den zweiten Fünfjahresplan beschrieben, von Stalin unnachgiebig und in aller Eile durchgeführt. Anfang 1931 forderte Stalin eine weitere Steigerung des Industrialisierungstempos durch Einsatz moderner Technik und die energische Ausbildung technischer Spezialisten, da nach seiner festen Einschätzung und Erfahrung die westlichen Industrienationen den kommunistischen sowjetischen Staat vernichten wollten. Sein Argwohn wurde durch den Zweiten Weltkrieg voll bestätigt.

Die berüchtigten »Schauprozesse«, die sowohl zur damaligen Zeit wie auch heute als wichtiges Kriterium zur Beurteilung der Persönlichkeit Stalins, seiner Epoche und des ganzen Kommunismus herangezogen werden, schienen Stalin, der sein Land in einer autokratischen Diktatur führte, zur Sicherung und Erhaltung des sozialistischen Staates unumgänglich notwendig.

Bei den vielen bekanntgewordenen gerichtlichen Verfahren gegen politisch Abtrünnige etc., die meistens damit endeten, daß die Delinquenten ihre Schuld anerkannten und dann verbannt oder »liquidiert« wurden, handelte es sich um »Reinigungsverfahren« von Staat und Partei. Es wurden Gerichtsverfahren durchgeführt, die Abschreckungseffekte für die Öffentlichkeit hatten, wie der Schachty-Prozeß (1928) gegen Bergbau- und Industrie-Sabotage oder die großen Tschistka-Prozesse (russisch: tschistij = sauber) von 1935 bis 1939. Es ging um umfassende Säuberungen der Partei und der Roten Armee von sogenannten Abweichlern, Trotzkisten, Altkommunisten, Parteifeinden, Verrätern, Spionen usw. zur Ausschaltung jeglicher Opposition. Diese grausame nachträgliche »Revolution von oben« ersetzte die alte Führungsschicht mit Technikern einer rationelleren Planung, die in dem neuen Wirtschaftssystem unter Stalin aufgeschlossen und ohne Abweichung mitarbeiteten.

»Die Prozesse haben auch nach der Meinung erbitterter Gegner der Sowjetunion und ihrer Regierung mit aller Deutlichkeit das Bestehen aktiver Verschwörungen gegen das Regime erwiesen und daß diese Verschwörernester sowohl Sabotageaktionen im Inneren als auch gewisse Verhandlungen mit faschistischen Diplomaten über die Einstellung ihrer Regierungen bei einem eventuellen Regierungswechsel in der Union durchgeführt haben.« (Bertolt Brecht, Gesammelte Werke, Frankfurt 1967, Bd. 20)

Es wäre auch eigenartig gewesen, wenn bei der unverminderten Interventionspolitik des Westens seit der Oktoberrevolution nicht Versuche unternommen worden wären, Saboteure, Agenten und aktive Sympathisanten in den Reihen des neuen kommunistischen Systems zu gewinnen, um dieses System zu unterminieren und zu stürzen. Trotzdem erwecken Prozesse dieses Ausmaßes mit ihren entsetzlichen Folgen Abscheu und werden noch heute in der ganzen Welt mit Recht als Willkürhandlungen verurteilt. Die Gerichte wurden als Instrumente zur Beherrschung und Terrorisierung der Bevölkerung mißbraucht. Die fast einmaligen Proezßlawinen mit der Liquidierung vieler Tausender Sowjetbürger lieferten einen der Hauptgründe für die spätere weitgehende Entstalinisierung auf dem XX. Parteikongreß der KPdSU 1956 unter Chruschtschow und die Verurteilung jeden Personenkults.

In Deutschland erregten diese Verfahren gegen die Offiziere der Roten Armee, insbesondere das gegen deren obersten Führer Marschall Michail Nikolajewitsch Tuchatschewskij im Jahre 1937, große Aufmerksamkeit.

Die deutsche Reichswehr wurde seit dem Versailler Vertrag auf ein Berufsheer mit zwölfjähriger Dienstzeit mit 100000 Freiwilligen und einer Reichsmarine mit maximal 15000 Mann beschränkt. Hinzu kam, daß Art und Anzahl der Waffen genau vorgeschrieben waren. So durften nur 1926 Maschinengewehre, 252 Minenwerfer und 310 leichte Geschütze unterhalten werden, während Kampfwagen, Flugzeuge, U-Boote, schwere Artillerie, Giftgas etc. völlig verboten waren. Ebenso wurde der Reichswehr der »Große Generalstab« verwehrt. Der Sinn dieser Einschränkungen war, die Reichswehr nur so weit zuzulassen, wie sie zum Einsatz für die innere Ordnung Deutschlands und für einen minimalen Grenzschutz notwendig schien. Jede Offensivausbildung der Soldaten an Angriffswaffen war nicht zugelassen.

Das ruhmreiche deutsche Offizierskorps und die nationalkonservativen Kreise bis zu den Sozialdemokraten waren bestrebt, diese zugestandene Mini-Reichswehr zu einem vorzüglich ausgebildeten Führungskader heranzubilden, der jederzeit aufgestockt werden konnte. Fast alle gemeinen Soldaten wurden nach den Dienstvorschriften der Unteroffiziere ausgebildet. Der »Schöpfer der Reichswehr« Generaloberst Hans von Seeckt, der Chef der Heeresleitung, bildete aus diesen hochqualifizierten Soldaten einen geschlossenen, zuverlässigen, festgefügten und erstklassigen Offizierskader mit monarchistisch-nationalistischer Tradition.

Natürlich wollte sich die überwiegende Zahl der deutschen Bevölkerung, insbesondere die Kreise um die Reichswehr und die deutsche Regierung, mit dem »Versailler Diktat« nicht abfinden.

Infolge der Rückführung des Revolutionärs Lenin aus der Schweiz nach Petersburg mit Hilfe des deutschen Generalstabs sowie militärischer Kontakte zwischen der Roten Armee und Führungskräften der deutschen Reichswehr fand man nach dem Ersten Weltkrieg einen willkommenen Verbündeten im Osten. Zunächst erprobten Militärberater für die Rote Armee und damit auch für Deutschland neue, offiziell verbotene Offensivwaffen auf russischem Boden. Die Deutschen waren willkommene militärische Vorbilder für die im Aufbau begriffene Rote Armee, und die SU stellte die notwendigen personellen, infrastrukturellen und logistischen Verbindungen sowie die räumlichen Möglichkeiten für die Übungen der Reichswehr an Offensivwaffen zur Verfügung. Es war die Zeit einer militärischen Zusammenarbeit mit der Roten Armee bis zur Ära Hitlers.

Diese deutschfreundliche Einstellung der militärischen Kreise der SU wurde vielleicht noch dadurch verstärkt, daß General Tuchatschewskij 1915 in deutsche Kriegsgefangenschaft geraten und ab 1922 Kommandeur der russischen Westfront gegen Polen gewesen war. Schon damals bestand ein sehr anerkennendes und freundschaftliches Verhältnis zwischen den militärischen

Führungskräften der Sowjetunion und Deutschlands. Durch das hohe Ansehen, das die deutschen Truppen und ihr Generalstab im Osten und in der Welt hatten, bestand die Neigung der Roten Armee, sich an ihrem militärischen Lehrherrn Deutschland auszurichten. Lediglich der Sozialdemokrat und erste Ministerpräsident der Weimarer Republik Philipp Scheidemann sprach sich am 16. Dezember 1926 im Reichstag gegen die ständige Kooperation der Reichswehr mit der Roten Armee aus.

Nach Hitlers Machtergreifung fanden die bestehenden deutsch-sowjetischen Beziehungen ein Ende. Jede militärische Zusammenarbeit zwischen der Reichswehr und der Roten Armee wurde Anfang 1934 eingestellt.

Marschall Tuchatschewskij, der mit seinem einstigen Kriegsminister Trotzki eng zusammengearbeitet und mit ihm die Rote Armee aufgebaut hatte, wurde am 17. Juni 1937 wegen »Verschwörung mit feindlichen Mächten gegen die sowjetische Staatsführung und deren Geheimdienste« nach ausgedehnten Prozessen erschossen. Mit ihm wurden weitere Generäle wie z. B. der seinerzeit berühmte Fernost-Marschall W. K. Blücher und die Generäle Putna, Eidemann, Jakir und Tausende anderer Offiziere der Roten Armee liquidiert. Dies bedeutete eine ungeheure Schwächung des Offizierskorps und bremste den Aufbau der Roten Armee beträchtlich. Gleichzeitig war es aber für ihre Führung eine harte Warnung davor, mit dem deutschen Generalstab unter Hitler zu konspirieren, der so erfolgreich den Militarismus restaurierte und weltweit bei den Offizieren aller Länder an Ansehen gewann.

Die deutsche Heeresleitung hatte für den Fall eines Krieges mit dem Osten mit Sympathisanten in den militärischen Kreisen Rußlands fest gerechnet. Um so heftiger war das Wehklagen Goebbels' über die Ausrottung der militärischen Führungsspitze der Sowjetunion.

Nicht vergessen darf man die russischen Freiwilligen-Verbände im Zweiten Weltkrieg, die die Ideen Hitlers zur Ausrottung des Kommunismus in der SU unterstützten. General Andrej Andrejewitsch Wlassow, Oberbefehlshaber der 2. sowjetischen Stoßarmee vor Moskau, kam am 11.7.1942 mit seinen Truppen in deutsche Kriegsgefangenschaft und gründete hier das Smolensker »Komitee zur Befreiung der Völker Rußlands«. Aus sowjetischen Gefangenen und Überläufern bildete er als »General der Osttruppen« russische Verbände für eine »Befreiung Rußlands von der Herrschaft Stalins«. Er konnte fast eine Million »Hiwis« (russische Hilfswillige) als antibolschewistische Armee aufstellen. Seine großrussisch-nationalen Ziele waren gegen den Bolschewismus gerichtet. Durch den Argwohn und das Zögern Hitlers gelang es ihm erst 1944 im Abkommen mit Himmler, aktiv am »Befreiungskrieg« teilzunehmen. Wlassow wurde nach dem Zweiten Weltkrieg von den Amerikanern an die Sowjetunion ausgeliefert und am 2.8.1946 in Moskau erschossen.

In allen Ländern unterliegen Offiziere wie Militärangehörige der Militärgerichtsbarkeit. Diese kann man nirgendwo in ihrer Härte und Schnelligkeit der Aburteilung mit den Zivilgerichten gleichsetzen oder sie nach deren Rechtsprechung beurteilen.

Marschall Tuchatschewskij wurde später posthum im Zuge der Entstalinisierung rehabilitiert.

Es ist nicht anzunehmen, daß Stalin trotz seines notorischen Mißtrauens sein Offizierskorps absichtlich oder aus reiner Willkür derart schwächte, daß er selbst und sein Land bei einer militärischen Verwicklung, mit der er fest rechnete, aufs stärkste gefährdet wurden. Ob es reiner Argwohn, Angst oder Laune war, daß er viele Tausende seiner besten Offiziere hinrichten ließ, wird vielleicht die Geschichte der SU, Deutschlands und der Westmächte weisen. Daß nach den harten Revolutionsjahren ernsthafter Widerstand gegen das kommunistische Regime sowohl in den eigenen Parteikreisen der Altkommunisten und in der Bevölkerung als auch bei den militärischen Führungskräften, den Gegenspielern Stalins, dem Kriegsminister Trotzki und seinem General Tuchaschewskij bestand, wird kaum angezweifelt werden können. Dies kann aber keine Entschuldigung für ein unmenschliches und radikales Vorgehen Stalins sein, der in seiner weitesten Umgebung überall Verräter und Saboteure vermutete.

Revolutions-, Kriegs-, Katastrophen- oder andere außergewöhnliche Notzeiten erfordern für die Führung des Staates Vollmachten, wie sie zu allen Zeiten und bei fast allen Regierungen der Welt auch heute noch vorgesehen sind.

Sie dienen der Behebung des Notfalles, wobei die Exekutive, Legislative und Jurisdiktion zusammengefaßt werden können. Es gibt den Kriegszustand, Belagerungszustand (état d'urgence), wobei die Verfassungen oder Teile davon, insbesondere die Grundrechte, außer Kraft gesetzt werden können, um Gefahren für den Bestand des Staates abzuwehren.

Der Regierung und ihrem obersten Vollzugsorgan, insbesondere dem Staatspräsidenten, werden weitreichende, zum Teil außerparlamentarische Vollmachten zugestanden. Dies unter Umständen auch gegen das bestehende Recht und ohne besondere gesetzliche Ermächtigung. Es wird als das Recht des Staates angesehen, bei Gefährdung der Sicherheit oder zur Bewältigung eines staatlichen Notstands ohne weitere Ermächtigungen und in Ausnahmefällen entgegen der Rechtsordnung Anordnungen zu treffen, die die Freiheit oder sonstige Grundrechte des einzelnen aufheben. Dies kann nach unserer Auffassung nur insoweit gerechtfertigt sein, solange dieser Staatsnotstand nicht dazu dient, Verfassung und Staat zu stürzen.

Eine Rechtfertigung dieser übergesetzlichen Staatsraison kann im Naturrecht der Selbstbehauptung erkannt werden. Alle Maßnahmen zielen auf eine Stärkung und außerordentliche Machtkonzentration der Regierungsgewalt, die meist in der Hand des Regierungschefs wirkungsvoll zusammengefaßt ist.

In einem Artikel vom Januar 1986 schreibt der Washington-Korrespondent der SZ:

> »Amerikas Präsident ist der *mächtigste Mann der Welt* nicht nur, weil er als *einzelner (ohne Zustimmung* eines Kabinetts oder eines *Politbüros)* die schlagkräftigste Militärmaschinerie der Welt (mit Atomwaffen) in Gang setzen kann; er ist zugleich der mächtigste Politiker des Westens in einem weiteren Sinn, weil nirgendwo sonst die Exekutive dermaßen von *einer* Person verkörpert wird ...« Diese Macht »unterliegt in der Außenpolitik und in Fragen der nationalen Sicherheit keiner vergleichbaren Kontrolle.« (Süddeutsche Zeitung Nr. 8, 1986)

Präsident Reagan hat in einer »executive order« praktisch mit einem »Präsidialdekret« ein Handelsembargo gegen alle bestehenden rechtmäßigen Verträge verhängt (gegen Libyen) und den dort legal arbeitenden US-Bürgern kurzerhand befohlen, das

Land innerhalb einer Frist von 14 Tagen zu verlassen, bei Androhung von Gefängnis und hohen Geldstrafen. Der Präsident berief sich auf die »präsidialen Notstandsbefugnisse in Friedenszeiten«. Demnach kann ein einzelner mächtiger und unabhängiger Mann der Vereinigten Staaten nach seinem Gutdünken weitreichende Notstandsmaßnahmen ergreifen, »um eine ungewöhnliche und außerordentliche Bedrohung der nationalen Sicherheit abzuwehren« ...

Wenn angeblich die USA im Januar 1986 »eine ungewöhnliche und außerordentliche Bedrohung der nationalen Sicherheit« durch Libyen (3,3 Millionen Einwohner und von den hochgerüsteten Vereinigten Staaten durch Tausende Meilen über Atlantik und Mittelmeer getrennt) annehmen und weitreichende Notmaßnahmen bis hin zu militärischen Manövern an Libyens Küste durchführten, Bombeneinsätze (seines Präsidenten Reagan und seines Verteidigungsministers Weinberger) offen in Erwägung zogen, obwohl nicht die geringste militärische Gefahr für die nationale Sicherheit bestand, dann kann man dem Verhalten Stalins, seinen Bedrohungsängsten gegenüber Hitler-Deutschland und den erfolgten einschneidenden Maßnahmen für seine eigene Bevölkerung durch seine Exekutive, einen weitreichenden Staatsnotstand nicht absprechen.

In der permanenten Gefährdung des sowjetischen Staates, seines Aufbaus in den außerordentlichen Not- und Kriegszeiten während Stalins langer, energischer und diktatorischer Staatsführung und dem letztendlich hart errungenen Sieg gegen alle seine inneren und äußeren Feinde wurde die Konzentration seiner Machtfunktionen und seine Verherrlichung ins Legendenhafte gesteigert, die einem Personenkult für Kaiser, Präsidenten oder Heilige nicht nachstand.

Betrachten wir die Zeiten vor und nach dem Zweiten Weltkrieg, dann haben wir Deutsche keinen Grund, Stalin mit unseren geschichtlichen Missetaten gleichzustellen oder auf diese Weise zu versuchen, unsere Vergangenheit zu bewältigen. Stalin hat keinen Eroberungskrieg gegen uns geführt oder einen besonderen Deutschenhaß entwickelt. Ihm kann nicht wie dem französischen Ministerpräsidenten Georges Clemenceau (1841–1929) nachgesagt werden, behauptet zu haben:

»Es gibt 20 Millionen Deutsche zuviel auf der Welt.«
»... und er war bereit, der Mörder dieser 20 Millionen zu werden.« (Geschichte des Deutschen Reiches, J. Hohlfelds, Leipzig 1926, S. 665)

So ließ Winston Churchill (1874–1965), der Großbritannien durch die Wirren des Weltkrieges führte und mit seiner »Royal Air Force« (RAF) und mit Hilfe der »United States Army Air Forces« (USAAF) Bomberverbände Flächenangriffe auf geschlossene Wohngebiete fliegen ließ, die schönsten deutschen Städte, u. a. Dresden und Würzburg, noch kurz vor Ende des Krieges und ohne erkennbaren militärischen Nutzen und ohne Notwendigkeit zerstören.

Im Gegensatz hierzu trat Stalin gegen eine Bombardierung der mit Flüchtlingen aus Schlesien überfüllten Stadt Dresden ein, die die anglo-amerikanischen Bomberverbände kurz vor der »Befreiung« noch in Schutt und Asche legten, bevor die Rotarmisten einzogen. Die Sowjetunion führte keinen Krieg gegen das deutsche Volk. Stalin hatte zu diesem Zeitabschnitt keine andere Wahl, als sein Land von den deutschen Truppen zu befreien und Hitler und seinen aggressiven Faschismus zu vernichten. Das war auch das Ziel der Widerstandskämpfer und der Wunsch aller politisch gegen Hitler kämpfenden Deutschen.

Es ist nicht unsere Sache, die großen innenpolitischen Kämpfe und Auseinandersetzungen, Entbehrungen und Leiden der sowjetischen Bevölkerung während der Stalinzeit, wovon Deutschland nicht unmittelbar in Mitleidenschaft gezogen wurde, einseitig von unserer Warte aus zu verurteilen und zu verdammen. In erster Linie ist es die Aufgabe des betroffenen Landes, sich selbst offen mit der Person Stalins auseinanderzusetzen und die geschichtliche Vergangenheit zu bewältigen. Wir kennen diesen Prozeß aus unserer eigenen jüngsten Geschichte und sehen es nicht allzu gerne, wenn das Ausland uns unser Urteil vorschreiben will, uns ständig auf unsere dunkle Vergangenheit hinweist und diese lautstark gegen uns verwendet, ohne den eingetretenen Wandel zur Kenntnis zu nehmen.

Die heutige Bundesrepublik Deutschland kann man nicht nach den Untaten Hitlers beurteilen, der nicht nur sein Volk, sondern andere Länder und Rassen in seine Vernichtungsorgie einbezog. Die BRD verurteilt einhellig diese Verbrechen, wenn sie auch noch mit der Bewältigung ihrer Vergangenheit beschäftigt ist.

Nicht anders geht es dem sowjetischen Volk, das trotz der entscheidenden Verdienste Stalins für die Sowjetunion und des siegreich geführten Verteidigungskrieges seine begangenen Verbrechen öffentlich verdammte und seinen unerträglichen und selbstherrlichen Persönlichkeitskult mit seinen negativen und gefährlichen Auswirkungen angeprangert und abgeschafft hat. Ohne äußeren Druck oder wirtschaftliche Notwendigkeit wurde er aus dem Mausoleum von der Seite Lenins verbannt, und u. a. Stalingrad, ein Sinnbild des siegreichen Krieges, wurde umbenannt. Die sowjetische Regierung hat sichtbar allen Stalinkult beseitigt und seine Verbrechen verurteilt. Sie hat seit 1956 auf allen Gebieten, auch auf denen des Rechts, eine ernsthafte Entstalinisierung eingeläutet. Sicher war diese und ihre Folgen in der UdSSR viel schwieriger auszumerzen als in der BRD das Erbe Hitlers, da der verlorene Krieg und die Siegermächte mit ihrem Demokratieverständnis Hilfestellung leisteten. Wenn Hitler siegreich gewesen und z. B. in Moskau einmarschiert wäre, so hätte sich Deutschland wahrscheinlich sehr schwer getan, sich von seinem Gedankengut zu distanzieren. Selbst heute, nach einer vernichtenden Niederlage und den demokratischen Anstrengungen keimen noch immer die Ideen des »Tausendjährigen Reiches« mit seiner Rassen- und Ostpolitik in einigen deutschen Gehirnen.

Auch für die sowjetische Öffentlichkeit und die Geschichtsschreibung bleibt es eine wichtige Aufgabe, diese Epoche des Kommunismus offen darzulegen und hieraus Schlüsse zu ziehen.

Die UdSSR kann sich auch in diesem Fall auf den Gründer ihrer Partei Lenin beziehen. In seinem »Brief an den Parteitag« Anfang 1923 wies Lenin bereits auf die persönlichen Vorzüge und Mängel einiger namhafter ZK-Mitglieder hin, unter ihnen Josef Stalin:

»Genosse Stalin hat, nachdem er Generalsekretär geworden ist, eine unermeßliche Macht in seinen Händen konzentriert, und ich bin nicht

überzeugt, daß er es immer verstehen wird, von dieser Macht vorsichtig genug Gebrauch zu machen ...
Stalin ist zu grob, und dieser Mangel, der in unserer Mitte und im Verkehr zwischen uns Kommunisten durchaus erträglich ist, kann in der Funktion des Generalsekretärs nicht geduldet werden. Deshalb schlage ich den Genossen vor, sich zu überlegen, wie man Stalin ablösen könnte, und jemand anderen an diese Stelle zu setzen, der sich in jeder Hinsicht von Genosse Stalin nur durch einen Vorzug unterscheidet, nämlich dadurch, daß er toleranter, loyaler, höflicher und den Genossen gegenüber aufmerksamer, weniger launenhaft usw. ist.«
(W. I. Lenin, Werke, Band 36, S. 579)

Dieser Brief Lenins wurde den Delegierten des XIII. Parteitags im März 1923 öffentlich im Beisein Stalins vorgelesen. Die Delegierten bestätigten trotzdem Stalin als Parteisekretär.

Stalin wird vom Ausland grundsätzlich verurteilt, obwohl er keinen Angriffskrieg gegen den Westen führte und seine Heimat mit Erfolg gegen eine Invasion verteidigte. Gleichzeitig können wir noch heute feststellen, daß z. B. in Ajaccio, der Geburtsstadt Napoleons, dieser begeistert verehrt wird. Imposante Helden-Denkmäler werden restauriert und neu enthüllt für einen Mann, der Eroberungskriege führte, der die Staaten ganz Europas in seinem Machtrausch unterdrückte und der seine Soldaten in sinnlose Kriege führte, für die sie einen hohen Blutzoll zahlen mußten. Wir kennen den Obelisk in München, das Denkmal zu Ehren der im Rußlandfeldzug unter Napoleon gefallenen 30000 Bayern. Wir sollten nicht bedenkenlos der bisherigen Eroberungspolitik unserer Geschichte und ihrer »genialen« Feldherrn zustimmen ...

Sicher war Stalin kein Eroberer und »Großer« wie Napoleon, aber unentbehrlich für die Errichtung der neuen Ordnung in der Sowjetunion. Unentbehrlich, um die Ordnung zu erhalten und damit ein System, das durch die Abschnürung vom Welthandel und die vielen mächtigen kriegerischen Erschütterungen von außen zusammenzubrechen drohte. Mit Kraft, Voraussicht, energischer und stählerner Gewalt unterdrückte er alles, was das sowjetische Haus zum Einsturz bringen konnte. Er baute etwas auf, was noch nirgends in der Welt bestand oder versucht worden war und konnte seinen Nachfolgern ein mächtiges Land übergeben. Er hatte den Mut, eine gigantische industrielle Produktion mit Hilfe seiner Arbeiter und unwissenden Bauern aufzubauen und alle Schichten der Gesellschaft, alle Völker und Rassen des riesigen Reiches einer umfassenden Ausbildung mit weitgesteckten Zielen zuzuführen.

Die Historie kann einen Nützlichen, wie Stalin es zweifellos für Partei und Staat war, einen Großen nennen, auch wenn er ein Unterdrücker war und unter seiner Herrschaft, wie so oft in der Geschichte der »Großen«, Verbrechen und Fehler begangen wurden.

Wahrscheinlich ist, daß ohne die Entschlossenheit Stalins dieser Krieg für die Sowjetunion nicht durchzustehen und zu gewinnen gewesen wäre und die Geschichte ohne ihn einen anderen Verlauf genommen hätte, auch für uns, die wir außerhalb der Sowjetunion leben.

III. Wiederaufbau nach 1945

1. Die Situation im Westen

Wirtschaftswunder
Marshall-Plan

Nach 1945 war kaum zu erwarten, daß die jungen Republiken der SU bei all den massiven Rückschlägen der wirtschaftlichen Entwicklung durch den Zweiten Weltkrieg, die ständigen Boykotte, die erzwungenen Handelsbeschränkungen etc. in verhältnismäßig kurzer Zeit ihren materiellen Vorkriegsstand wieder erreichen konnten. Das war das sowjetische Wirtschaftswunder.

Wir in der BRD haben auch ein »Wirtschaftswunder« erlebt, doch sollten wir uns daran erinnern, daß wir von den USA »gefüttert« wurden, die in unser zerstörtes Land Kapital investierten und die deutsche Wirtschaft, insbesondere mit Hilfe des Marshall-Planes, außerordentlich unterstützten. General George Marshall war nach dem Zweiten Weltkrieg von 1947 bis 1949 Außenminister der Vereinigten Staaten, später Verteidigungsminister und leitete mit der Stärkung der wirtschaftlichen und politischen Kräfte der westeuropäischen Staaten erfolgreich die »Eindämmung des Ostblocks«.

Mit dem Marshall-Plan wurde das »Europäische Wiederaufbauprogramm«, das European Recovery Program (ERP), zur Koordinierung der Wirtschaft der europäischen Länder verkündet, das die ökonomische Grundlage für einen neuen wirtschaftlichen und militärischen Block der westeuropäischen Länder gegenüber den volksdemokratischen Ländern des Ostens bildete.

Damit wurde die Spaltung Deutschlands sichtbar vergrößert. Die wirtschaftlich-politische Konsum-Offensive des Marshall-Planes mit ihrer wohltuenden Wirkung insbesondere für die BRD war aggressiv gegen die DDR und alle anderen osteuropäischen Länder und gegen das System der Sowjetunion gerichtet. Nach dem Krieg war die SU ausschließlich mit der Beseitigung der riesigen Kriegsschäden und der Wiederherstellung der Produktion in Industrie und Landwirtschaft beschäftigt. Die ärmeren Länder östlich der Grenze der Bundesrepublik Deutschland konnten ohne politische Selbstaufgabe weder Kredite noch Konsum- oder Investitionsgüter von reichen Ländern erhalten, die keine Kriegsschäden erlitten hatten. Die Konsum-Diskrepanz zwischen West und Ost wurde durch das gezielte Eingreifen Amerikas in Europa drastisch zugunsten des Westens erhöht und einseitig verschoben.

Das »Wirtschaftswunder«-Land BRD, von dessen Boden und von dem der DDR der Zweite Weltkrieg ausging durch den halb Europa bis an die Wolga vernichtet wurde, mußte kurz nach dem zerstörerischen Krieg mit seiner Konsum- und Freßwelle auf die wirtschaftlich schwachen, von Deutschland überfallenen und ruinierten Agrar-Länder des Ostens provozierend wirken. Gleichzeitig stellte die BRD für deren Bevölkerung einen anziehenden Konsummagneten dar.

Dies führte zu Abwanderungen und Aufständen unter den Arbeitern aus der von uns bezeichneten »sogenannten DDR« oder der »DDR« (der Republik in Gänsefüßchen), die nicht ins begehrte Schlaraffenland des Westens umsiedeln konnten. Darüber hinaus wurden in der BRD, ganz im Sinne Marshalls, die »politischen« Flüchtlinge mit offenen Armen empfangen, entsprechend dem »Gesetz über Hilfsmaßnahmen für Deutsche aus der sowjetischen Besatzungszone Deutschlands und dem sowjetisch besetzten Sektor von Berlin«. Gegen das durch den Marshall-Plan entstandene wirtschaftliche und politische Gefälle mußte sich der Ostblock schon aus Selbsterhaltungs-Gründen gegen den Westen abgrenzen. Die BRD konnte durch die großzügigen Kredite von damals astronomischen 1,7 Milliarden Dollar, die größtenteils nicht zurückbezahlt werden mußten oder für eine Zeitspanne von 30 Jahren gestundet wurden, die Bewältigung ihrer nationalsozialistischen Vergangenheit auf angenehmste Weise verdrängen.

Im britischen Unterhaus wurde es als grotesk empfunden, daß Großbritannien Nahrungsmittelexporte aus den USA für die BRD bezahlte. Ein britischer Parlamentarier drückte die Meinung der meisten der Abgeordneten aus, als er sarkastisch erklärte:

»Es ist der größte Witz der Geschichte: Wir besiegen ein Land und fordern dann unsere eigenen Steuerzahler auf, 80 bis 100 Millionen Pfund im Jahr zu zahlen, um es wieder auf die Beine zu bringen.«
(»Vom Reich zur Bundesrepublik«, Schwarz, Neuwied 1966, Seite 167)

Die Nachkriegswirtschaft der BRD wurde in einen ungehemmten Konsumzwang zum Wohle der US-Konzerne kanalisiert, die nach der Umschaltung von Kriegs- auf Friedensproduktion eine ungeheure Überschußproduktion erzielen konnten. Mit den erhaltenen Marshall-Krediten konnte diese in das ausgehungerte und zerbombte Westdeutschland geleitet werden, dessen Wiederaufbau dadurch einen rapiden Aufschwung erlebte. Die deutschen Importeure hatten den Wert für diese Lieferungen in einem Gegenwertfonds anzulegen, dessen Mittel dann wiederum zur wechselseitigen Belebung des multilateralen Handels beitrugen, so daß sich die Wirkung dieser Marshall-Hilfe laufend vervielfachte.

Die blutige und alle belastende Vergangenheit der Deutschen wurde belohnt und gerechtfertigt mit einer Wirtschaftsoffensive der Vereinigten Staaten unter General Marshall. Die US-Anleihen zur Belebung der Wirtschaft der Bundesrepublik Deutschland sollten das »kommunistische System der Armut« augenscheinlich machen und die Idee des Kommunismus ad absurdum führen.

Deutsches »Know-how« für die USA
Operation Paperclip
Kommunistenverfolgung

Sozusagen als Gegenleistung für den Marshall-Plan haben die USA das deutsche »Know-how« der Industrie mitsamt den Wissenschaftlern und Technikern, Zivil- und Militärexperten, Professoren und Spezialisten mit in den friedlichen und »Goldenen Westen« genommen. Es war ein »Brain Drain«, ein »Ausverkauf der Gehirne« oder »Gehirnraub« Deutschlands und Europas, wie es die DDR und die Entwicklungsländer mit der Abwanderung von Akademikern und Fachkräften, auch ohne politische Motivation, immer wieder erleben müssen.

Mit Hilfe der deutschen Raketenbauer, Ingenieure, Mediziner, Biologen etc., die während des Krieges für die Nationalsozialisten gearbeitet hatten, haben sich die USA auf einen beispiellosen wissenschaftlichen Siegesfeldzug begeben. Deutschland verlor eine Generation von Wissenschaftlern an die Vereinigten Staaten und konnte nach den Jahren des Krieges nicht genügend Mittel für die Forschung zur Verfügung stellen, da der Wiederaufbau mit seinem Konsumsog sowie die Nachrüstung einen großen Teil der zur Verfügung stehenden Finanzmittel verschlangen. Das Zurückbleiben der eigenständigen Forschung macht sich in unseren Tagen weiterhin bemerkbar und mag nach dem Krieg eine effektive Absicht unseres großen Verbündeten und zugleich wirtschaftlichen Konkurrenten gewesen sein.

Belastende Unterlagen der deutschen Spezialisten, die nach Amerika durften und sie als Nazis auswiesen, wurden mittels der amerikanischen »Operation Paperclip« (Büroklammer) gefälscht. Zwischen 1945 und 1955 wurden 765 deutsche Wissenschaftler in den Vereinigten Staaten beschäftigt, um ihr Wissen für militärische und industrielle Zwecke auszubeuten. Die Vereinigten Staaten wurden nach 1945 zu einem regelrechten Eldorado für Wissenschaftler und Techniker aus ganz Europa.

Die Nazis wurden gegen geltendes US-Recht in Amerika angestellt. Während in Nürnberg verurteilt wurde, war das JIOA (Joint Intelligence Objectives Agency) eifrig bemüht, die braune Vergangenheit der Nazi-Intelligenz abzuwaschen, um ihr und ihrem Anhang die benötigten »Persilscheine« zur Einreise in die USA und für die Mitarbeit bei der »Army« auszustellen.

Der wertvollste Fang gelang den Amerikanern nach 1945 mit dem Raketenspezialisten Wernher von Braun und seinem Anhang, den sie mit 60 einsatzfähigen V2-Raketen nach Übersee brachten. Er hatte dann maßgebenden Anteil an der Entwicklung der künstlichen Erdsatelliten, der Jupiter-C-Rakete, der Saturn-Raketen und der Weltraumfahrt.

Aus dem Major der SS (= Hitlers Schutzstaffel) Braun mit der Aktennummer P 0030 wurde 1945 ein harmloser Wissenschaftler (der er auch gewesen sein mag). 14 Aktenbündel wurden so gereinigt und verändert, daß das JIOA nach fünf Monaten saubere und auf amerikanische Weise entnazifizierte Berichte vorzeigen konnte, die keine Nazivergangenheit ahnen ließen.

Arthur Rudolf, ehemaliger Leiter der V2-Produktion und NSDAP-Mitglied seit 1931, Mitgliedsnummer 562007, wurde US-Staatsbürger. Aus den Verhörprotokollen, die im Herbst 1985 vom Jüdischen Weltkongreß in Washington veröffentlicht wurden, geht hervor, daß dieser deutsche Raketenexperte gestanden hatte, bei der Entwicklung der V2-Rakete während des Zweiten Weltkriegs seien Zwangsarbeiter in den unterirdischen Produktionsstätten im Harz an der schlechten Behandlung durch die Organisation, der er angehörte, umgekommen. Braun sagte aus eigener Anschauung über den Tod der Zigtausenden KZler, die bei der Raketenentwicklung damals starben: »It was horrible.«

Nachdem Arthur Rudolf maßgeblich an der Entwicklung der US-Saturn-V-Rakete beteiligt war, die die Mondlandung der amerikanischen Astronauten ermöglichte, erklärte er sich auf Drängen der US-Regierung einverstanden, seine US-Staatsbürgerschaft zurückzugeben. Dies wurde deshalb arrangiert, da das Justizministerium der Vereinigten Staaten eine Untersuchung über Rudolfs Aktivitäten während der Nazizeit anstrebte. Heute erklärt der fast Achtzigjährige, ungeachtet seiner früheren Aussagen, er habe nie Kriegsverbrechen begangen und auch nie etwas davon erfahren, daß damals Häftlinge gestorben seien.

Siegfried Ruff, ehemaliger Leiter des Fliegermedizinischen Institus der deutschen Versuchsanstalt für Luftfahrt, hatte in Heidelberg mit Unterdruckkammern gearbeitet, in denen mindestens 80 Angehörige des Dachauer KZs ihr Leben lassen mußten. Die Mitarbeiter Schaeffer und Becker-Freysing machten Versuche zur Verwendung von Salzwasser in Notfällen. Während letzterer in Deutschland vor dem Nürnberger Tribunal wegen »grausamer Versuche an Menschen« schuldig gesprochen wurde, arbeiteten Schaeffer und Ruff bereits in den Vereinigten Staaten für die US-Army.

Das Pentagon konnte in der Beschäftigung von Kriegsverbrechern nichts Ehrenrühriges finden. Außerdem wollte man so wichtige Männer vor der Inhaftierung durch die Sowjets in Sicherheit bringen. Das sie belastende Material verschwand aus den offiziellen Akten.

Generaloberst Franz Halder arbeitete für die Auswertung militärischer Erkenntnisse an der Seite vieler anderer Generäle und Generalstabsoffiziere der Deutschen Wehrmacht für die US-Army unter den Generälen Gerow und Patton. Für seine »German Military Studies«, einem 23bändigen Werk, »World War II«, wurde er mit dem »Meritorious Civilian Award« ausgezeichnet. In diesen umfangreichen militärischen Arbeiten wurde bereits die »Enthauptungstheorie« mit dem unbeirrten und rigorosen Einsatz aller modernen Atom-Kriegsmittel als »Blitzkriegsstudie« entwickelt. Am 29. Juni 1985 stellte das Repräsentantenhaus der Vereinigten Staaten fest, daß der US-Geheimdienst nach dem Zweiten Weltkrieg führende NS-Leute zur illegalen Einwanderung in die USA verholfen und sich ihrer Dienste bedient habe (Welt Aktuell-Jahrbuch 1986).

Man muß unumwunden zugeben, daß die antikommunistische Nazi-Saat in Amerika zur vollen Blüte aufgegangen ist, nicht nur in der Wissenschaft und Technik, sondern insbesondere auch in der politischen Einstellung gegenüber der Sowjetunion.

Die nationalsozialistischen Gedankengänge wurden führend in der Innen- und Außenpolitik von Truman bis Reagan und in der maßlosen Kommunisten-Verfolgung durch den republikanischen Senator Joseph Raimond McCarthy (1909–1957), »Vorsitzender des ständigen Untersuchungsausschusses gegen unamerikanische Umtriebe«. Er war der Führer einer antikommunistischen Vefolgungswelle, dem McCarthyism, mit tagelangen Live-Fernsehübertragungen aus dem Untersuchungsausschuß, der sich besonders gegen Regierungsangestellte und Intellektuelle richtete. Die »Gesetze über Kontrolle kommunistischer Tätigkeit« vom 24. August 1954 und die »rote Psychose« führten zu einer regelrechten Hexenjagd auf den kleinen Schullehrer bis hin zu Charlie Chaplin, der sich ins Ausland, nach England, absetzte und vom Techniker bis hin zum Atomphysiker Robert Oppenheimer. Damals erschien das aufsehenerregende Drama »The Crucible« (Hexenjagd). Das Stück entstand unter dem Eindruck der rigorosen Kommunistenjagd, unter der auch der Autor des Stückes, der anerkannte und erfolgreiche US-Dramatiker Arthur Miller, zu leiden hatte.

»Exemplarisch zeigt der Dramatiker ... wie leicht durch Bigotterie, Aberglaube, Ignoranz, Fanatismus und Intoleranz eine scheinbar demokratische Gemeinschaft mit den Mitteln ihrer eigenen Ordnungs- und Rechtsprinzipien zerstört werden kann.« (Kindlers Literaturlexikon, Bd. 2, S. 409)

Weltmacht USA, der potente Sieger ohne Kriegsschäden

Die BRD war in der Obhut eines reichen Landes, der USA, die nie Kriegsgebiet gewesen waren, keine Verluste auf ihrem Gebiet kannten und, im Gegensatz zu den europäischen und asiatischen Kriegsländern, aus dem Vollen schöpften.

Bereits vor Eintritt in den Zweiten Weltkrieg wurde von den USA überschüssiges Kriegsmaterial an Großbritannien gegen »Cash and Carry« übergeben, d. h. bei der Abholung des Kriegsmaterials mußte bar bezahlt werden. Auf diese Weise erhielt das um seine Existenz kämpfende Großbritannien am 3. Oktober 1940 50 ältere Zerstörer gegen die Verpachtung englischer Militärbasen auf Neufundland, den Bermudas, den Bahamas und in Britisch-Guyana an die USA.

Mit dem Krieg in Europa stieg die industrielle Produktion der Vereinigten Staaten sprunghaft an. Die Wirtschaft konnte auf allen Gebieten ungehemmt und konkurrenzlos expandieren. Bis 1944 erreichte die Industrieproduktion 235 Prozent des Vorkriegsstandes. Die USA konnten ihre wirtschaftlichen, technischen und militärischen Kräfte ungeheuer aktivieren und ausbauen. Ihre Stellung als alleinige Führungsmacht des Westens war und blieb unbestritten.

Die »Have-nots«, Deutschland, Japan und Italien, die sich durch den Krieg entscheidend bereichern wollten, waren besiegt, die SU durch ungeheure Schäden von der Weltpolitik ausgeschlossen und die Verbündeten England und Frankreich erschöpft und wirtschaftlich abhängig von den Vereinigten Staaten.

Die Vereinigten Staaten mußten im Gegensatz zur SU nach dem V-E Day, dem Victory Europe Day, ihre Städte und Dörfer, Kraftwerke und Industrien, Häuser, Schulen, Krankenhäuser, Eisenbahnen, Straßen, Brücken, Telefonmasten, Flugplätze etc. nicht neu aufbauen, sondern konnten ihre Produktion, den Handel, und ihren Vorsprung auf allen Gebieten nutzen und ausbauen. Die USA hatten Großbritannien und Frankreich als Weltmächte abgelöst, und diese schieden als militärische und wirtschaftliche Konkurrenz aus. Durch die zwei Weltkriege waren die Vereinigten Staaten das reichste Land der Erde und fast alle anderen Länder Schuldnerstaaten der USA geworden.

Nach dem Kriege konnten die fälligen Rückzahlungen in Europa investiert werden. Bei der stark expandierenden Wirtschaft und der politisch-militärischen Stärke war kein Rückfall in die Isolation wie nach dem Ersten Weltkrieg zu befürchten. Die Vereinigten Staaten waren durch ihre ungeheure Produktivkraft und Überproduktion gezwungen, nun in verstärktem Maße auch zivilwirtschaftlich expansiv zu agieren, so daß ihre Konzerne mit Vehemenz in die überseeischen Absatzländer drängten. Gleichzeitig konnte die Rüstungsindustrie der USA mit Hilfe überseeischer Technik und von Wissenschaftlern neuartige Waffen entwickeln, die nach dem gewonnenen Krieg bei entscheidender Schwächung aller ihrer Konkurrenten ein ungeheures technisches und militärisches Überlegenheitsgefühl in den Vereinigten Staaten wachriefen. Die uneingeschränkte Beherrschung der Welt mit ihrer militärischen Macht und den hinzukommenden vielen Flottenstützpunkten in aller Welt, sicherten gleichzeitig ihren riesigen Monopolkonzernen und Multis die Expansion ihres wirtschaftlichen Machtbereichs.

2. Die Situation im Osten

Sowjetunion verwüstet und vom Krieg schwer gezeichnet

Stellen Sie sich dieses reiche, von Bomben und Kriegshandlungen unberührte Amerika vor, mit seiner intakten und vollwirksamen Industrie, und im Gegensatz dazu die verwüstete und blutende Sowjetunion. Im industriellen europäischen Teil der SU, der gebietsmäßig ungefähr ein Drittel der Vereinigten Staaten – von New York bis Illinois – beträgt, standen nur Ruinen.

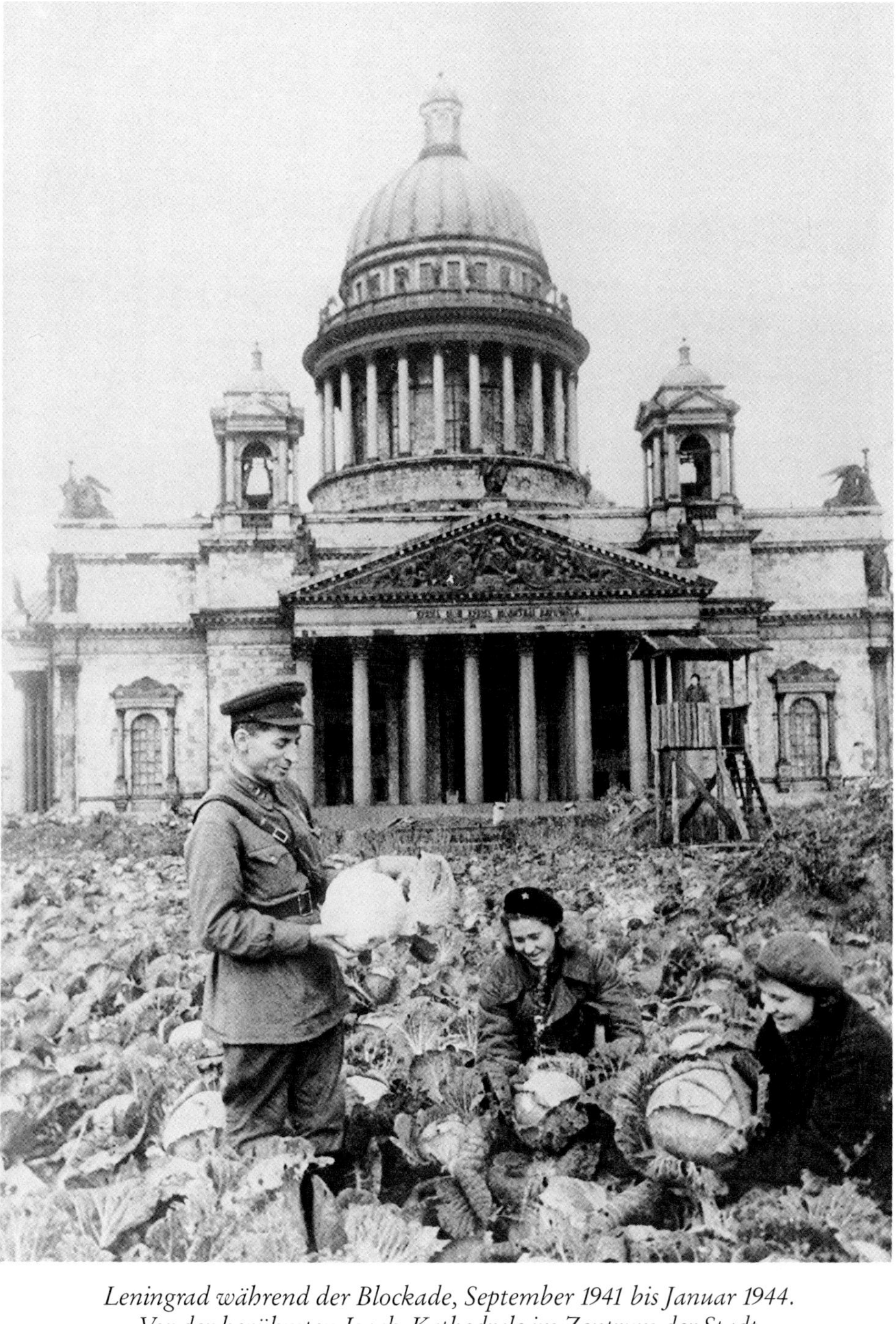

Leningrad während der Blockade, September 1941 bis Januar 1944.
Vor der berühmten Isaak-Kathedrale im Zentrum der Stadt

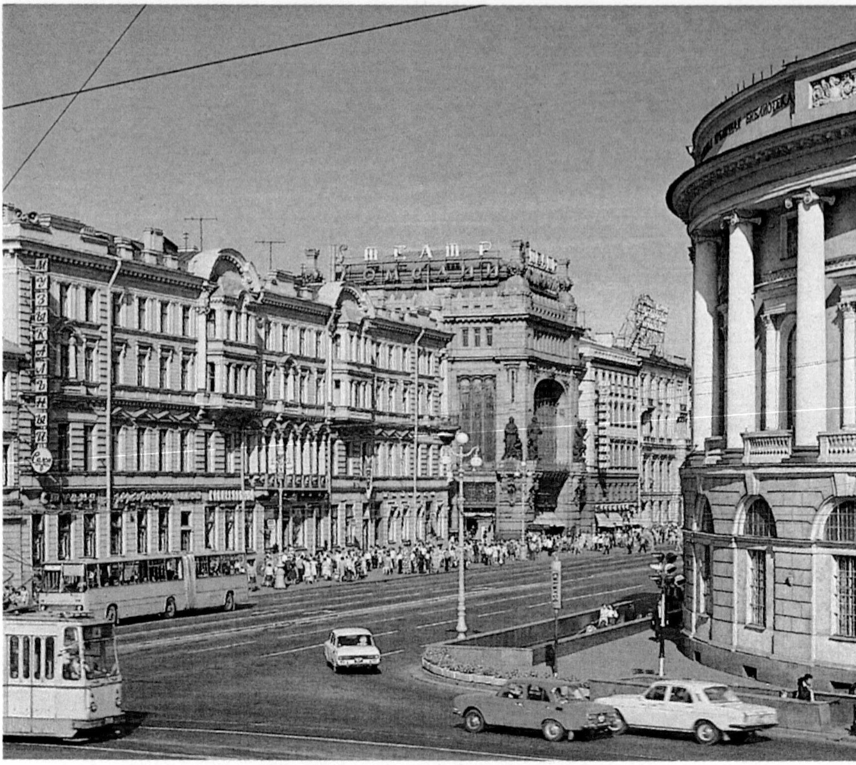

Leningrad, am Newski-Prospekt

Leningrad, am Platz des Sieges

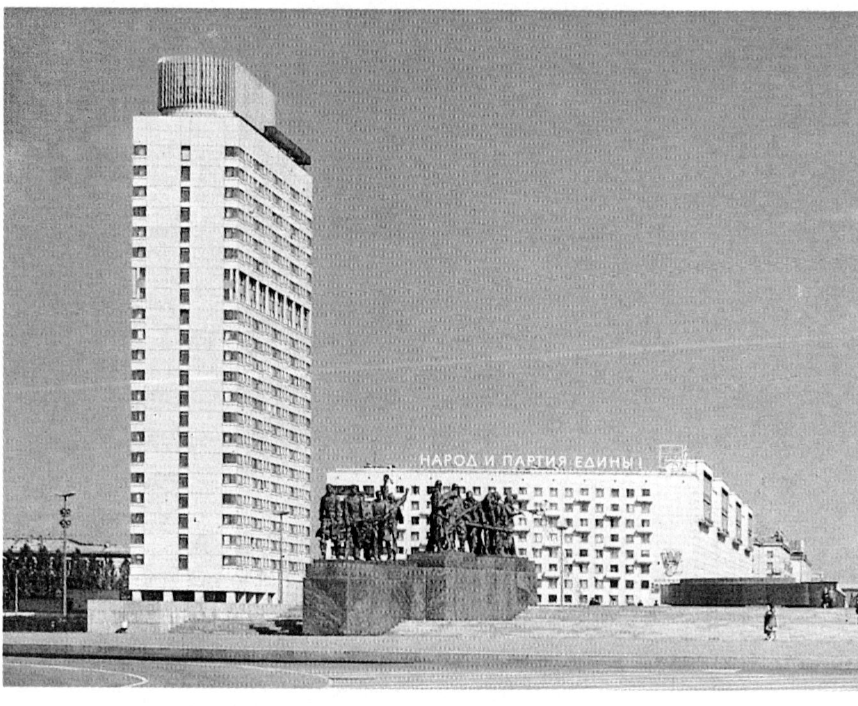

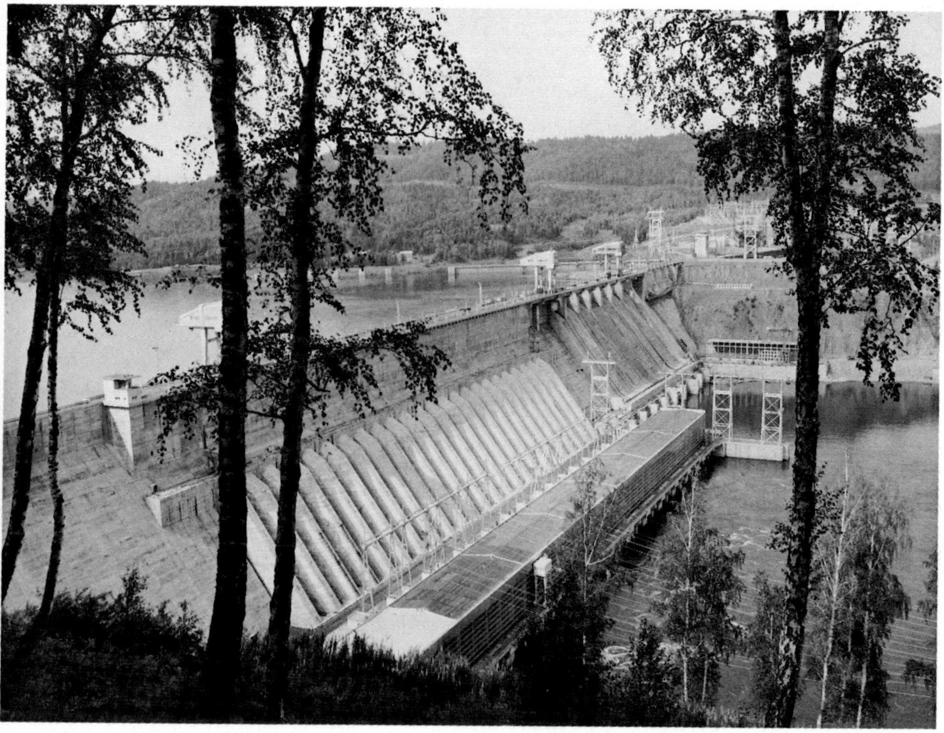

Das Wasserkraftwerk Krasnojarsk am Jenissej
(Foto: A. Gorjatschew)

Das Wasserkraftwerk Ust-Ilimsk
(Foto: P. Malinowski)

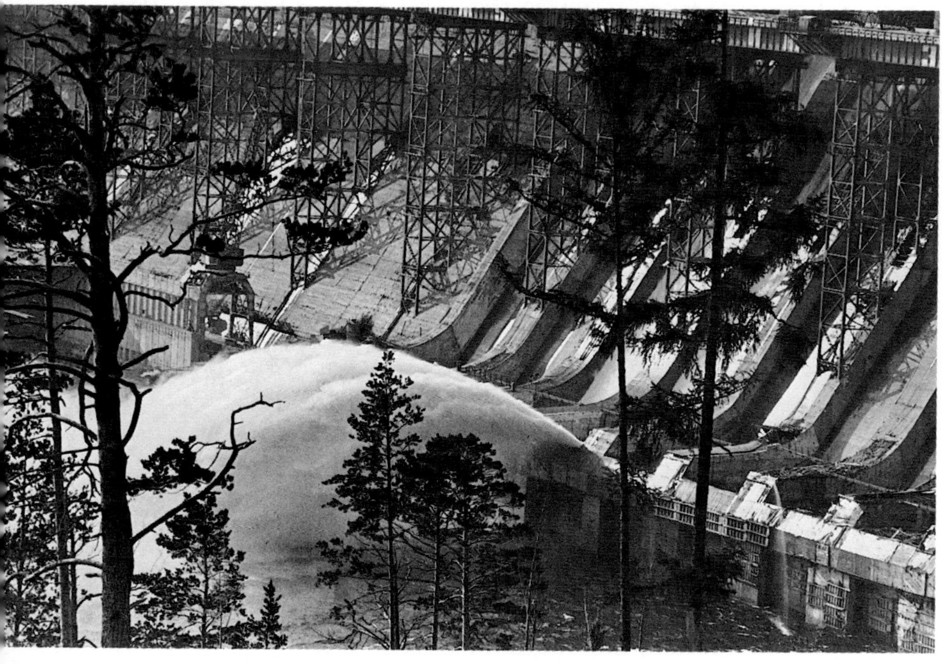

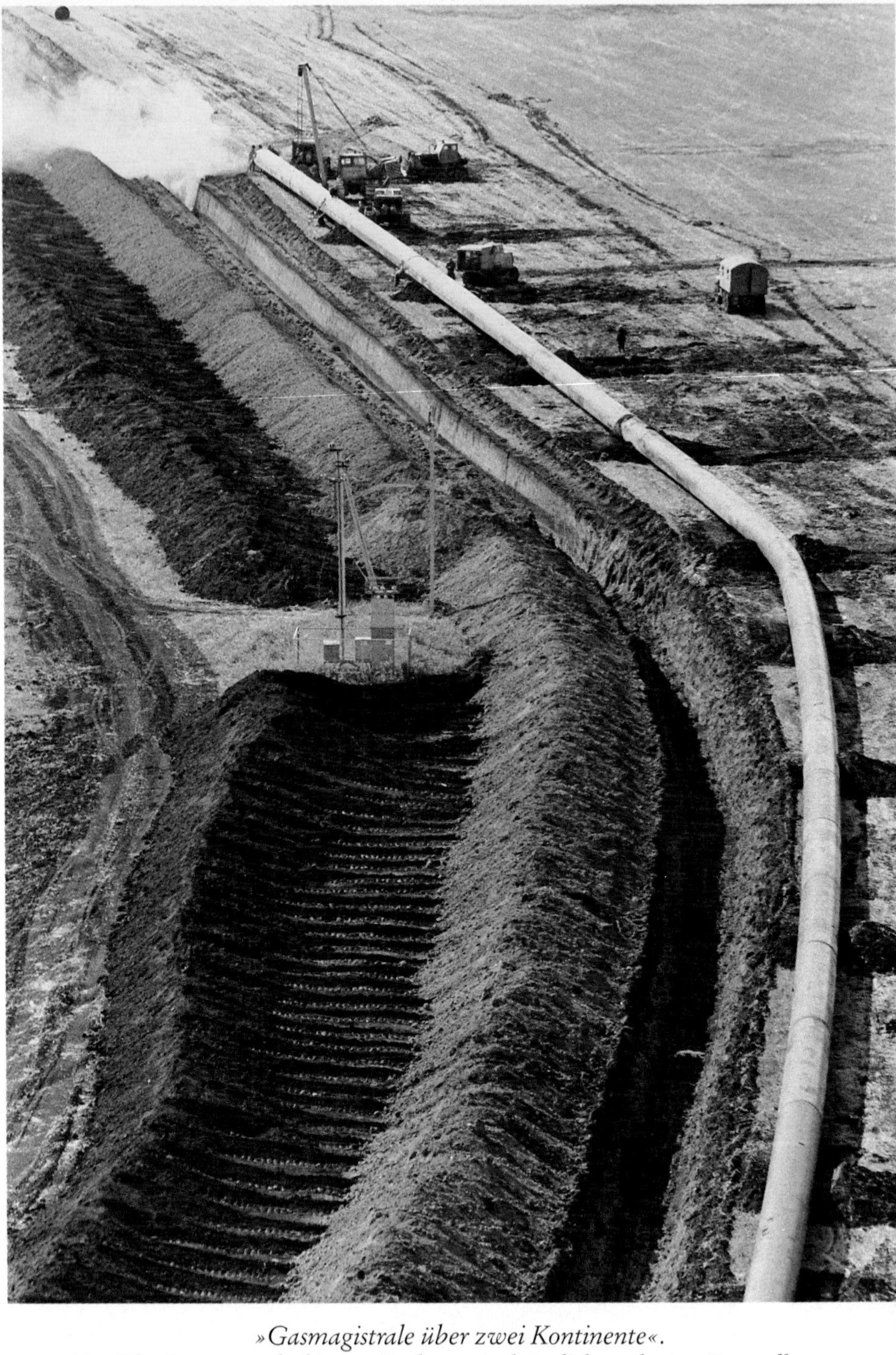

»Gasmagistrale über zwei Kontinente«.
Die Planierraupe rekultiviert Boden – wo kürzlich noch eine Baustelle war, wird kaum ein Jahr später über dem riesigen Rohr der Weizen in die Ähren schießen (Foto: W. Rodionow)

Ganze Landstriche waren verödet und zu Zonen des Elends und des Todes geworden.

Die Sowjetunion hatte zahllose Bombenüberfälle, ähnlich denen auf das fast völlig zerstörte Rotterdam oder Warschau, über sich ergehen lassen müssen, unzählige »coventrierte« Dörfer und Städte, zahllose Lidices, in denen alle männlichen Einwohner über 16 Jahren erschossen, Kinder wahllos verschickt und die Frauen ohne Ausnahme ins Konzentrationslager verschleppt worden waren, und Hunderte Oradours, in denen von der SS die Dörfer mit dem größten Teil ihrer Bevölkerung eingeäschert worden waren. Uns heutigen Menschen müßten unerträgliche Schreckensbilder der Vergangenheit – wie die der KZs – auftauchen, wenn wir uns daran erinnern, daß z. B. 1943 von Deutschen bei der »Bekämpfung des Feindes« allein in Belorußland 628 Dörfer angezündet und mitsamt ihrer lebenden Zivilbevölkerung verbrannt wurden. Diesen Kindern, Frauen und Männern, den unzähligen vernichteten Dörfern wurden keine Denkmäler gesetzt. Das Leid der Menschen, hervorgerufen durch die grausamen und sadistischen Verbrechen der zerstörenden Eroberer aus einem fremden Land, war nicht mehr zu überbieten und ist nur mit dem der Konzentrationslager Mauthausen, Dachau, Auschwitz, Maidanek, Treblinka, Buchenwald und vielen anderen zu vergleichen.

Die UdSSR war ein vom Krieg ausgedehnt zerstörtes und schwer gezeichnetes Land, industriell weit zurückgeworfen, mit ungeheuren Verlusten an Menschen und Material. Für die im Aufbau befindliche SU war der größte Teil ihrer so wichtigen Produktivkräfte verlorengegangen. Es waren nicht nur die riesigen materiellen Verluste, sondern auch die Millionen junger Kräfte, die durch Hitlers barbarischen Vernichtungs- und Ausrottungswillen gegenüber den Kommunisten getötet und verstümmelt worden waren. Viele Jahrgänge an Studenten und Wissenschaftlern hatte die SU verloren, zusammen mit den seit der Revolution neu erbauten Ausbildungsstätten.

Am 10. Juni 1963 sagte John F. Kennedy in einem Rückblick:

»... keine andere Nation hat in der Geschichte der Kriege solche Entbehrungen durchgemacht, welche der Sowjetunion während des Zwei-

ten Weltkrieges zuteil wurden. 20 Millionen Menschen haben ihr Leben geopfert.
Eine unzählige Menge von Häusern in den Städten und Dörfern wurden niedergebrannt und ausgeplündert. *Ein Drittel des Territoriums des Staates,* einschließlich von fast *zwei Dritteln der Industriebasen wurden in eine Wüste verwandelt – ein Verlust, der der Verwüstung des US-Territoriums östlich von Chicago gleichkommen würde.«*

Wiederaufbau der SU

Nach dem »Großen Vaterländischen Krieg«, wie der Zweite Weltkrieg in der UdSSR in Anlehnung an die geschichtlichen Erinnerungen früherer Invasionen bezeichnet wurde, ging eine Welle der Begeisterung durch das Land und beflügelte die Arbeiten für den Wiederaufbau. Es ist kein Wunder, daß die Fünfjahrespläne vorfristig erfüllt wurden, und dies war, wie die Erfolge zeigten, keine Propaganda, als welche sie gerne hingestellt werden. Anders wäre es auch nicht verständlich gewesen, daß diese zerstörte SU in so kurzer Zeit die reichen, unbedrohten und auf allen Gebieten führenden Vereinigten Staaten wirtschaftlich, technisch, wissenschaftlich und militärisch einholen und, wie wir noch sehen werden, auf vielen Gebieten überholen konnte.

1945 betrug das Verhältnis der wirtschaftlichen Überlegenheit der Vereinigten Staaten zur Sowjetunion weit mehr als 100:1, 1960 noch 10:1, heute ist die Überlegenheit geschrumpft auf 1,25:1 und verändert sich ständig zugunsten der SU.

Nach diesem erfolgreichen Aufbau der Sowjetunion ist heute kein wirtschaftlicher Zusammenbruch zu erwarten. Einen solchen hatten nach den riesigen russischen Gebietsverlusten mit mehr Recht Napoleon in Moskau und Hitler mit seinern Eroberung der Ukraine und des Kaukasus bis zur Wolga vorhersagen können. Nicht Rußland, sondern die Invasoren, seine Gegner, die den Untergang der Sowjetunion immer wieder prophezeit hatten, sind zusammengebrochen.

Wenn Sie unsere Zeitungen lesen, werden Sie aber trotzdem konsequenterweise sagen, wie kann ein vernünftiger Mensch behaupten, daß die SU die USA mit ihrer Produktivkraft fast einholen und auf vielen Gebieten sogar überholen konnte? Im Spiegel unserer Medien ist die Sowjetunion hoffnungslos zurückgeblieben. »Über ihr Wirtschaftssystem zu sprechen, ist sinnlos, das hat doch vollkommen versagt«, wird uns immer wieder versichert. Dann kommen die Hinweise auf die desolate Wirtschaft und die Leistungsunfähigkeit des Kommunismus. Es wird auf die unzulänglichen Konsummöglichkeiten in der SU hingewiesen, auf die Käuferschlangen, die nichts zu kaufen finden, auf eine Planwirtschaft, die bürokratisch verplant und die Bedürfnisse der Menschen nicht befriedigen kann.

Wir wollen diese Fragen in aller Ruhe, ohne Emotionen und mit möglichst objektivem Zahlenmaterial beantworten. Die Zahlenangaben dieses Buches beruhen auf den neuesten Quellen des Westens.

3. Die heutige Sowjetunion Superkontinent UdSSR

Wir sprechen hier von der SU.

Ich habe die USA bereist. Ich bin vom Osten der Vereinigten Staaten nach dem Westen an den Pazifik geflogen, ich habe das Land mit dem Auto durchquert. Die USA sind ein herrliches Land, ungeheure Naturschönheiten erwarten uns dort, ihre Menschen sind liebenswürdig und gastfreundlich. Ob in Boston, New York, Washington, Denver, Chicago, San Francisco, Los Angeles, San Diego, Pueblo oder wo auch immer. Die Wirtschaftskraft erscheint unermeßlich, der Kapitalismus scheint in jeder Hinsicht in Blüte zu stehen. Wenn wir mit den überdimensionalen Wagen mit 55 Meilen auf den riesigen Highways dahinzuckeln, gut überwacht von der bestausgerüsteten Polizei der Welt, dann erscheint das Land endlos, gigantisch.

Die Staaten sind ein Koloß, ein Kontinent. Aber waren Sie schon einmal in der SU? Ich meine nicht nur in ihrer Hauptstadt, sondern etwas darüber hinaus? – Sie können das Auto ruhig vergessen. Dieses Verkehrsmittel ist bei der ungeheuren Weite des Raumes nicht mehr zweckmäßig. Sie würden tagelang durch die endlose Taiga fahren, rechts und links nur grüne Mischwälder und über ihnen der Himmel.

Das erleben sie auch bei einer langen Fahrt über eine Entfernung von 9300 Kilometern von Moskau nach Chabarwosk mit der Transsib, der Transsibirischen Eisenbahn. Das Hinausschauen lohnt nicht mehr, unzählbare Bäume, Bäume, Bäume – aber im Innern des Zuges ist's gemütlich bei heißem Tee aus dem Samowar und Wodka und dem »Champanskoje«, dem Krimsekt, und den kunterbunten Reisegesellschaften in ihren Schlaf- und Trainingsanzügen. Menschen aller Nationen, sozial aufgeschlossen, in lautstarken, anregenden Gesprächen, mit erhitzten Köpfen und viel Freude am Leben. Und die ländlich anmutenden Bahnhöfe mit der Babuschka mit dem bunten Kopftuch oder einem ihrer Nachkommen und ihrem Proviantwagen mit gebratenen Pilzen, Sauermilch, den vielen kräftigen Borschtsch-Suppen, gebratenem Hühnchen, manchmal noch eingewickelt in die »Prawda«. Die russische Seele erlebt man noch heute in der Transsib, und die Reise wird immer zu einem Ereignis, bei dem russische Familien noch ihre Zwiebelsuppe mit viel Knoblauch im Abteil zubereiten.

Bei den kaum faßbaren Entfernungen in der SU ist das beste Verkehrsmittel das Flugzeug. Die *Aeroflot* ist die größte Fluglinie der Welt mit über 4000 Maschinen der verschiedensten Typen. Das Inland umfaßt allein ein Liniennetz von nicht weniger als 650000 Kilometern mit einer Leistung von 329,7 Milliarden Nettotonnen/Kilometer, während die USA eine Nettotonnen/Kilometer-Leistung von 9,84 Milliarden weltweit bringen, d. h., die Nutzlastleistung der Aeroflot ist 34mal so hoch wie die aller Fluglinien der Vereinigten Staaten zusammengenommen. Die Aeroflot befördert jährlich über 120 Millionen Passagiere.

Die Flugpreise sind unverhältnismäßig niedrig. So kostet ein Flug von Moskau nach Taschkent umgerechnet ungefähr 130,– DM, das entspricht der Strecke von Hamburg ans Rote Meer, von Moskau nach Leningrad knapp 45,– DM und von Leningrad zum Schwarzen Meer nach Jalta 85,– DM, das ist eine Entfernung von Hamburg nach Palermo. Dementsprechend sind die Fluggäste meist Arbeiter und Bauern, die in den Genuß der

Aeroflot kommen, und die Flugzeuge sind auf Tage ausgebucht. Früher konnte man es erleben, daß die einheimischen Fluggäste hinter der Pilotenkanzel standen und sich an Haltegriffen festhielten, wie in unseren Straßenbahnen zur Stoßzeit. Meist wurde ein Vorhang zugezogen, damit nicht jeder Fremde dieses etwas illegale Stehen im vorderen Gang beobachten konnte.

Bereits 1968 startete in Schukowsky bei Moskau die »Tupolev« (TU 144, des Konstrukteurs Andrej Tupolev), das schnellste im Linienverkehr eingesetzte Flugzeug der Welt mit über 2500 Kilometerstunden. Sie gewann das Überschallrennen gegen die »Concorde« der französischen Aérospatiale und British Aircraft Cooperation und auch gegen die im Auftrag der US-Regierung geplante, aber dann nicht mehr gebaute »Boeing« in Seattle. Die TU war der erste Mach-2-Jet, der mit doppelter Schallgeschwindigkeit fliegt.

Die »Russian« (AN 124) ist das größte Frachtflugzeug mit 170 Tonnen Zuladefracht, bei einem Gesamtgewicht von 405 Tonnen und einer maximalen Flugweite von 16500 Kilometern. Das gigantische Ungetüm ist 70 Meter lang, und in der Etage über dem Laderaum befindet sich eine Vierraum-Wohnung für sechs Besatzungsmitglieder.

Die Transibirien-Route ist die kürzeste Strecke zwischen den europäischen Städten und Japan. Sie ist noch um 3000 Kilometer kürzer als die international beflogene Polarroute und verbilligt die kostspieligen Flüge nach Japan wesentlich.

Das *Wasserstraßennetz* der SU beträgt über 150000 Kilometer mit ausgebauten 20000 Kilometern Kanälen, Stauseen und Flüssen mit Schleusen. Sogar die sowjetischen Transportleistungen der *Eisenbahn* umfassen mehr als die Hälfte des Güterumschlags der Welt und das Dreifache der USA, sowohl an Nettotonnen-Nutzlast, als auch an Passagieren pro Beförderungskilometer.

Die SU ist mit 22,4 Millionen Quadratkilometern das weitaus größte Land der Erde, zweieinhalbmal so groß wie die USA und die räumlich bei weitem größte politische Einheit der Welt. Sie umfaßt ein Sechstel des bewohnten Festlandes unserer Erde und braucht keine Eroberungen, um weiteres Land zu erwerben. Davon hat sie wirklich mehr als genug.

Selbst die Transsib würde gut zwei Monate brauchen, um einmal die SU zu umrunden. Leningrad liegt z. B. näher zu Johannesburg als zur Ostgrenze bei Wladiwostok! Das Land erstreckt sich mit einer Breite von ca. 13 000 Kilometern über zwei Kontinente.

In der SU geht die Sonne nicht unter
Extreme Temperaturen

Im riesigen geschlossenen eurasischen Gebiet der UdSSR mit elf Zeitzonen geht die Sonne nicht unter, d. h., während im Osten der Tag beginnt, bricht über der Ostsee die Nacht herein. Wenn in Leningrad der Tag erwacht, schläft Wladiwostok bereits. Wenn es an der Newa Sonntag ist, hat am Amur die Woche begonnen. Während im Süden dunkle Nacht herrscht, wird es in den Nordgebieten auf dem gleichen Längengrad wegen der Pol-Nähe im Sommer kaum dunkel.

Wüsten in Mittelasien, ewiger Frost der Arktis, eisige Weite Sibiriens, Palmen am Schwarzen Meer, gewaltige Bergmassive des Pamir und Altai, Minaretts, Medresen (Koranschulen und islamische Hochschulen), Moscheen im sowjetischen Orient, Kopten-Kuppeln in Moskau, riesige Flüsse im Tiefland und Meere als Binnenseen – ein Land mit gewaltigen Ausmaßen, Kontrasten der Natur, vielen Rassen, Sprachen, Religionen und Völkern.

Im Süden des Landes steigen die Temperaturen bis fast auf plus 50 Grad, während in den nördlichen Zonen Kältewerte bis unter minus 70 Grad herrschen. In Sibirien weisen die Temperaturschwankungen zwischen Tag und Nacht, Sommer und Winter Extremwerte auf. Was das bedeutet, wissen die Erbauer der BAM, der neu fertiggestellten Baikal-Amur-Magistrale, am besten. Eisenbahnschienen sehen bei Normalverlegung und großen Temperaturschwankungen aus wie Regenwürmer, auf die man versehentlich getreten ist. Der Permafrost hebt den Boden, und der Bahndamm versinkt in der Taiga. Die Bahndämme wurden deshalb zur Stabilität bis zu 50 Meter breit angelegt. Immer wieder decken Schneeverwehungen die Schienen zu, und ein technischer Großeinsatz für die Räumung ist notwendig. Für die vielen Brücken mit ihren Pfeilern und Fundamenten wurden die unterschiedlichsten Bauweisen angewendet, um sie einsturz- und erdbebensicher zu errichten.

Im frostigen Nordsibirien mit Minustemperaturen über das ganze Jahr wird normales Metall spröder als Glas, Stahlrohre brechen wie morsche Äste, und die Baumstämme sind so tief gefroren, daß eine Axt zerspringt, wenn man in den Stamm eines Baumes schlägt. Baggerzähne, Haken, Spaten, Werkzeuge wie wir sie benutzen, brechen bei dieser Kälte, die Stahlsägen reißen ab. Öl erstarrt, die LKWs müssen vor dem Start mit Feuer angewärmt werden, oder die Motoren werden nicht abgeschaltet. Die Reifen brechen bei dieser enormen Kälte. Zement wird mit heißem Wasser angemacht, Beton mit Elektrolytstäben warmgehalten, damit er in den Schalungen nicht auf der Stelle gefriert.

Der Materialverschleiß ist unter diesen Extrembedingungen sehr viel größer als bei unseren gewohnten Temperaturverhältnissen. Trotzdem ist es den Ingenieuren, Wissenschaftlern und Arbeitskolonnen gelungen, mit neuen Legierungen und Werkstoffen, neuentwickelten Großraummaschinen und enormen Arbeitseinsätzen die Natur zu besiegen und in wenigen Jahren eine gewaltige Eisenbahntrasse, die BAM, über das unendliche Eis bis an den Stillen Ozean vorzutreiben.

Die Strecke der Magistrale (= Hauptverkehrslinie) verläuft an der oberen Lena von Ust-Kut an der Nordspitze des Baikalsees vorbei bis ins ferne Komsomolsk am Amur beim Pazifik, nördlich der Transsibirischen Eisenbahn, und hat deshalb noch wesentlich extremere Temperaturbedingungen zu überwinden als die bisher benützte Transsib. Es gehört zu den technischen Meisterleistungen der UdSSR, bei diesen Temperaturen eine Eisenbahnlinie fertigzustellen und zu betreiben.

Die Verfassung der Union der sozialistischen Sowjetrepubliken vom 7. Oktober 1977
Sprachen – Völker – Republiken – Rechtswesen – Gesetze – Religionen

Die Sowjetunion umfaßt ein Gebiet, das sich aus vielen großen Ländern mit unterschiedlichsten ethnischen Gruppen zusammensetzt. 276 Millionen Menschen leben in 45 Republiken bzw. autonomen Gebieten und sprechen fast 130 verschiedene *Sprachen*. Viele Völker entwickelten erst unter der Sowjetregierung ihre eigene Schrift. Mehr als 40 Völker haben zum ersten Mal in ihrer Geschichte ein Alphabet kennengelernt und ein für ihre Stimmlaute passendes Schriftsystem erhalten. Die slawischen Sprachen stehen in der Verbreitung an erster Stelle, gefolgt von den Turksprachen, der iberisch-kaukasischen, der uralen (finnisch-ugrisch) und den mongolischen Sprachen. Auch die tibetanisch-chinesischen und die semitischen Sprachgruppen werden gepflegt. Dies steht in angenehmem Gegensatz zum Nationalisierungsbestreben der meisten anderen Länder, z. B. der südamerikanischen Staaten, von deren Regierungen alle im Volk verbreiteten Sprachen der Minderheiten verboten und unterdrückt werden, um so diese Volksgruppen auszuschalten und zwangsweise einer nationalen Uniformität unterzuordnen.

In den einzelnen Unions- und autonomen Republiken der Sowjetunion sind die nationalen Sprachen gleichberechtigt. Sie werden in den Schulen und Hochschulen gesprochen, Gesetze werden in der heimischen Sprache erlassen und Bücher in verschiedenen Schriften geschrieben. Es gibt allein fünf unterschiedliche Alphabete für über 100 Sprachen und ungefähr 120 gleichberechtigte Völker und Volksgruppen. Nationale Kulturerrungenschaften werden vom Staat mit allen zur Verfügung stehenden Mitteln gefördert und sind den einzelnen Völkern und Minderheiten in der Verfassung garantiert. Diese können so die ethnographischen Mannigfaltigkeiten ihres Landes, ihre Tradition, Kultur und Sprache hegen und pflegen.

Diese Tatsachen stehen in Widerspruch zu den diskreditierenden Unterdrückungstheorien unserer sogenannten Rußlandexperten, die ständig von einer Beherrschung der Völker der UdSSR durch die Russen sprechen. Warum sollten die vielen Völker sich von der zahlenmäßig weitaus größten Volksgruppe der Russischen SSR mit der Hauptstadt Moskau unterjocht und benachteiligt fühlen? Der Zar hinterließ ein Rußland, in dem der europäische Teil mit Petersburg und Moskau beherrschend war, während in den anderen Regionen rechtlose Analphabeten hausten, deren Gebiete unterentwickelte Kolonialgebiete waren.

Nach dem Zusammenschluß der vielen Völker zu einem föderativen sozialistischen Staat erhielten die einzelnen Länder und ihre Bewohner, Mann und Frau, die gleichen Rechte, die gleiche Ausbildung, die gleichen Löhne, Renten und die gleichen sozialen Verbesserungen, die gleichen Chancen wie alle Bürger der Union der sozialistischen Sowjetrepubliken. Nicht wie bisher der Zar oder sein Hofstaat, die Regierung im Kreml, war der Nutznießer, der aus der Entwicklung die Gewinne zog, sondern die meisten Vorteile erhielten gerade die unterentwickelten Gebiete der Sowjetunion und die als Leibeigene dienende Frauen, die Ärmsten der Ärmsten. Gewinner insbesondere waren die Völker, Rassen, Minderheiten, die nun das gleiche Niveau erreichen konnten wie die Menschen des europäischen Rußlands.

Wir haben in den fast 70 Jahren seit dem Bestehen der SU nie von Aufständen, Rassenkrawallen, Erhebungen gegen die »Weißen in Moskau« oder die »Russen« gehört oder solches erlebt. Es gibt in der Sowjetunion keine privilegierten und unterprivilegierten Völker mehr, alle haben durch die Verfassung und in der Praxis dieselben Entwicklungs- und Ausbildungsmöglichkeiten erhalten. Kein diktatorisches Regime wäre auf eine so lange Zeitspanne in der Lage, die freiheitsliebenden Völkergruppen der Georgier, Armenier, Usbeken, Kirgisen, Tataren usw. zu unterdrücken. Aber es gibt keinen Diktator in der Sowjetunion, keinen Gewaltherrscher oder Befehlshaber mit alleiniger, unumschränkter Macht. Weder Andropow oder Tschernenko noch das bestehende Kollektiv mit Gorbatschow an der Spitze können ernstlich als solche angesehen werden. Und ohne Diktator gibt es nach unseren Begriffen auch keine Diktatur. Die Vollmachten, mit denen ein Präsident der Vereinigten Staaten schon in Friedenszeiten, z. B. den »präsidialen Notstandsbefugnissen«, ausgestattet ist, sind weitaus umfangreicher als die Machtmittel des heutigen Vorsitzenden des Zentralkomitees der UdSSR (→ Stalin in der Geschichte).

Weder der Generalsekretär noch die Partei mit über 19 Millionen Mitgliedern können als Diktator bezeichnet werden. Die »Diktatur des Proletariats«, wie es in der SU heißt, d. h. die Diktatur des Volkes, steht gegen die »Diktatur des Kapitals«, die wir als Demokratie bezeichnen. Beide Begriffe müssen als

Grundlage des jeweiligen Systems angesehen werden. Während dort als zentral gesteuerte Triebkraft des planenden Handelns die sozialen Interessen des Volkes in seiner Gesamtheit angesehen werden, gilt bei uns das Gewinnstreben des einzelnen, der Gelderwerb als Triebkraft, aus der sich das Wohl aller ergeben soll.

Die einzelnen *Völker* in den *Republiken* der UdSSR können mit Stolz auf ihre Eigenart und Sprache und auf ihre gleichberechtigte Berücksichtigung in allen politischen, kulturellen und wirtschaftlichen Fragen, die ihnen durch die Verfassung gewährleistet sind, hinweisen. Sie können dies um so mehr, da alle Republiken, unabhängig von ihrer Größe, die gleiche Anzahl von Abgeordneten in den Nationalitätensowjet entsenden. Es gibt keine privilegierten und unterprivilegierten Nationen mehr. Die freiwillige Zugehörigkeit der Republiken zum Bundesstaat ist auch in der neuen Verfassung der UdSSR ausdrücklich verankert. Es handelt sich nach der Verfassung um gleichberechtigte, souveräne Republiken, die Beziehungen zu ausländischen Staaten aufnehmen, Verträge abschließen und diplomatische Vertreter austauschen können. Sie haben eine eigene Gesetzgebung, Verfassung und Sprache. So sind die Ukrainische SSR und die Weißrussische (Bjelorussische) SSR bei der UNO akkreditiert, sie sind eigenständige Mitglieder und in der Weltorganisation stimmberechtigt. Die Ukrainische SSR ist außerdem (nicht ständiges) Mitglied des Sicherheitsrats.

In Artikel 72 der Verfassung der UdSSR vom 7.10.1977 ist nach dem Willen der Völker der sozialistischen föderativen Union bestimmt:

> »Jeder Unionsrepublik bleibt das Recht auf freien Austritt aus der UdSSR gewahrt«.

Selbst wenn angenommen werden kann, daß keine Unionsrepublik von ihrem Recht auf Austritt aus dem Sowjetverband Gebrauch machen wird, so zeugt es doch von der Stärke der Völkergemeinschaft und ihrem Selbstbewußtsein, daß solch ein Paragraph in die neue Verfassung, die mit unserem Grundgesetz zu vergleichen ist, im Einvernehmen aller Gruppen aufgenommen wurde. Ein ähnlicher Passus ist im Grundgesetz der BRD nicht vorgesehen und würde als Separatismus schärfstens verurteilt werden.

Der *Oberste Sowjet* setzt sich aus zwei gleichberechtigten Kammern zusammen: dem Unions- und dem Nationalitätensowjet. In den Nationalitätensowjets werden jeweils 32 Deputierte aus jeder Unionsrepublik, elf aus jeder autonomen Republik, fünf aus jedem autonomen Gebiet und einer aus jedem autonomen Kreis gewählt, insgesamt 750 Deputierte. Beide Kammern bestehen aus der gleichen Zahl von Abgeordneten. Die 15 Unionsrepubliken haben je ein eigenes Parlament (Sowjet) und eine eigene Regierung.

Das *Rechtswesen* ist ähnlich der Gesetzgebung und Rechtsprechung der westlichen Länder aufgebaut und geregelt. »In Übereinstimmung mit den Interessen der Werktätigen« werden seit der »demokratischen Verfassung der UdSSR« vom November/Dezember 1936 (»Stalin-Verfassung«) den Bürgern der Sowjetunion im Gegensatz zum Zarenreich demokratische Grundrechte gewährt. Sie wurden durch die »stalinistische Gerichtsbarkeit« eingeschränkt, weniger für die Bürger als für die eigenen Funktionäre (→ »Stalin in der Geschichte).

Laut Verfassung vom 7.10.1977 werden die wichtigsten Gesetze durch Volksentscheid angenommen und vom Obersten Sowjet beschlossen. In Artikel 151 der Verfassung ist im Gegensatz zu unseren Vorstellungen folgender Grundsatz verankert:

> »Die Rechtsprechung in der UdSSR wird nur vom Gericht ausgeübt.«

Natürlich macht eine gute Verfassung noch keinen Rechtsstaat, aber sie ist, wie wir in der Bundesrepublik Deutschland gesehen haben, der beste Weg dorthin. Jede Verfassungslegende muß zu einer Verfassungswirklichkeit werden, dank der Gerichte, die mit ihrer ständigen Rechtsprechung eine Einheitlichkeit herzustellen versuchen. Die Menschen orientieren sich an der Verfassung, und die Gerichte sind bestrebt, bei Verfassungsverstößen die Bürger, die Regierung und die Politiker auf den rechten Weg des Rechtsstaates hinzuweisen. Die Sowjetbürger können genauso stolz sein auf ihr neues Grundgesetz wie jeder Bürger anderer Staaten auf seine Verfassung, selbst da, wo, wie in England, es keine geschriebene Verfassung gibt.

Manche Kritiker glauben den Rechtsstaat der SU widerlegen zu können mit der immer wiederholten Frage: Und Gulag? Nun, wir haben vor einigen Jahrzehnten in Deutschland noch KZs gehabt und Menschen widerrechtlich, ohne Anhörung der Gerichte oder Feststellung einer Schuld vergast und vernichtet. Auf Grund unserer Verfassung vom 23.5.1949 sind wir nach dem Krieg in wenigen Jahren in eine Demokratie hineingewachsen. Wir in Deutschland können stolz darauf sein, daß wir in so kurzer Zeit nach Hitler aus »tiefstem Mittelalter« so schnell Anschluß gefunden haben an eine Rechtsstaatlichkeit. Wir würden kein Verständnis haben, wenn nun ein Fremder, trotz unserer Rechtsstaatlichkeit, fragen würde: Und die KZs?

Gulag waren Internierungslager, wie sie uns der in Amerika lebende Nobelpreisträger Alexandr Solschenizyn in »Der Archipel Gulag« aus der Stalinära schildert. Die neue Verfassung der UdSSR wurde am 7. Oktober 1977 angenommen. Kann nun Gulag als Beweis für die Rechtlosigkeit und die Verhältnisse in der heutigen Sowjetunion lange nach Stalin (1879–1953) herangezogen werden? Die Dissidenten, die uns über Rußland berichten, schildern Ereignisse aus der Stalinzeit und nicht Verhältnisse der heutigen Sowjetunion.

Internierungslager waren nirgendwo Erholungsheime. Da über die russischen Internierungslager vieles bekannt ist, sollte man nicht vergessen, daß sogar die Vereinigten Staaten solche berüchtigte Lager während des Krieges errichteten.

Am 19. Februar 1942, zehn Wochen nach dem Angriff der Japaner auf Pearl Harbor, der zum Eintritt der Amerikaner in den Zweiten Weltkrieg führte, unterzeichnete Präsident Franklin Roosevelt seinen Erlaß Nr. 9066 zur Zwangsinternierung der »Nikkeis«, wie die gebürtigen Amerikaner japanischer Abstammung genannt wurden. Diesem Erlaß schloß sich unter Grundrechtsverletzungen eine gezielte Verfolgung der »gelben« Japaner an. Sie wurden »relokalisiert« und in insgesamt 35 Lagern über den Westen der Vereinigten Staaten verteilt. Die »offene Jagd auf Japaner« erfolgte so vehement und schnell, daß den 120000 Betroffenen keine Zeit blieb, ihre Angelegenheiten zu ordnen. Es wurde ihnen nur kleines Handgepäck mitzunehmen erlaubt. In der Internierung war ihnen verboten, japanisch zu sprechen. Die Nikkeis verloren durch die Internierung ein Vermögen von 400 Millionen Dollar. 1946 wurde einigen Schadenersatz gewährt. Allerdings erhielten die wenigen für jeden Dollar lediglich acht Cents und insgesamt nicht mehr als 2500 Dollar. Das wichtigste Ziel der Internierung war die Konfiskation der Immobilien und des gesamten Vermögens und die Zerschlagung der japanischen Gemeinden in den USA. Präsident Jimmy Carter richtete bei der Kampagne für die Menschenrechte eine Kommission für die Wiedergutmachung ein, die jedem Nikkei 20.000 Dollar bezahlen sollte. Wegen Sparmaßnahmen erhielt diese Gesetzesvorlage keine Mehrheit.

Die *Gerichte* der UdSSR setzen sich aus gewählten Richtern und Volksbeisitzern zusammen. Die Richter werden von den Bürgern der Städte oder Gebiete, in denen sie wirken, gewählt. Die Wahl erfolgt auf der Grundlage des allgemeinen, gleichen und unmittelbaren Wahlrechts und in geheimer Abstimmung für jeweils fünf Jahre. Die Volksbeisitzer werden von den Bürgern an ihrem Arbeitsplatz oder ihrem Wohnsitz auf öffentlichen Versammlungen in offener Abstimmung für die Dauer von zweieinhalb Jahren gewählt.

Die übergeordneten Richter werden von den Volksdeputierten in den entsprechenden Sowjets für zweieinhalb Jahre gewählt. Die Sowjets der Volksdeputierten (vergleichbar mit unseren Abgeordneten) üben praktisch die Staatsmacht aus und bilden die politische Grundlage der UdSSR. Während der Ausübung ihres Dienstes als bevollmächtigte Vertreter des Volkes sind die Volksdeputierten von der Erfüllung der Produktionsarbeit oder sonstiger Tätigkeiten befreit, wobei sie den Durchschnittsverdienst wie an ihrem Arbeitsplatz weiter beziehen (Abgeordnetengehalt). Nach Möglichkeit haben sie im übrigen ihre Vollmachten auszuüben, ohne ihre Produktionsarbeit oder dienstliche Tätigkeit zu unterbrechen.

Die Richter und die Volksbeisitzer sind den Wählern oder den Organisationen, die sie gewählt haben, verantwortlich. Sie haben vor ihnen Rechenschaft abzulegen und können von diesen in der gesetzlich festgelegten Ordnung abberufen werden. Die

Volksbeisitzer haben in der Rechtsprechung alle Rechte von Richtern. Nach Artikel 155 gilt:

> »Die Richter und Volksbeisitzer sind unabhängig und nur dem Gesetz unterworfen.«

Die Verhandlungen vor allen Gerichten der UdSSR, sowohl im zivilen als auch im strafrechtlichen Bereich, sind öffentlich. Der Ausschluß der Öffentlichkeit darf nur in den im Gesetz festgelegten Fällen und unter Einhaltung der Regeln über das Gerichtsverfahren angeordnet werden. Die Rechtsprechung erfolgt auf der Grundlage der Gleichheit der Bürger vor dem Gesetz und dem Gericht.

Der Angeklagte hat das garantierte Recht auf Verteidigung. Die Gerichtssprache ist die Sprache der Mehrheit der Bevölkerung des betreffenden Gebietes. Personen, die dieser Sprache nicht mächtig sind, muß volle Akteneinsicht, die Hilfe eines Dolmetschers sowie das Recht gewährleistet sein, vor Gericht in der Muttersprache zu sprechen.

Zur juristischen Hilfe für Bürger und Gemeinschaften bestehen Rechtsanwaltskollegien die laut Gesetz juristische Hilfe auch unentgeltlich gewähren. Die Mitwirkung von Organisationen und Arbeitskollektiven ist in allen Verfahren zulässig.

In Artikel 153 der Verfassung heißt es:

> »Das Oberste Gericht der UdSSR ist das höchste Gerichtsorgan der UdSSR. Ihm obliegt die Aufsicht über die gerichtliche Tätigkeit aller Gerichte der UdSSR sowie der Gerichte der Unionsrepubliken in dem durch Gesetz festgelegten Rahmen« ...

Das Oberste Gericht entspricht ungefähr unserem Verfassungsgericht bzw. dem Bundesgerichtshof.

Dic Verfassung besitzt die höchste Rechtskraft des sowjetischen Staates. Alle *Gesetze* und Verordungen müssen auf der Grundlage und in Übereinstimmung mit der Verfassung der UdSSR erlassen werden. Eine Änderung der Verfassung kann nur mit einer Mehrheit von mindestens zwei Dritteln der Gesamtzahl der Abgeordneten jeder ihrer Kammern angenommen werden. Die oberste Aufsicht über die genaue und einheitliche

Durchführung aller Gesetze obliegt dem Generalstaatsanwalt und den ihm unterstehenden Staatsanwälten.

Neben den Sozialgesetzen betreffend das Recht auf Arbeit, Erholung, Schutz der Gesundheit, materielle Sicherung im Alter und im Krankheitsfalle, Verlust des Ernährers etc., deren Bedingungen rechtlich zum Wohle des Bürgers ständig zu verbessern sind, ist das Recht auf Bildung jedem garantiert, ebenso wie die Kulturleistungen, die großenteils unentgeltlich in Anspruch genommen werden können.

Ausländer haben ebenso wie die Sowjetbürger ein gesetzlich verbrieftes Recht auf Arbeit. Eigene Arbeitsgenehmigungen für Ausländer sind deshalb nicht notwendig. Nach dem Grundgesetz Artikel 40 haben alle:

> »... das Recht auf Arbeit, das heißt das Recht auf garantierte Beschäftigung mit Entlohnung nach Quantität und Qualität ... einschließlich des Rechts auf die Wahl des Berufs, der Art der Beschäftigung und einer Arbeit entsprechend ihrer Veranlagung, ihren Fähigkeiten, ihrer Berufsausbildung und ihrem Bildungsstand sowie unter Berücksichtigung der gesellschaftlichen Erfordernisse.«

Als Tourist oder als ausländischer Staatsbürger kann man sich in allen Städten der Sowjetunion, für die ein Visum vorliegt, frei und unabhängig bewegen. Dies gilt, wie jeder Reisende selbst erleben kann, von Tallinn bis Erewan und von Leningrad bis Chabarowsk am Amur usw. Jeder kann mit den verschiedensten Volks- und Religionsgruppen reden, seine Meinungsfreiheit wahrnehmen und eine abweichende Einstellung offen ausdrükken.

Es ist seit vielen Jahren möglich in Gruppen oder allein mit der Transsib von Europa durch Sibirien nach Asien und bis Japan zu reisen, die Fahrt in den verschiedenen Städten zu unterbrechen und dann mit der Eisenbahn wieder weiterzufahren oder mit der Aeroflot die Reise fortzusetzen. Ebenso kann man mit dem eigenen PKW nach Moskau usw. fahren und auf der Strecke die Hotels und Motels nach dem Reiseplan besuchen.

Am 24. Juni 1981 wurde vom Obersten Sowjet der UdSSR das Gesetz »Zur Rechtslage ausländischer Bürger in der UdSSR« angenommen, das am 1. Januar 1982 in Kraft trat. Ausländische

Bürger in der SU genießen die Rechte und Pflichten wie die Bürger der UdSSR.

In den westlichen Demokratien ist dies nicht selbstverständlich. Im neuen britischen Gesetz über die Staatsbürgerschaft, das am 30.10.1981 verabschiedet wurde, wird der »britische Untertan« in drei Klassen eingeteilt: in »britischer Staatsbürger«, »Bürger der abhängigen britischen Territorien« und »überseeischer Bürger Großbritanniens«. Bezeichnend ist, daß nur der ersten Kategorie der Bürger Großbritanniens, zu denen hauptsächlich die weißen auf den britischen Inseln ansässigen Bürger gehören, die vollen Bürgerrechte zugestanden werden. Ähnliches gilt in den Vereinigten Staaten, die in ihrem Gesetz über die USA-Staatszugehörigkeit zwei Klassen festsetzen, die »citizens of the US«, die über alle Bürgerrechte des Landes verfügen und die »nationals of the US«, die zwar auch die USA-Staatsangehörigkeit besitzen, aber trotzdem nicht deren Bürger sind (»non-citizen nationals«).

Hier im Westen sind des weiteren die Beschränkungen der Rechte ausländischer Arbeiter bekannt, die juristisch verschiedenen Arbeitsrechten unterliegen. In den USA gibt es darüber hinaus Arbeiter aus Südamerika, die sogenannten Latinos, die versuchen über Mexiko einzuwandern. Sie sind »Arbeiter ohne Papiere«, die *ohne Recht* und Sozialfürsorge in den Vereinigten Staaten leben und für wenig Lohn ihre meist schwere Arbeit verrichten.

Ein so weitgehendes, den Staat verpflichtendes Arbeitsrecht für In- und Ausländer gibt es in keinem westlichen Land, weder in den Vereinigten Staaten, Großbritannien, Frankreich noch in der BRD.

Das sowjetische Recht erlaubt seinen Bürgern eine *selbständige Tätigkeit.* Selbständigkeit bedeutet die Möglichkeit, eine individuelle Arbeitstätigkeit aufzunehmen. In diesem Fall müssen sie nicht für die staatlichen Unternehmen arbeiten. Den Bürgern wird für Gartenbau, Gemüseanpflanzung etc. unentgeltlich Boden zur Verfügung gestellt. In der ganzen UdSSR sind Selbständige in kleinen Handwerksbetrieben, in der Landwirtschaft oder in Dienstleistungsbetrieben, die Reparaturen für die Bevölkerung ausführen wie Elektriker, Automechaniker, Installateure, Schuster usw. zu finden. Alle diese Betriebe beruhen auf der persönlichen Arbeit des Selbständigen oder seiner Familienangehörigen. Spekulationsgewinne wie im Westen sind verboten. Grundlage des persönlichen Eigentums in der SU bildet das Arbeitseinkommen. Einzige Bedingung ist, daß die selbständige Arbeit nicht dafür eingesetzt wird, »arbeitsloses Einkommen« zu erzielen, d. h. es dürfen keine Angestellten beschäftigt werden, die für den Boß zu arbeiten haben. Dadurch soll es ausgeschlossen werden, mit seinem Betrieb auf »Kosten anderer« in kapitalistischer Manier Profite zu machen.

Nach dem neuen *Steuergesetz* vom 1. Januar 1984 gibt es auch in der Sowjetunion Spitzenverdiener wie Künstler, Selbständige, Handwerker, Ärzte usw. Diejenigen, die über 5000 Rubel verdienen, müssen einen Steuersockelbetrag von ungefähr einem Drittel bezahlen, über 5000 Rb steigt die Einkommensteuer auf 65 Prozent. Die Erben von Schriftstellern müssen für Copyright, für die »nicht-produktiven Einkommensquellen«, Steuerbeträge bis zu 75 Prozent abführen.

Auch neben der regulären staatlichen Arbeit kann dazuverdient werden, doch unterliegen diese Einkommen ab 70 Rb monatlich einem Steuersatz von 13 Prozent. Abschreibungsmöglichkeiten und Freibeträge gibt es nicht. Alle unteren Einkommensgruppen sind von jeglichen Abgaben befreit.

Auslandsverdienste in Devisen müssen, wie überall in der Welt, ebenfalls versteuert werden. Die restlichen Devisen dürfen legal verwendet werden, so daß diese Gruppen auch Westwaren, selbst einen Mercedes oder einen VW, kaufen können. Ausländer bezahlen in der Sowjetunion 13 Prozent Steuer, soweit diese in Ländern wohnen, die mit der SU in einem Doppelbesteuerungsabkommen stehen.

Erwerbungen des persönlichen Bedarfs und des Komforts, vom Haushaltsgegenstand bis zum Wohnhaus und den Ersparnissen, sind als Eigentum vererbbar und werden vom Staat geschützt.

Ausländer mit den gleichen Rechten wie Staatsbürger können ebenfalls ihren Besitz durch Testament vermachen. Bei Ausreise können die gesparten Gelder in ausländischer Währung oder in Rubel ausgezahlt oder auf ein Konto des Begünstigten in dessen

Valuta überwiesen werden. In der SU erworbene Renten ausländischer Bürger werden beim Verlassen des Landes an sie oder an die Erben ins Ausland überwiesen.

Die sowjetische Rechtsprechung sieht nur eine Begrenzung der Rechte für ausländische Bürger durch das Ministerium vor, wenn spezielle Beschränkungen für sowjetische Bürger im Ausland erfolgen.

In Artikel 54 heißt es:

> »Den Bürgern der UdSSR wird die Unverletzlichkeit der Person gewährleistet. Niemand kann anders als auf Gerichtsbeschluß oder mit Genehmigung des Staatsanwalts verhaftet werden.«

Artikel 55 garantiert den Bürgern die Unverletzlichkeit der Wohnung. Niemand hat das Recht, ohne gesetzliche Grundlage in eine Wohnung gegen den Willen ihrer Bewohner einzudringen.

Außerdem wird das persönliche Leben der Bürger sowie das Brief-, Telefon- und Telegrammgeheimnis vom Gesetz geschützt. Neben dem Schutz für Leben und Gesundheit wird dem Bürger auch seine Ehre und Würde, seine persönliche Freiheit und sein Eigentum gesetzlich garantiert.

Diese verbrieften Rechte der Sowjetbürger klingen für uns nicht recht glaubhaft, da wir gewohnt sind, seit Bestehen der Sowjetunion eine Rechtswillkür auch für die nachstalinistische Ära anzunehmen. Wir übersehen daß die lebensbedrohenden Revolutions- und Kriegszeiten unter Stalin von einer friedlichen Entwicklung abgelöst werden konnten. Alle Touristen können feststellen, daß der Sowjetbürger seine Gesetze sehr ernst nimmt und gelernt hat, sie einzuhalten und sie sich zu eigen gemacht hat. Sie sind für ihn zur Leitschnur geworden und die Gebote seines Lebens.

Gesetzesverstöße sind Ausnahmen. Kriminalität, Schwerverbrechen, Korruption sind in ihrer Menge und Schwere gegenüber westlichen Dimensionen unverhältnismäßig gering. Dies ist nicht allein durch die Strenge des Gesetzes erzielt worden, sondern dadurch, daß die Bürger die Gesetze, an deren Zustandekommen sie selbst mitgewirkt haben, als ihre moralische Lebensgrundlage angenommen haben. Eine solche Einstellung ist nicht mit Repressalien oder durch einen hochentwickelten Polizeistaat zu verwirklichen, wie wir es aus unserer Sicht immer wieder annehmen. Die Sauberkeit der Städte, U- und Eisenbahnen, Straßen, Plätze, Parks etc. ist sprichwörtlich; sie sind die ordentlichsten der Welt. Die Metro in Moskau gleicht in ihrer musealen Ausstattung eleganten Empfangshallen von Schlössern und Palästen, und kein Papierfetzchen und keine Zigarettenkippe beeinträchtigen die Sauberkeit und die Schönheit der Räume, ohne daß ein Aufsichtsbeamter oder Polizist die Millionen Menschen, die täglich die Stationen frequentieren, zur Rechenschaft rufen müßte.

Als Hauptrichtung einer Entwicklung und Entfaltung der Demokratie wurde auf dem XXVII. Parteitag

> »die immer umfassendere Mitwirkung der Bürger an der Leitung der Angelegenheiten des Staates und der Gesellschaft und Vervollkommnung des Staatsapparates«

gefordert und die

> »Verstärkung der Volkskontrolle, die Festigung der Rechtsgrundlage des staatlichen und gesellschaftlichen Lebens, die zunehmende Öffentlichkeit und ständige Berücksichtigung der öffentlichen Meinung«.

In allen Betrieben, Kolchosen, Organisationen, Gemeinden, Städten werden die Fragen der Öffentlichkeit zur Diskussion gestellt, Gesetze, Beschlüsse, Programme, Arbeitsnormen usw. ausführlich besprochen und verändert, wie es von den vielen Versammlungen, Aussprachen und Arbeitskreisen auch uns im Westen bekannt ist.

Grund und Boden, die Bodenschätze, Gewässer und Wälder sind Eigentum des Staates und gehören damit der Allgemeinheit. Verschwendung und Mißachtung ökologischer Bedingungen sind unter Strafe gestellt. In den Artikeln 61 und 67 heißt es u. a.:

> »Die Pflicht des Bürgers der UdSSR ist es, Diebstahl und Vergeudung von staatlichen und gesellschaftlichem Eigentum zu bekämpfen und

sorgsam mit dem sozialistischen Eigentum umzugehen. ... Die Bürger sind verpflichtet, die Natur und ihre Reichtümer zu schützen.«

Gegen Schaden, der dem Bürger durch ungesetzliche Handlungen staatlicher Einrichtungen, gesellschaftlicher Organisationen oder von Funktionären bei der Ausübung ihrer dienstlichen Pflichten zugefügt wurde, hat er das Recht Beschwerde zu führen und Anspruch auf Entschädigung.

Die Einkünfte aus der persönlich geleisteten Arbeit bilden die Grundlage des Privateigentums. Alle selbst erarbeiteten Ersparnisse sowie hauswirtschaftliche Gegenstände, persönliche Bedarfs- und Komfortgüter, individuelle Nebenwirtschaft, Eigenheime etc. können vererbt werden. Dieses Recht wird vom Staat geschützt.

Allen Sowjetbürgern wird die ständige Verbesserung ihrer Lebensbedingungen vom Staat garantiert. In seiner bisherigen Vergangenheit hat der Staat gegen dieses Postulat nie verstoßen. Wenn auch die Steigerung des Lebensstandards langsam vor sich geht, so ist zu berücksichtigen, daß das Gesetz für alle Bürger der Sowjetunion gleichermaßen gilt und daß ohne Krisen, Erwerbslosigkeit, Rentendebatten etc. eine laufende Verbesserung für jeden einzelnen, vom Rentner bis zum Professor, von der Lehrerin bis zum Funktionär, der weiträumigen UdSSR gesetzlich gesichert ist.

Wesentlicher Grundsatz und Ziel der Verfassung ist das Prinzip der friedlichen Koexistenz von Staaten unterschiedlicher Gesellschaftsordnungen und eine internationale Zusammenarbeit der Völker. Jede Art von Kriegspropaganda ist in der Sowjetunion gesetzlich verboten. Der Bürger ist außerdem gesetzlich verpflichtet, zur Entwicklung der Freundschaft und Zusammenarbeit mit den Völkern anderer Länder sowie zur Aufrechterhaltung und Festigung des Weltfriedens beizutragen.

Touristen können das wohlwollende und freundliche Entgegenkommen der Bevölkerung feststellen, das der sprichwörtlichen »russischen Seele« entspricht. Der Ausländer wird als Freund betrachtet, eingeladen und kann teilnehmen am geselligen Leben, dies gilt auch für die Deutschen, die im Laufe der Geschichte so viel Leid in das Land brachten. Es gibt keinen

Haß, keinerlei Kriegspropaganda oder Ausländer-Feindlichkeit.

Alle großen *Religionen* unserer Welt werden in der SU ausgeübt, einschließlich der über 150 Sekten christlicher Glaubensrichtungen. Insgesamt zählen, trotz des »wissenschaftlichen Kommunismus«, die aktiven Gläubigen noch ca. 30 Millionen. In ungefähr 8000 Kirchen werden Gottesdienste abgehalten, und 300 Priester verlassen jährlich die Seminare. Registriert sind ungefähr 40 Millionen Christen, meist der orthodoxen Kirche angehörend, einschließlich einer Minderheit von Katholiken. Weiter gibt es Baptisten, 1,5 Millionen Protestanten, 2,7 Millionen Juden, 43 Millionen Moslems, Buddhisten usw. Seit Jahrzehnten wird uns eingehämmert, daß die Religionen dort rigoros verfolgt werden. Wenn dies nach der Revolution auch zutraf, so zeigt sich nach 40 Jahren Sozialismus z. B. in Polen ein ganz anderes Bild. Die katholische Kirche übt dort heute noch mehr Einfluß aus als in jedem anderen westeuropäischen Land, eingeschlossen Italien und Spanien, den bisherigen Hochburgen des Papstes.

Es darf aber auch nicht übersehen werden, daß seit der Oktoberrevolution die Kirchen in Rußland und der gesamten Welt sich gegen die neue materialistische Ordnung in der Sowjetunion stellten und mit Hilfe der Westmächte versuchten das atheistische System zu stürzen.

Im Artikel 52 des Grundgesetzes der Sowjetunion heißt es:

»... Das Schüren von Feindschaft und Haß im Zusammenhang mit religiösen Bekenntnissen ist verboten.«

Die Religionen in der Sowjetunion sind zugelassen zur Befriedigung religiöser und kultureller Bedürfnisse. Die Kirchen werden als private Institutionen aufgefaßt und sind dementsprechend organisatorisch vom Staat getrennt wie die Schule von der Kirche. Neben dem garantierten Recht auf Gewissensfreiheit und Ausübung religiöser Handlungen aller beliebigen Religionsgemeinschaften wird die atheistische (griech. atheos = ohne Gott) Weltanschauung gefördert. Partei und Staat haben die naturwissenschaftlichen Erkenntnisse zur Grundlage ihrer materialistischen Ideologie gemacht, die grundsätzlich mit dem Atheismus übereinstimmt.

Die Gebäude der Kirchen werden in der Sowjetunion vom Staat erhalten und gepflegt. Jeder Reisende kennt die unzähligen leuchtenden Goldkuppeln und die sehr guten Restaurationsarbeiten mit viel Gold und glänzenden Farben der wertvollen, repräsentativen und beeindruckenden russischen Kirchen. Die Ikonostasen im Innern der herrlichen Bauten sind aus Ikonen gebildete hohe Holzwände zwischen Altar- und Gemeinderaum und sind Teil aller orthodoxen Kirchen. Sie strahlen nach den neu finanzierten Restaurationsarbeiten wie zur Zeit ihrer Entstehung, von der Isaak-Kathedrale in Leningrad und in Susdal bis zum Ikonenmuseum und Kloster Irkutsk in Ostsibirien. Unzählige Kirchen wurden wiederhergestellt und erneuert, über 30 neu eröffnet. Ähnliches gilt für die vielen anderen Religionsbauten im Süden. Die Moscheen erwecken mit ihrer grün-blauen Farbenpracht in uns ein buntes Bild der Wunderwelt des Orients. Der Staat stellt den Kirchen erhebliche Mittel zur Verfügung und leistet so einen beachtlichen Beitrag zur Erhaltung der Denkmäler seiner Vergangenheit und zur weiteren Ausübung der Religionen.

Die russisch-orthodoxen Kirchen sind mit viel Gold prächtig ausgestattet, und die Patriarchen in ihrem feierlichen schwarzen »Klobuk«, der Mönchskappe mit den langen seitlich herabhängenden Schals, wirken sozial aufgeschlossen, wenn sie, meist würdig aussehende Männer mit Bärten, ihr »Chleb« (Brot) oder das doppelstöckige runde Opferbrot, die »Prosphoren« (procphora = Hostie) an die Gläubigen verteilen. Manchmal winken sie Fremde zu sich heran und geben ihnen dann anstelle des Brotes für die »Armen« süßlichen, groben Kuchen, von dem der Pope selbst häufig knabbert.

Die meist kleinen Innenräume der orthodoxen Kirchen wirken gemütlich, menschlich, alles ist zum Anfassen. Die Liturgie gleicht einer lebensvollen Theateraufführung, nicht einem Dogmenunterricht. Gott scheint tatsächlich anwesend zu sein unter den Gläubigen. Sie werden mit ihrer Feier zu wirklichen Zeitgenossen des einstmals stattgefundenen biblischen Ereignisses. Dazu passen die farbenprächtigen Ikonen und die herrlichen

Gewänder des Patriarchen, die die im engen Vorraum gedrängten Gläubigen umgeben. Das Gotteshaus wird zum Schauplatz der religiösen Gemeinde, die im Hause des Vaters wie eine Familie zusammengekommen ist.

Auf den Friedhöfen halten immer wieder Verwandte und Freunde, besonders an Feiertagen, am Grab ihres Toten richtige Picknicks ab. Aus der »Prawda« packt die bunte Trauergemeinde Unmengen von nach Knoblauch und Zwiebeln riechendem Essen aus. Auch der Tote wird damit bedacht und eine volle Schale auf seinen Grabstein gestellt. Laut wird seiner gedacht, und mit dem Wodka läßt man ihn hoch»leben«.

Kein Reisender kann ernstlich von Religionsverfolgungen in der Sowjetunion sprechen, welche Teile des Landes er auch immer besucht. Wir können mit den Popen, Pastoren, Imamen oder Rabbis und den Gläubigen ungezwungen und frei sprechen wie mit allen anderen Menschen der Sowjetunion, soweit es keine Sprachschwierigkeiten gibt.

Nachdem Peter I., der Große, 1721 das Patriarchat in Rußland aufgehoben hatte, konnte erst nach dem Sturz des Zaren mit der Oktoberrevolution Mitte November 1917 ein Landeskonzil zur Wiederherstellung des Patriarchats einberufen werden. 1941 wurde die russisch-orthodoxe Kirche mit 76 Bistümern neu installiert. Am 4. September 1943 empfing Stalin im Kreml den Vertreter der russisch-orthodoxen Kirche, Sergej Stragorodskij, und bestätigte die Wahl des »Patriarchen von Moskau und der ganzen Rus«.

Wenn die 2,7 Millionen Juden, die seit Generationen in der Sowjetunion leben, dort weiter bleiben wollen und entgegen der selbstverständlichen Erwartung der übrigen Welt nicht beabsichtigen, in ihre »Heimat Israel« auszureisen, dann heißt es im Westen, sie werden an der Ausreise gehindert. Wenn aber die Juden in den USA, die 50 Prozent der gesamten jüdischen Bevölkerung der Welt ausmachen – in New York befinden sich mehr Juden als in ganz Israel –, oder die Juden Europas nicht in das »Gelobte Land« ziehen wollen, dann heißt es, das sei die Freiheit des Westens und bezeuge die enge Verbundenheit der Juden mit ihren derzeitigen Heimatländern, in denen sie seit Generationen leben und sich zu Hause fühlen. Ausreisen aus der

Sowjetunion sind wie in allen Ländern erst möglich, wenn die notwendigen Papiere für das Einreiseland vorhanden sind und die Einreise gesichert ist. Dies ist aber meist nicht gegeben, da die ausreisenden Juden vorgeblich nach Israel fliegen, in Wirklichkeit aber in Wien die Fahrt unterbrechen, um nach New York weiterzureisen. Israel erwägt jetzt, ausreisende sowjetische Juden direkt, ohne Zwischenlandung in Wien, nach Israel zu fliegen.

Natürlich versucht der sowjetische Staat Auswüchse in der Ausübung veralteter kirchlicher Handlungen einzudämmen. So erscheinen Opferungen von Tieren in Gotteshäusern, wie wir sie noch in Armenien hin und wieder antreffen, nicht mehr zeitgemäß. Diese Schlachtungen und Schächtungen in den Kirchen sind zwar offiziell verboten, werden aber trotzdem in den orthodoxen Gebieten mehr oder weniger »heimlich« an hohen Feiertagen noch heute durchgeführt. Aus solchen Verboten der Administration Religionsverfolgungen zu konstruieren, bleibt dem Westen vorbehalten. Die Religionsträger der UdSSR wundern sich dann, wenn sie wegen dieser »Verfolgungen« in den Westen dissidiert sind, daß solche veraltete Riten auch hier nicht geduldet werden. Nur finden sie im Westen niemanden, der mit ihnen die Verhinderung ihrer nicht zeitgemäßen Riten als Verfolgung auslegen und sie in ihrem Religionseifer propagandamäßig gegen die Gast-Regierung unterstützen würde.

Grenzprobleme der SU
Militärstützpunkte der USA

Wenn wir den riesigen sowjetischen Staat auf der Landkarte betrachten, stellen wir fest, daß er von 14 Nachbarstaaten umgeben ist – u. a. von dem atombewaffneten und übervölkerten China – und 20000 Kilometer Landgrenzen zu bewachen hat. Von der 60000 Kilometer langen Staatsgrenze, das ist das eineinhalbfache des Äquatorumfanges, entfallen 40000 Kilometer auf Seegrenzen. Vielleicht können wir so besser verstehen, daß die Sicherheits- und Verteidigungsbedürfnisse der SU größer sein müssen als die der BRD oder der Vereinigten Staaten.

Die USA haben Grenzen nur im Norden gegenüber Kanada zu verteidigen und im Süden gegen Mexiko, die beide keine Bedrohung darstellen.

Die strategische Lage der SU gegenüber der westlichen Führungsmacht scheint aussichtslos. Die Vereinigten Staaten haben über 1500 Militärstützpunkte in der Welt – wie ein Netz um den »Körper« der SU geknüpft. Diese aggressiv wirkenden, weit vorgeschobenen Flottenstützpunkte sind kaum verwundbar und noch weniger die von ihnen weit entfernten Vereinigten Staaten. Dagegen können ungefährdet von den Stützpunkten aus Raketen und Bomberverbände mit Atombomben gegen das Festland des riesigen Reiches der SU gestartet werden. Dieser Tatsache gegenüber erscheint das Aufrechnen Panzer gegen Panzer und Rakete gegen Rakete, wie es die militärischen Handbücher des Westens zu handhaben versuchen, recht unobjektiv, einseitig und im übrigen nicht nachprüfbar.

Die USA sind vergleichsweise unverletzbar. Eine Gefahr von Kuba kann ernstlich nicht angenommen werden, wenn man bedenkt, daß nicht die SU – sie hat keine Hoheitsrechte außerhalb ihres Staatsgebietes –, sondern die Vereinigten Staaten einen stark ausgebauten Flottenstützpunkt mit souveränen Rechten und gegen den Willen des Landes in der Guantánamobucht auf der Insel Kuba unterhalten.

IV. Historische Argumente der heutigen politischen Einstellung

Leere Räume ziehen Eroberer an

Trotz ihrer 276 Millionen Einwohner ist die SU recht dünn besiedelt. Ihre Bevölkerungsdichte liegt bei rund zwölf Einwohnern pro Quadratkilometer. Die Bundesrepublik Deutschland hat, im Vergleich dazu, 250 Menschen auf dem Quadratkilometer und setzt alles daran, immer noch mehr deutschstämmige Bewohner von der Sowjetunion und Polen bis Rumänien zur »Familienzusammenführung« in die BRD zu bewegen. Heute werden »Heimkehrer«, die zur Rückkehr in ihre vor vielen Jahrzehnten oder Generationen verlassene »Heimat« veranlaßt werden, in eine ihnen fremd gewordene, faszinierende Konsumgesellschaft verführt.

Je größer die Bevölkerungsdichte eines Landes ist, um so mehr Druck geht von ihr auf seine Grenzen nach außen hin aus. Dies wird erhärtet durch die Geschichte und neuere amerikanische Heeres-Studien, die aussagen, daß leere Räume feindliche Truppen anziehen, reziprok ihrer Siedlungsdichte.

Diese These findet eine Bestätigung in der gesamten russischen Vergangenheit durch die Invasionen von Ost und West.

1. Mongolenüberfälle aus dem Osten

Bereits Anfang des 13. Jahrhunderts litt Rußland unter den Einfällen der Mongolen unter deren äußerst grausamem und hinterlistigem Machthaber, dem »Weltbeherrscher« Dschingis Khan (»ozeangleicher Khan«), einem der größten Feldherrn und Staatsmänner der Geschichte, und seinen vier Söhnen. Er vereinte ein gewaltiges Reich verschiedenartigster Völker unter seiner Schreckensherrschaft. Der bedeutende arabische Geschichtsschreiber Ibn-al Athir (1160–1234), und Zeitgenosse Dschingis Khans, schrieb über die mongolischen Eroberungen:

»Seit der Schöpfung gab es für die Menschheit keine schrecklichere Katastrophe und wird sie auch bis ans Ende der Welt, bis zum Jüngsten Gericht, nicht geben.«
(Weltgeschichte, »Al Kamil« bis 1231, von Tornberg)

In Transkaukasien bis nach Mittelasien herrschte der durch seine Grausamkeit berüchtigte Eroberer Timur Leng, Timur der Lahme (1336–1405), der sich als Nachfolger Dschingis Khans wähnte. Auf seinen Eroberungszügen von Indien bis Moskau plünderte er die besiegten Völker aus. Nachdem er Samarkand im Süden der heutigen UdSSR unterworfen und grauenhaft verwüstet hatte, verschleppte er Zehntausende von zusammengetriebenen Handwerkern aus den eroberten Ländern, um Samarkand zu seiner Hauptstadt und zum phantastischen Mittelpunkt der islamischen Geisteskultur und des Weltalls zu machen. Er erbaute eine Märchenwelt des Orients, glanzvolle Paläste, Mausoleen (z. B. Schah-i-Sindeh oder Kasy-sade Rumi etc.), Moscheen mit herrlichen grün-blauen Kuppeln, Säulen, die von der Regierung heute mit viel Aufwand restauriert werden und in ihrer ursprünglichen Pracht die Touristen begeistern.

Die Mongolen, in der Rus Tataren genannt, beherrschten die Rus, das ist das Gebiet der Russen oder »Rossen« am Dnjepr und seinem Nebenfluß Ros. Die Tatarenhorden eroberten in den Kriegszügen 1236 bis 1242 alle russischen Länder mit Ausnahme von Nowgorod und stießen bis in die Gebiete Polens, Ungarns und der Tschechei vor. Unter dem Tatarenjoch wurden die von den Menschen geschaffenen Werte zerstört und die Bevölkerung zu Tausenden vernichtet. Der Rest mußte hohe Tribute zahlen. Ein russisches Volkslied aus dieser Zeit lautet:

Wer kein Geld hat, dem nimmt man das Kind,
wer kein Kind hat, dem nimmt man das Weib,
wer kein Weib hat, den nimmt man zum Sklaven.

Durch den Tatareneinfall und deren 240jährige Herrschaft wurde Rußland in seiner Entwicklung im Verhältnis zum wirtschaftlichen, kulturellen und politischen Stand im Westen weit zurückgeworfen. Mit der Mongolenherrschaft wurde die Verbindung dieser Gebiete zum Westen, ausgenommen Nowgorod, völlig abgebrochen und entschwand aus dem europäischen Blickfeld. Rußland mußte im 16. Jahrhundert erst wieder neu entdeckt werden.

1380 wurde in der berühmten Schlacht bei Kulikowo am Don, die mit der Zerschlagung der Tataren unter Mamaij endete, der Nimbus ihrer Unbesiegbarkeit zerstört. Erst 1480 konnte sich das russische Volk vom Tatarenjoch und seiner Tributherrschaft mit der Vernichtung der Goldenen Horde von der Herrschaft der Kyptschak, der früheren Kumanen, die 1239 von den Mongolen unterworfen worden waren und sich in der Folgezeit mit ihnen vermischt hatten, endgültig befreien.

Im 18. Jahrhundert war Rußland bereits ein riesiger, multinationaler Staat von Russen, Ukrainern, Belorussen und Balten, zu dem im 19. Jahrhundert noch Transkaukasien und Mittelasien hinzukamen. Rußland lebte bis ins 19. und 20. Jahrhundert unter der Knute und Herrschaft der allgewaltigen Zaren mit Leibeigenschaft und nationaler Unterdrückung der vielen Völker seines dünnbesiedelten Staatsgebietes. Das Zarenreich, in dem die Volksmassen rechtlos und unwissend waren, erstreckte sich über ein weites Gebiet von der Ostsee bis zum Stillen Ozean und vom nördlichen Eismeer bis zum Schwarzen Meer.

2. Imperiale Bedürfnisse des Westens

Deutscher Orden – Karl XII. – Napoleon – Kaiser Wilhelm – Interventionsarmeen – Hitler – Heute

Der im Vergleich zum dichtbesiedelten Westen dünnbesiedelte Großraum Rußlands war immer wieder das Angriffsziel sogenannter mächtiger Herrscher und Staaten des Westens. Das galt für das Vordringen der Schweden unter Birger Jarl, der 1240 an der Newa geschlagen wurde, die Deutschen und die aus dem Nordwesten einfallenden bewaffneten livländischen Truppen, die das durch die Mongoleneinfälle geschwächte russische Gebiet als ihr Siedlungsgebiet ansahen.

Der *Deutsche Orden* gelangte mit Hilfe der verräterischen Bojaren, des einflußreichen Landadels, bis in die Nähe von

Nowgorod. Mitte des 13. Jahrhunderts sahen die deutschen Ritterorden ihre Träume von einem großen Feudalreich in der verlorenen Schlacht der Schwertbrüder gegen Großfürst Alexander Newskij (Newskij-Prospekt in Moskau) auf dem zugefrorenen Peipussee, »Eissee« bei Nowgorod (1242), dahinschmelzen.

Diese vernichtende Niederlage setzte dem Vordringen des Deutschen Ordens in die Rus (Rußland) ein Ende. In der Geschichte Rußlands war dies der entscheidende Sieg über die Deutschen, und er symbolisierte den »Drang nach Osten« der deutschen Politik, der bis ins 20. Jahrhundert immer wieder auflebte.

Karl XII. (1682–1718) von Schweden zog 1708 gen Osten, um sein Reich auf Kosten Rußlands zu vergrößern.

Der Schriftsteller Strindberg nannte ihn einen Helden und eine außergewöhnliche Persönlichkeit, während Voltaire nüchtern feststellte, daß er nichts als »ein kriegerischer Abenteurer« war.

Karls strategisches Ziel war, die alte russische Hauptstadt Moskau einzunehmen, um den Krieg für sich zu entscheiden. In der Metropole wollte der Schwede die Kapitulation des Zaren entgegennehmen und die Bedingungen des Friedens diktieren. In seiner Bedrängnis versuchte Zar Peter I. von Rußland ein Bündnis mit England abzuschließen, aber dieses Bemühen fand wenig Interesse. Peter der Große, »Vater des Vaterlandes«, und sein Kriegsrat beschlossen die russischen Truppen zurückzuziehen und die vorhandenen Vorräte an Futter, Getreide und Lebensmitteln, die bei den Bauern lagerten, lieber zu verbrennen als in die Hände der Invasoren fallen zu lassen. Damit sollte der Vormarsch des schwedischen Heeres verhindert werden.

Der König von Schweden sah sich bald in einen »vaterländischen Krieg« verstrickt, den das ganze russische Volk gegen seine Truppen führte. Die Bevölkerung floh in die undurchdringlichen Wälder, und Partisaneneinheiten überfielen das Heer, während die Vorräte des Landes, wie vom Zaren angeordnet, vernichtet wurden. Die große schwedische Armee mit 35000 Mann wurde praktisch vom Nachschub abgeschnitten. In seiner Notlage beschloß Karl XII., in die Ukraine auszuweichen und hoffte, daß sich die aufständischen Kosaken seinen Truppen anschließen würden. Im Winter 1708/09 durchzog er die Ukraine mit seinem geschwächten Heer, umgeben von der feindlichen Bevölkerung. Karl versuchte sich zurückzuziehen und belagerte die sich verteidigende Stadt Poltowa. Alle verfügbaren russischen Truppen wurden inzwischen rund um das schwedische Heer zusammengezogen und dieses in einem großen Ring eingeschlossen. Bei der verlustreichen Schlacht am 27. Juni 1709 kapitulierten 16000 Schweden, während es dem König mit einigen Soldaten gelang, über den Dnjepr zu fliehen und bei den Türken Schutz zu finden.

Diese Niederlage war in der neuzeitlichen Geschichte die erste große Rußlandkatastrophe für den Eindringling, die vergleichbar ist mit den entscheidenden Zusammenbrüchen von Napoleons und Hitlers Eroberungsplänen.

Im Frieden von Nystad gewann 1721 Rußland durch Abtretung von Schweden u. a. Estland, Livland und Teile Kareliens, die lediglich in der Zeit nach dem Ersten Weltkrieg von 1918 bis 1940 aus dem russischen Staatenverband herausgelöst wurden.

Napoleon wollte mit seiner »Großen Armee« von 640000 Mann in den bunten Uniformen aus fast allen Ländern Europas Rußland in wenigen Wochen besiegen, das seinen Welteroberungsplänen im Wege stand. Bereits vor seinem Marsch auf Moskau teilte er das Land großzügig auf und versprach dem Preußen-König das Baltikum, Österreichs Kaiser Teile der Ukraine, dem türkischen Sultan die Krim und Georgien und dem Schah von Persien Osttranskaukasien. Innerhalb eines Monats wollte er, nach Beendigung seines Eroberungskrieges, diesen »Frieden« zugunsten seines Imperiums und seiner Vasallen in Moskau diktieren. Unter Napoleon marschierten so berühmte Feldherrn wie York mit seinem preußischen Korps und der österreichische Fürst Schwarzenberg.

Der Ausgang dieses Überfalls ohne Kriegserklärung vom 24.6.1812 ist bekannt. 100 Kilometer westlich von Moskau bei dem kleinen Dorf Borodino erlitt Napoleon am 26. August 1812 schwerste Verluste, während sich die russischen Truppen zurückziehen konnten. Er schrieb darüber auf St. Helena: »Von allen meinen Schlachten gehört jene, die ich bei Moskau lieferte, zu den entsetzlichsten.« Über seinen Gegner sagte er anerkennend: »... die Russen aber hatten sich das Recht erworben, für unbesiegbar zu gelten.«

Es war nicht allein der »General Frost«, der die französischen Truppen besiegte. Die Bauern, die ihr Vieh weggetrieben und ihre Hütten vor den Eroberern angezündet und ihre Dörfer lieber verbrannt hatten, als sie den Eindringlingen zu überlassen, zermürbten die Große Armee Napoleons. Die Partisanen und Kosaken zusammen mit den russischen Truppen unter dem Nationalhelden Kutusow (1745–1813) mit seiner »Parthertaktik« (iranischer Stamm – Partherkriege) dezimierten in offener Schlacht die »grande armée«. Diese Kriegstaktik wurde für die Russen zum Symbol ihrer und ihres Landes Unbesiegbarkeit. Wieder fand ein »Großer Vaterländischer Krieg« zur Verteidigung der russischen Heimat statt. Der Kreml wurde zerstört, und 30000 Holzhäuser Moskaus brannten 1812 bis auf wenige nieder, doch es fand sich niemand, der mit Napoleon kollaboriert hätte. Er wartete mit seinen Offizieren in Paradeuniform vergebens auf die Übergabe der Metropole. Kaiser Alexander I. (1777–1825) von Rußland lehnte alle Friedensverhandlungen ab und ging selbst zum Angriff auf die desolate Armee über. Napoleon erlitt eine vernichtende Niederlage, von der er sich nie mehr erholte. Seinen Nimbus der Unbesiegbarkeit hatte er verloren. Moskau bedeutete die Wende der napoleonischen Herrschaft und war der Auslöser für die Befreiungskämpfe der unter Napoleons Herrschaft stehenden Völker.

Auch der Erste Weltkrieg war ein Krieg um die Neuverteilung der Welt. *Kaiser Wilhelm* glaubte mit seiner militärischen Stärke den ihm »zustehenden« großen Anteil an Ländern endlich hinzugewinnen zu können. Er sprach 1914 von der »russischen Dampfwalze«, der man zuvorkommen müsse, und besetzte große Teile Rußlands.

Wir erinnerten uns, daß vor dem Ersten Weltkrieg Finnland, Estland, Lettland, Litauen und die größten Teile Polens seit Anfang des 18. Jahrhunderts russisches Territorium waren und erst im Friedensdiktat von Brest-Litowsk vom 3. März 1918 zwischen den Kriegsgegnern, dem Deutschen Generalstab und den sich in der Revolution befindlichen Sowjets, aus dem russischen Staatsverband herausgelöst wurden. Nach dem deutsch-sowjetischen Vertrag vom 28. September 1939 (Hitler/Stalin) und dem Zweiten Weltkrieg wurden diese Länder wieder sowjetisches Staatsgebiet.

In der mehr als tausendjährigen Geschichte Rußlands haben die fortwährenden Angriffe und Invasionen aus Ost und West bis weit in den russischen und asiatischen Raum hinein im sowjetischen Volk eine echte und tief verwurzelte Sehnsucht nach Frieden erzeugt.

3. Die russische »Dampfwalze«

Wenn wir diese kurze Geschichtsbetrachtung zusammenfassen, müssen wir feststellen, daß es eine russische Dampfwalze, wie die Kriegspropaganda behauptete und Oberst Repington, Mitarbeiter der Londoner »Times«, die russische Heeresmacht »the Russian steamroller« nannte, in der Geschichte, trotz der russischen Präsenz in Europa im 18. und Anfang des 19. Jahrhunderts nicht gab,

weder bei den Einfällen der Mongolen, die nach ihrer siegreichen Schlacht an der Kalka *1223* mit ihrem Heerführer Dschingis Khan das russische Land verwüsteten,

noch bei den Eroberungen durch die Tataren mit den Feldzügen ab *1236*

noch beim »Drang nach Osten« westlicher Heerführer (die *1240* an der Newa gelandeten schwedischen Truppen wurden durch Alexander Jaroslawitsch, der für seinen Sieg den Beinamen Newskij [Ehrentitel des russischen Großfürsten] erhielt, vertrieben),

noch beim Einmarsch der Ritter des Deutschen Ordens, die im Jahre *1242* am Peipussee von Alexandr Newski besiegt wurden,

noch *1609* als polnische Truppen unter Sigismund III. Smolensk belagerten, um den Weg nach Moskau freizumachen, das er durch den Verrat der »Siebenbojarenschaft«, der aus sieben Bojaren bestehenden Regierung, auch einnahm,

noch beim Überfall von Karl XII. und dessen Marsch auf Moskau, der mit seiner Niederlage bei Poltowa *1709* endete,

nach *1812*, als die zaristischen Truppen vor dem aus ganz Europa zusammengewürfelten Massenansturm Napoleons mit seinen »zwölfsprachigen« multinationalen Invasions-Armeen, die den russischen allein zahlenmäßig fast dreifach überlegen waren, bis nach Moskau zurückwichen,

noch im Krim-Krieg *1853–1856*, als die ersten Dampfschiffgeschwader 60000 Mann der Türkei, Frankreichs und Großbritanniens, bei Jewpatorija absetzten (1854) und das südlich gelegene Sewastopol auf der Krim belagerten,

noch *1914*, als die Russen vor den Truppen Kaiser Wilhelms zurückweichen mußten und im Frieden von Brest-Litowsk fast ein Fünftel ihrer westlich des Urals gelegenen Gebiete preisgaben,

noch als die zahlreichen Invasionsarmeen des Westens mit denen der Vereinigten Staaten und Japans *1918* drei Viertel der riesigen SU im Westen, Osten, Süden und Norden besetzten, um die neu gebildete sozialistische Regierung nach ihrer erfolgreichen Oktoberrevolution zu zerschlagen,

noch *1941* gab es eine russische Dampfwalze, als Hitler für seinen Lebensraum die Urkaine »benötigte« und seinen Truppen, fünf Millionen Soldaten aus ganz Europa – eine wirkliche Dampfwalze –, versprach, daß sie in wenigen Monaten die Sowjetunion zerschlagen und Weihnachten den Blitz-Sieg zu Hause feiern könnten.

Immer wieder fand der Krieg auf russischem Boden statt mit einer aus dem fernen Osten einbrechenden oder europäischen Übermacht, die in den russischen Raum vordrang. Die großen »Vaterländischen Kriege« waren verursacht durch westliche Raubzüge in das Gebiet unseres östlichen Nachbarn. Immer wurde das russische Land verwüstet, seine Menschen getötet, ihre Arbeit vernichtet. Das Ziel war die Metropole Moskau, und alle Einfälle endeten in oder vor Moskau mit der endgültigen Niederlage der Invasoren.

Heute, bei der großen Technisierung, heißt die Dampfwalze schlicht »konventionelle Überlegenheit des Warschauer Paktes«. Überall wird ein kolossaler militärischer Vorsprung und technische Überlegenheit der im übrigen in jeder Hinsicht »zurückgebliebenen« Sowjetunion von uns konstruiert, sei es in bezug auf die Atombewaffnung, die Raketen, die sogenannten »Killersatelliten« oder die konventionelle Bewaffnung. Die gewinnträchtigen Rüstungsindustrien des überrüsteten Westens müssen ständig nachrüsten, und von der USA bis zur BRD liegen aus ihrer Sicht immer alle hoffnungslos gegenüber der bedrohlichen Dampfwalze Sowjetunion zurück, die auch heute schon wieder unter Dampf stehen soll, um uns zu überrollen.

4. Definition des Angreifers Afghanistan

In der Geschichte wurde immer der Angegriffene, wie z. B. 1939 Polen, der Angriffslust bezichtigt, bevor der wirkliche Angreifer, in diesem Falle Hitler, in das Land einfiel. Jedem Überfall, Blitzkrieg, jeder Eroberung geht voraus, daß der Gegner der eigenen Vorhaben beschuldigt wird. »Seit heute 5 Uhr früh wird zurückgeschossen« (Hitlers Rede nach dem Überfall auf Polen vom 1.9.1939). Jede Aufrüstung wird »nur« als Nachrüstung, jeder militärische Angriff als lebensnotwendige »Vorwärts«-Verteidigung propagiert, weil der Feind auf dem Sprung stehe. Jede Kriegsforschung, Waffenentwicklung, auch das SDI-Programm dienen heute nur dazu, dem hinterhältigen und »übermächtigen« russischen Gegner zuvorzukommen.

Wenige Tage nach der Ernennung Hitlers zum Reichskanzler hatte am 6. Februar 1933 die Sowjetunion auf der Abrüstungskonferenz in Genf als Definition des Friedensbrechers vorgeschlagen, denjenigen als Angreifer zu bezeichnen,

1. der einem anderen Staat den Krieg erklärt;
2. dessen Truppen auch ohne Kriegserklärung in das Gebiet eines anderen Staates eindringen;
3. dessen Land-, See- oder Luftstreitkräfte das Gebiet eines anderen Staates bombardieren oder Schiffe bzw. Flugzeuge des letzteren angreifen;
4. dessen Land-, See- oder Luftstreitkräfte innerhalb der Grenzen eines anderen Staates ohne Erlaubnis der Regierung des betreffenden Staates abgesetzt oder gelandet werden;
5. der eine Seeblockade der Küsten oder Häfen eines anderen Staates errichtet.

Dem Vorschlag wollte sich keine Großmacht anschließen, während die kleinen Länder ihn unterstützten.

Vielleicht sollte hier kurz auf den Unterschied zwischen dem Einmarsch der sowjetischen Truppen in *Afghanistan* (→ Ursachen des Zweiten Weltkriegs) und dem der Invasionstruppen der Vereinigten Staaten in Grenada hingewiesen werden. Die sowjetischen Soldaten marschierten im Dezember 1979 »auf oder ohne« Wunsch der damaligen afghanischen Regierung, mit der Moskau befreundet und mit einem Beistandspakt verbunden war, in das ihnen benachbarte Land ein. Ob wir glauben, daß sie »mit oder ohne« Hilfsersuchen einmarschierten, ist davon abhängig, ob wir den westlichen Nachrichtenagenturen glauben oder den östlichen und afghanischen. Nach dem Einmarsch befinden sich jetzt mehr sowjetische Truppen auf einem Staatsgebiet, das vorher schon kommunistisch war, dessen Militär mit sowjetischen Waffen beliefert, von sowjetischen Offizieren ausgebildet und beraten wurde und das auch nach dem Einmarsch weiterhin kommunistisch ist. Die Truppen aus dem Nachbarland Sowjetunion sind mit Zustimmung der Regierung Kabuls dort. Schon lange vor dem Einmarsch war Afghanistan eine sozialistische Republik mit enger Zusammenarbeit mit der Sowjetunion. Es bestand zwischen beiden Ländern ein Freundschaftsvertrag und ein Hilfsabkommen auf militärischem Gebiet.

Die freundschaftlichen und vertraglichen Bande bestanden seit der Oktoberrevolution 1919 mit König Aman Ullah, der gegen die Briten Krieg führte, um seine Unabhängigkeit zu gewinnen, bis zu seinen Nachfolgern Sahir Schah und dem Ministerpräsidenten und späteren Staatschef Mohammed Daoud, die das Land regierten. Sie fühlten sich bedroht von den prowestlichen CENTO-Staaten, Iran und Pakistan, nicht aber von der Sowjetunion. Seit der sozialistischen Aprilrevolution 1978 wurde die Zusammenarbeit mit der »Demokratischen Republik Afghanistan« und Moskau noch enger. Am 5.12.1978 wurde ein 20-Jahres-Vertrag der Freundschaft und Zusammenarbeit zwischen dem Mohammedaner Taraki und der Sowjetunion, den beiden befreundeten Nachbarländern abgeschlossen. Die Bevölkerung lebte in einem rückständigen, halbfeudalen Land. Fast alle Menschen waren Analphabeten, mit tiefverwurzelter orthodox mohammedanischer Religion. Das moderne Denken einer sozialen und politischen Erneuerung wurde in der Literatur vorbereitet durch die afghanischen Dichter Benawa und Gul Pacha Ulfat.

Die islamische Bevölkerung der heute 15 Millionen Einwohner Afghanistans setzt sich aus 90 Prozent Sunniten, der Rest aus Schiiten und Hindus zusammen. Der sozialistische Staat in Kabul, der sich eng an das sowjetische Vorbild anschloß, hatte nach der Revolution das Bestreben, möglichst schnell das Land aus seiner Rückständigkeit herauszuführen. Dies wurde versucht durch weitgehende sozialistische Reformen des Staates, Umverteilung von Land und Wasser, Kampf gegen den Analphabetismus, Ablegung des Parantschik (weibliches Oberkleid mit Schleier zum Verhüllen des Gesichts) und Gleichstellung der Frau gegen den Widerstand der Männer, allgemeine Schulpflicht für beide Geschlechter, was den verstärkten und unerbittlichen Kampf der Mudschahedins hervorrief.

Die Mullahs, bei den Sunniten Ehrenbezeichnung für die islamischen Würdenträger, sind auf seiten des Clans der Reichen für Erhaltung des Analphabetismus, für Erhaltung der barbarischen Unterdrückung der Frauen, für Erhaltung ihrer rückständigen Diktatur und Erhaltung ihres Gottesstaates. Nur Not und Leid führen nach ihrer Meinung die Menschen zum Islam und halten sie beständig in Abhängigkeit von der strengen Lehre der Mullahs. Der Krieg erscheint für sie als das beste Mittel, um Reformen und soziale Verbesserungen zu verhindern und auszurotten. Krieg bis zum Sieg, denn nur »mit dem Blut der Märtyrer wird der Baum des Islams getränkt«. Dieser »islamische Glaubenskrieg« gegen die Heiden Kabuls wurde und wird unterstützt durch die »moslemischen Brüder« der arabischen Staaten von Saudi-Arabien bis zum Iran.

Zur Zeit der iranischen Revolution unter Ayatollah Khomeini rebellierten in den Bergen des hohen Hindukusch an der Grenze nach Pakistan islamische Stämme, denen sich auch reguläre Truppen anschlossen, gegen die rechtmäßige Regierung in Kabul des stark moskau-orientierten Hafisollah Amin. Diese Aufstände waren der Ausgangspunkt für den Einmarsch sowjetischer Truppen auf Grund bestehender Verträge mit Kabul. Bereits vor der sozialistisch-kommunistischen Aprilrevolution

1978 hatten die früheren afghanischen Herrscher unter König Mohammed Sahir Schah und Mohammed Daoud (1909–1978) sowjetische Militärberater mit dem Ausbau und der Ausbildung ihrer Truppen beauftragt.

Die sowjetischen Streitkräfte, die am 27. Dezember 1979 ins Land kamen, bewirkten keinen Umsturz, keine Systemveränderung, keine Revolution, keine Eroberungen. In der Bürgerkriegssituation mit moslemischen Stammeserhebungen in den Berggebieten an der pakistanischen Grenze war ein Eingreifen der Sowjetunion vertraglich vorgesehen, da einerseits Kabul feststellte, diese Wirren seien auf ausländische Kräfte, Pakistan, China, den Iran und insbesondere die USA, zurückzuführen. Die Aufständischen erhielten und erhalten laufend von diesen und allen islamischen Staaten bis Ägypten umfangreiche Waffenhilfe, von Amerika allein jährlich 460 Millionen Dollar. Die »Rebellen« gegen Kabul, oder wie diese im Westen benannt werden »Freiheitskämpfer« gegen den Kommunismus, versuchten und versuchen die bestehende afghanische Regierung zu stürzen. Zum anderen bestand und besteht ein ratifiziertes Hilfsabkommen zwischen Afghanistan und der UdSSR. Auf jeden Fall sind die sowjetischen Truppen mit Zustimmung der amtierenden Regierung im Land.

Die amerikanischen Truppen dagegen landeten am 25. Oktober 1983 gegen den Willen der seit 1974 unabhängigen und rechtmäßigen Regierung Grenadas auf der Insel und besiegten mit ihren Invasionstruppen das damalige sozialistenfreundliche Regime des New Jewel Movement. Sie errichteten eine Gegenregierung, die ihrem »amerikanisch-freiheitlichen« System entsprach und setzten einen ihnen ergebenen Generalgouverneur ein. Mrs. Thatcher, die britische Premierministerin, sagte damals, man könne nicht einfach in ein anderes Hoheitsgebiet eindringen, weil einem das dortige Regime nicht zusage und etwas Neues errichten, was einem entspräche.

Es ist ein entscheidender völkerrechtlicher Unterschied, ob eine Weltmacht in ein Land eindringt, um das bestehende System zu unterstützen oder um es zu beseitigen.

Im ersteren Fall handelt es sich um eine Hilfestellung zur Erhaltung der freundschaftlich gesinnten Regierung, im zweiten um eine kriegerische Handlung zur Ausdehnung des eigenen Interessengebietes und eine offene Aggression zur Beseitigung der bestehenden Verhältnisse. Zum Beispiel liegt ein Einmarsch von US-Truppen im befreundeten Honduras zur Unterstützung der dortigen Regierung auf einer ganz anderen Ebene, als es ein Einmarsch in Nicaragua zum Sturz der dortigen Regierung wäre.

5. Politik der Stärke und der 40jährige Friede

Man sagt, mit dem Osten könne man nur aus der Position der Stärke verhandeln. Tatsächlich war in all den Jahrzehnten seit Bestehen der sowjetischen Geschichte immer der Westen im Bündnis mit der unumschränkten Welt- und Wirtschaftsmacht der Vereinigten Staaten industriell und militärisch der Sowjetunion bei weitem überlegen.

Bereits im August 1945, noch kurz vor dem Ende des Weltkrieges, erprobten die USA Atombomben über unverteidigten japanischen Städten, Hiroshima und Nagasaki. Sie hatten eine Monopolstellung bezüglich und infolge dieser Waffe in der Welt, ebenso mit der neu entwickelten und noch wirksameren H-Bombe.

Einige Jahre später hatten die Vereinigten Staaten bereits die interkontinentalen strategischen Bomber im »Einsatz« für den Eventualfall, die an den Grenzen zur SU Tag und Nacht – mit Atombomben beladen – ihren »Dienst« taten und eine gefährliche Ausweitung des Kalten Krieges und eine Bedrohung der SU darstellten.

Mitte der fünfziger Jahre setzten die USA Atom-U-Boote auf den Weltmeeren ein. Es folgten die atomaren Flugzeugträger und die Raketen mit einzeln lenkbaren Mehrfachsprengköpfen.

Wer immer wieder vorrüstete und wer tatsächlich gezwungen wurde nachzurüsten, belegt eine chronologische Tabelle der »Frankfurter Rundschau« vom 28.11.1978:

Waffensystem	Jahr der Einführung USA	UdSSR
Atombombe	1945	1950
Wasserstoffbombe	1953	1954
Langstreckenbomber	1953	1957
Mittelstreckenraketen	1953	1959
Interkontinentalraketen	1955	1957
Atom-U-Boote	1956	1962
U-Boot-Rakete für Unterwasserabschuß	1959	1968
Anti-Raketen-Raketen	1960	1961
Raketen mit Mehrfachsprengköpfen	1964	1972
Raketen mit mehreren, einzel lenkbaren Sprengköpfen	1970	1975

Diese Tabelle kann in neuerer Zeit ähnlich fortgesetzt werden, z. B.

Neutronenwaffen	1981	–
Flugzeugträger	13 Stück	1 Stück, Dez. 1985
Flugzeugträger im Bau	3	1

Die SU hatte diesen militärischen Pioniertaten der USA jeweils nichts Gleichwertiges entgegenzusetzen. Sie lag seit 1945 qualitativ und quantitativ in der Entwicklung neuer Waffen weit zurück. Ein militärisches Gleichgewicht konnte sich nach dem Zweiten Weltkrieg nicht einpendeln, da durch die Indienststellungen ständig neuer kriegsentscheidender Waffensysteme in den USA der militärische Kräftevorsprung laufend zugunsten des Westens erhalten blieb. Erst in den letzten Jahren gelang es der Sowjetunion ein »Gleichgewicht des Schreckens« zu erzielen. Immer wieder wird der Versuch gemacht, die einmal besessene militärische Vormachtstellung wieder zu erlangen und dann für alle Zeiten zu zementieren. Heute wird in diesem Sinne versucht, diese kriegerischen Pionierleistungen auf den Weltraum auszudehnen, um durch eine neue Globalstrategie das militärische Kräftegleichgewicht endgültig zum Vorteil der Wirtschaftsmacht USA zu stabilisieren.

Die Vereinigten Staaten sprachen mit Moskau immer aus einer Position der Stärke. In all den Jahrzehnten der Geschichte, während derer der Westen übermächtig war, fanden keine Verhandlungen für die Festigung des Friedens statt, und die USA konnten sich als Weltpolizei fühlen und versuchten, das Weltgeschehen weitgehend zu diktieren. Der militärische Rüstungskomplex wurde mit gigantischen Summen weiter aufgebläht. Heute, nachdem die SU ungefähr gleichgezogen hat, werden Billionen für eine »Nach«-Rüstung des Westens ausgegeben und bereits Milliarden für das neue SDI-Programm bereitgestellt, um angeblich besser aus der »Position der Stärke«, der »big stick policy«, reden zu können.

In der amerikanischen Außenpolitik spielte diese Politik der Stärke bereits im 19. Jahrhundert bei der Expansion nach Übersee eine wichtige Rolle. Sie drückte die unverhohlene Drohung mit dem »großen Knüppel« aus, das heißt die Ankündigung von Gewaltanwendung mittels der militärischen Überlegenheit der USA.

Präsident Theodore Roosevelt (1858–1916) nahm für die USA das Recht in Anspruch, sich als Polizeimacht in Lateinamerika unter Ausschaltung aller anderen Mächte einzumischen. Von 1905 bis 1916 erfolgten Interventionen in der Dominikanischen Republik, Kuba, Nicaragua, Mexiko und Haiti im Sinne der Politik Nordamerikas. Diese Länder kamen politisch, wirtschaftlich und militärisch unter die Kontrolle der USA, die den Weg freimachte für die wirtschaftliche Beherrschung durch die nordamerikanischen Firmen und Konzerne wie United Fruit Company, Standard Fruit und Steamship Co. Sie beherrschten und beherrschen nicht nur die Wirtschaft, sondern die gesamte Infrastruktur der Länder mit dem Eisenbahnnetz und den Häfen. Ständige weitere Interventionen in Südamerika, verbunden mit der Beherrschung durch den Dollar, kennzeichnen die Politik der USA.

Nach dem Zweiten Weltkrieg verkündete am 12.3.1947 Präsident Harry S. Truman im Kongreß in Washington den »Kreuzzug gegen den Kommunismus«. Sein Nachfolger im Amt, Präsident Eisenhower, und insbesondere dessen Außenminister John Foster Dulles, die graue Eminenz Washingstons, führten diese aggressive Politik weiter. Dadurch kam es zum Kalten Krieg, ein Diktum des damaligen Präsidenten der UN-Atomkommission und Leiters des Koordinierungsausschusses der US-Rüstungsindustrie Bernard M. Baruch. Der Kalte Krieg wurde zum Sinnbild der Strategie der Brüder Dulles. Allen Welsh Dulles war von 1953 bis 1961 Leiter des CIA und sein Bruder John Foster Dulles von Januar 1953 bis April 1959 Außenminister der Vereinigten Staaten. Er bezeichnete seine »starke« Außenpolitik als ein »Balancieren am Rande des Krieges«. Diese in den USA mit Erfolg angewendete »Politik der Stärke« stützte sich wieder auf den »big stick«, in diesem Fall auf die alles vernichtende Atombombe, den tödlichen und gefürchteten Knüppel der USA, den diese bereits so »erfolgreich« in Japan angewendet hatten und mit dessen Monopolbesitz sie glaubhaft drohen konnten. Mit dieser »Politik der Stärke« hofften die Vereinigten Staaten, die Welt vom »Weißen Haus« in Washington aus regieren zu können.

John Foster Dulles verfolgte mit Nachdruck die Politik der Stärke gegenüber dem Ostblock, die sich einmal auf die »massive Vergeltung« (»massive retaliation«) mit Nuklearwaffen und zum anderen auf die »kollektive Sicherheit« mittels Militärpakten wie NATO, SEATO, CENTO, ANZU gründete. Diese Pakte sollten den Kommunismus wie ein Netz strategisch umgeben und einschnüren. Mit der Strategie des »roll back« sollte die SU aus ihren Freundschaftsverbindungen in Mittel- und Osteuropa und aus Süd- und Südostasien zurückgedrängt werden, wie dies einst kurz nach der Oktoberrevolution schon Lord Curzon versucht hatte.

Dulles konnte sich auf das militärische Übergewicht in der atomaren Bewaffnung gegenüber der SU stützen, das die Grundlage der »massiven Vergeltung« darstellte. »Auf jeden feindlichen Angriff«, gleich mit welchen Waffen er vorgetragen würde, sollte mit einem »vernichtenden atomaren Gegenschlag der USA« geantwortet werden. In dieses System der »brinkmanship«, d. h. der Bereitschaft, »bis an den Rand des Abgrunds zu gehen«, band er auch die BRD ein, indem er Militärbeiträge von ihr forderte und sie erfolgreich in die NATO eingliederte. Diese »flexible response« entspricht der NATO-Strategie mit der gleichzeitigen Weigerung, auf den Ersteinsatz von Atomwaffen zu verzichten.

Alle Präsidenten der Vereinigten Staaten verfolgten die gleiche militärische Strategie, mit einem Übergewicht an neuen, modernen Waffen ihrem Antipoden überlegen zu sein. Präsident Gerald R. Ford sprach im März 1976 von einer »Politik für den Frieden durch Stärke« und lehnte im Gefühl der Überlegenheit eine Entspannung (»Détente«) ab.

Der »Politik der Stärke« hat Präsident Reagan seit seinem Amtsantritt zu neuer Blüte verholfen. Rudolf Augstein schreibt in einem Spiegel-Artikel (Nr. 15/1983):

> »Je weniger bedrohlich der russische Bär auftritt, ... desto mehr Sprengstoff wird auf deutschem Boden zwecks Bedrohung aufgehäuft, desto ideologischer fallen die Vergleiche aus, desto mehr Angst wird auf einem potentiellen Kriegsschauplatz plakatiert, der in sich, nahezu oder absolut, sicher ist, jedenfalls vor dem potentiellen Angreifer.«

Das dünnbesiedelte Rußland hat, wie bereits dargelegt wurde, immer wieder abenteuerlustige Führer und Staaten angezogen, die versuchten, auf Kosten seiner Gebiete ihren eigenen Lebensraum zu vergrößern.

Die SU ist nicht überbevölkert und hat keine Arbeitslosen. Sie hat viel freies, ökologisch gesundes Land im Osten und ist reich an allen notwendigen Bodenschätzen dieser Erde. Sie hat keinen Grund, in umweltverseuchte Gebiete des Westens einzufallen. Sie hat sicher auch nicht den Wunsch, sich die Handvoll Dissidenten wieder zurückzuholen, die sie mit Schwierigkeiten aus ihrem Staatsgebiet entlassen konnte.

Wäre Rußland in seiner Geschichte militärisch stärker gewesen, dann wäre es sicher nicht zu den vielen Überfällen auf dieses Land gekommen. Die potentiellen und wirklichen Angreifer suchen seit Jahrhunderten leichten Erfolg in dünnbesiedelten, wertvollen Gebieten.

Wir rühmen uns mit Recht eines 40jährigen Friedens nach

dem Zweiten Weltkrieg. Wie wir wissen, verdanken wir diesen unserer starken NATO und den amerikanischen Atomraketen auf unserem Boden – so wird es uns eingeredet. Vielleicht betrachten wir die Sache einmal von der anderen Seite. Wir stellen dann fest, daß sich die SU nach dem letzten Weltkrieg ein großes militärisches Kräftepotential geschaffen hat, und seitdem herrscht tatsächlich Friede in Europa.

Truman riskierte bereits beim Ausbruch des Korea-Krieges, nicht mehr auf den Rat seines Asien-Haudegens General MacArthur zu hören und Atomraketen einzusetzen, da inzwischen die SU ebenfalls im Besitz dieser entsetzlichen Waffe war.

Ähnlich ging es den nachfolgenden Präsidenten der Vereinigten Staaten, die den längsten Krieg in der Geschichte ihres Landes gegen ein kleines, unbedeutendes asiatisches Volk führten, das die Sicherheit der USA nicht im geringsten bedrohte. Sie warfen auf dieses unglückliche Land mehr Bomben, als im ganzen Zweiten Weltkrieg insgesamt auf Eurasien abgeworfen worden waren, wagten aber von Eisenhower bis zu Johnson und Ford nicht mehr, obwohl dies immer wieder erwogen wurde, den Atom-Knüppel zur vollkommenen Vernichtung und Niederwerfung des kleinen ostasiatischen Landes, wie einst gegen Japan, anzuwenden. Der Grund dieser militärischen Zurückhaltung waren keine humanen Überlegungen, sondern allein die Gefahr des Bumerangeffektes gegen den, der die Atombombe anwendet, seitdem die Sowjetunion eigene Trägerraketen entwickelt hatte.

Der Sputnik war für die Amerikaner die erschütterndste Bedrohung in ihrer ganzen Geschichte. Dadurch war es denkbar geworden, daß die Atombombe, die nun auch die UdSSR besaß, mit Hilfe der interkontinentalen ballistischen Raketen wie ein Bumerang wieder nach den Vereinigten Staaten zurückkommen würde. Wer diese Tage Anfang Oktober 1957 in Amerika miterlebt hat, wird die hysterische Aufregung des Sputnik-Schocks, der alle bisherigen Gefahren verblassen ließ, nie wieder vergessen. Man hatte bei dem vom sowjetischen Erdsatelliten ausgestoßenen »Piep-Piep-Piep« das Gefühl, einen unmittelbar bevorstehenden Weltuntergang am eigenen Leib erfahren zu müssen.

Als in den USA die hektische Kommunisten-Verfolgung von 1954 noch alle bewegte und die Austilgung des Einflusses der Linken nationales Gebot war, war es ausgerechnet diesen »rückständigen« Kommunisten in Moskau gelungen, den Westen wissenschaftlich und technisch zu überflügeln und einen Flugkörper um den Globus zu lenken – obwohl diese »Wissenschaftler in Anführungszeichen«, wie uns bis dahin frohlockend gelehrt worden war, ohne unsere »Freiheit« niemals über selbständiges, unabhängiges Denken verfügen könnten.

Trotz der sowjetischen Ankündigung, als Beitrag für das Geophysikalische Jahr einen Satelliten zu starten, hatte es im Westen niemand ernstlich für möglich gehalten, daß ein kommunistischer Wissenschaftler über das vorerarbeitete Wissen des Westens hinaus in unbekannte, neue Gebiete vorstoßen könnte.

Vielleicht hat die technisch-militärische Stärke der SU in den letzten Jahrzehnten ermöglicht, militärische Ambitionen auf ihr dünnbesiedeltes Staatsgebiet und auf ihre Anrainer-Staaten zu verhindern.

6. Die Sowjetunion als Hort der Unfreiheit

Wir sollten uns daran erinnern, daß beide Weltkriege mit der Propaganda-Parole »Befreiung aus unhaltbaren Zuständen« mit dem Vormarsch über unsere Grenze hinaus begannen. Die sogenannten »Menschenrechtsverletzungen« im Sudetenland und in den polnischen Gebieten bildeten den Vorwand zu einer aggressiven und militärischen Politik, die schließlich zum Krieg führte. Im Ersten Weltkrieg gab es noch keine Kommunisten, da waren die Slawen in unserem »kaiserlichen Wortschatz« ganz schlicht Untermenschen, dann im Zweiten Weltkrieg waren sie nach unserem nationalsozialistischen Jargon bolschewistisch-jüdische Untermenschen und nachdem die Juden von uns vergast worden sind, sind es die Kommunisten. Wir sprechen heute von dem Bösen im Osten an sich, von den unmenschlichen Kommunisten, von deren Einfluß die östliche Welt durch uns erlöst werden müsste, damit der Bazillus nicht nach dem Westen übergreifen könne.

Rußland, das Land der Unfreiheit, das Reich der Mongolen, wird gleichgesetzt mit Barbarei. »Die Russen« wirken auf uns besonders fremd wie einst die Ostjuden, Polen und die »gelben« Chinesen. Deutschland und die USA stehen, was man schon aus den Einreisebestimmungen erkennen kann, den slawischen Rassen, dem Hort der Finsternis, gleich überheblich und arrogant gegenüber. Professor Hacker, leitender Psychiater in Wien und Los Angeles, schreibt:

> »Das amerikanische Ethos von Demokratie und Gleichheit mußte schon in der Gründerzeit irgendwie mit der praktischen Politik des Rassenhasses in Einklang gebracht werden. Im geschichtsverfälschenden Mythos wurden die Indianer, gleich den heutigen Russen, zur gesichtslosen Masse und Meute. Die weißen Siedler dagegen sind einsame, heldische Individualisten auf der Suche nach Freiheit und Abenteuer, die nur Gott fürchten und außerdem höchstens noch, daß jemand sie als Schwächling ansehen könnte.« (»Aggression. Die Brutalisierung der modernen Welt«, Friedrich Hacker, 1971)

General William T. Sherman sagte im Sezessionskrieg (1861–1865) auf seinem »Destructive March to the Sea«, dem »Zerstörungsfeldzug« auf dem Weg durch Georgia, bei der Einäscherung der Stadt Columbia: »Nur ein toter Indianer ist ein guter Indianer.« Dieser Satz wird heute sinngemäß für die Kommunisten, die Außenseiter der Menschheit, angewandt.

So ist es kein Wunder, daß nach Hitlers Ausrottungsversuch die BRD und die Vereinigten Staaten wieder zu den heftigsten Kämpfern gegen den östlichen Kommunismus wurden. Die Abneigung gegenüber fremdländischen Rassen und Religionen ist im Menschen psychisch verankert und wird in diesem Fall auf die Ideologie des Kommunismus, der sich hartnäckig gegenüber unserem Weltbild behauptet, übertragen. Hitlers Kampf gegen den Bolschewismus erscheint vielen gerechtfertigt, wenn auch seine Ausführung getadelt wird. Der versäumte Kampf der Deutschen gegen den Faschismus wird durch einen strikten Antikommunismus kompensiert und fördert damit verspätete Selbstgerechtigkeit.

In Frankreich und Italien haben wir eine ganz andere Einstellung zum Osten, keine negative Rassen-»Sensibilität« gegenüber den Slawen und damit auch keine Vorbehalte gegenüber der Ideologie, die von ihnen praktiziert wird. In den romanischen Ländern haben die kommunistischen Parteien starke politische Positionen. Unter Mitterand konnten Kommunisten als gute Franzosen sogar Minister werden.

Bei uns ist das negative Bild der Sowjetunion geprägt von der Revolution der Armut und Unzulänglichkeit, vom Alleinherrscher Stalin, der das Land mit eiserner Hand zur Industrialisierung, zum Überleben und Widerstand gegen die überlegene Hitlerinvasion zwang. Eine Teilschuld am Antikommunismus tragen sicher auch die Kommunisten mit ihrer dogmatischen Einstellung selbst. Aber unser Antibolschewismus ist noch anderer Art. Er ist älter und sitzt tiefer als der bestehende Bolschewismus und geht über die Einstellung gegen den Osten hinaus. Er ist gefärbt von einem bürgerlichen Standesdünkel gegenüber allem Proletarischen. Er wurde immer gespeist auch von den vielen eleganten und ungeheuer reichen russischen Emigranten der Revolutionszeit, die sich in Europa und Amerika niederließen und die so viel Kultur und Kunstgegenstände aus ihrem Zarenreich mitbrachten. Außerdem brachten sie einen unüberwindlichen Haß gegen ihre einstigen revolutionären Diener und Arbeitssklaven mit, die nun in Moskau regierten. Die gebildeten Dissidenten, die im Gegensatz zum sozialistischen Staat stehen und in ihm keine Wirkungsmöglichkeit sehen, während sie ihnen der Westen in reichem Maße eröffnet, sind die einzigen Dolmetscher des Westens zum »Verständnis« des Ostens. Sie sind die Berater der Präsidenten der Vereinigten Staaten, die damit glauben, aus erster Hand und objektiv unterrichtet zu sein.

In der antikommunistischen Haltung sind sich alle Parteien des Bundestags der BRD einig. Mit der Kampfansage gegen den Kommunismus und damit gegen die Sowjetunion war es für Deutschland leichter, seine geschichtliche Verantwortung für die Vergangenheit zu verdrängen und die Alleinschuld für Gegenwart und Zukunft der Sowjetunion anzulasten. Die »linke« SPD brachte unter Willy Brandt den Radikalenerlaß gegen die Kommunisten und unter Helmut Schmidt die Pershings in Stellung gegen Moskau. Bereits Kurt Schumacher, der erste SPD-Führer nach dem Zweiten Weltkrieg, versuchte 1945 in Abgrenzung gegen den Kommunismus sofort, Nazis mit den Kommunisten gleichzusetzen, nachdem diese, nach Mord und KZ dezimiert, gerade aus der Illegalität wieder auftauchen konnten. Er sprach von den Kommunisten als »rotlackierten Nazis«, denen er unversöhnlichen Kampf ansagte. Das Band des Zusammenhalts der Parteien und der westlichen Länder war die Parole der »Freiheit« und ein strikter Antikommunismus, der zur herrschenden Ideologie des Westens wurde.

Der Osten hört 1985, vier Jahrzehnte nach dem Zweiten Weltkrieg, wie sudetendeutsche Verbände im Nachkriegsdeutschland der BRD ganz offen »von ihrem Land im Osten« sprechen oder selbstherrlich wieder feststellen dürfen: »Schlesien bleibt unser.«

In endlosen Trecks sind die Flüchtlinge vor den sowjetischen Armeen geflohen, die im Vormarsch auf Berlin waren. Nicht alle sind mit Gewalt vertrieben worden. Viele von ihnen waren einst die Nutznießer unserer »Ostmark«, waren mit der Besetzung durch Hitler dorthin gekommen und haben sich rechtzeitig absetzen können. Sie waren die ersten, die mit Hitler nach dort gekommen waren und die ersten, die von dort wieder weggingen. Heute, nachdem diese Gebiete in Jahrzehnten von der dortigen Bevölkerung wiederaufgebaut worden sind und Gras über die Gräber gewachsen ist, rufen sie wieder nach »unserer Heimat im Osten«, obwohl ihre bereits erwachsenen Kinder ihre Heimat im Westen gefunden haben und keine Sehnsucht nach dem Osten verspüren.

Für unsere Ostgrenzen haben wir völkerrechtliche Erklärungen im Warschauer Vertrag vom 7.12.1970 (in Kraft seit 3.6.1972) über die »Grundlagen der Normalisierung und die territoriale Integrität Polens« abgegeben und den »Vertrag zwischen der Bundesrepublik Deutschland und der Union der Sozialistischen Sowjetrepubliken« über Gewaltverzicht und Normalisierung der Beziehungen vom 12. August 1970 in Moskau unterschrieben und am 17. Mai 1972 in Bonn ratifiziert. Dieser Vertrag ist unkündbar und verbindlich. Im Artikel 3 des Vertrages heißt es wörtlich:

»In Übereinstimmung mit den vorstehenden Zielen und Prinzipien stimmen die Bundesrepublik Deutschland und die Union der Sozialisti-

> schen Sowjetrepubliken in der Erkenntnis überein, daß der Friede in Europa nur erhalten werden kann, wenn niemand die gegenwärtigen Grenzen antastet.
> – Sie verpflichten sich, die territoriale Integrität aller Staaten in Europa in ihren heutigen Grenzen uneingeschränkt zu achten;
> – sie erklären, daß sie keine Gebietsansprüche gegen irgend jemand haben und solche in Zukunft auch nicht erheben werden;
> – sie betrachten heute und künftig die Grenzen aller Staaten in Europa als unverletzlich, wie sie am Tag der Unterzeichnung dieses Vertrages verlaufen, einschließlich der Oder-Neiße-Linie, die die Westgrenze der Volksrepublik Polen bildet, und der Grenze zwischen der Bundesrepublik Deutschland und der Deutschen Demokratischen Republik.«

Außerdem haben wir folgerichtig die Schlußakte der KSZE in Helsinki am 30.7./1.8.1975 über die Unverletzlichkeit der bestehenden Grenzen unterschrieben.

Warum werden solche bindenden Verträge immer wieder in Frage gestellt?

Unsere heutige Einstellung zum Osten sollte sich von der verblendeten und selbstherrlichen bisherigen Haltung in der deutschen Geschichte deutlich unterscheiden. Wie wäre es, wenn die DDR über den Kopf der BRD hinweg Ansprüche auf Elsaß-Lothringen erheben oder sich anmaßen würde: »Südtirol bleibt unser«? Es erscheint uns absurd, doch das Verlangen einiger maßgebender Kreise der Bundesrepublik Deutschland, die Grenzen im Osten neu zu diskutieren, gilt für uns immer noch als eine berechtigte Forderung.

V. Wirtschaftliche Lage

Moskau blickt nach Osten

Die wirtschaftliche Zukunft der SU liegt im Osten ihres Territoriums, vielleicht auch die Europas. Unsere Wirtschaftsexperten kommen ins Schwärmen, wenn sie an die wirtschaftlichen Möglichkeiten denken, die das riesige Land unseren Industrien bei besserer bilateraler Zusammenarbeit eröffnen würde. Für Generationen hätte unsere Volkswirtschaft keine Sorgen und Arbeitslosen mehr. Vor unserer Haustür liegt die Weltmacht SU mit den auch für uns größten wirtschaftlichen Möglichkeiten, wie wir sie uns im Traum nicht besser vorstellen können.

Berthold Beitz, kein Kommunist, sondern der Vorsitzende des Aufsichtsrats von Krupp, der für die Ausweitung des Osthandels aktiv eintritt, verfolgt die schlechten Beziehungen zwischen den Blöcken mit großer wirtschaftlicher Sorge. »Der Handel mit der SU würde uns aller Wachstumssorgen entheben« (SZ, Nr. 258, 1984). Und Otto Wolff von Amerongen, Vorsitzender des Ostausschusses der Deutschen Wirtschaft, sieht in der BRD und der SU zwei Volkswirtschaften, die sich auf das beste ergänzen würden. Am Ende des Jahres 1984 sagte er:

> »Dem Rohstoffmangel in der Bundesrepublik steht ein weites Angebot an Liefermöglichkeiten moderner Technologien gegenüber, während umgekehrt die UdSSR bei großem Kapital- und Technologiebedarf über ein vielfältiges Angebot an erschlossener oder noch erschließbarer Energie und Rohstoffen verfügt.
> Ich meine, die weitere Erschließung der enormen sowjetischen Energiereserven, der größten der Welt, die überwiegend in den wenig erschlossenen und klimatisch extremen Landesteilen liegen, ist auch aus westlicher Sicht sehr sinnvoll; alle Länder, die auf Energieimport angewiesen sind – (und wer ist das nicht?) – können dies nur begrüßen.« (SZ, Nr. 258, 1984)

Ganz Europa würde von der wirtschaftlichen Zusammenarbeit mit der SU profitieren. Die SU sucht für die Verwirklichung neuer industrieller Investitionsvorhaben im Umfang von vielen Milliarden DM laufend potente Partner im Westen. Und unsere industriellen Führungskräfte bestätigen übereinstimmend, daß die Sowjetunion einer der zuverlässigsten Wirtschaftspartner der Welt ist.

Für die nächsten Jahre sind insbesondere Neuanlagen auf dem Sektor der Rohstoffgewinnung und der Grundstoffindustrie von der UdSSR ausgeschrieben worden. So sollen ca. 3 Milliarden Dollar für die Gewinnung von Erdgas und Erdöl, die Kohleverflüssigung, die Erschließung neuer Kohle- und Kupfervorkommen, die Errichtung neuer Anlagen für die chemische Produktion und metallurgischer Betriebe sowie den Ausbau entsprechender Werke für die Autobauproduktion und den Bau der Pipelines von der UdSSR für die Beteiligung westdeutscher Unternehmen bereitgestellt werden. Diese Großprojekte liegen diesseits des Ural und reichen bis nach Sibirien und auf den Festlandsockel der Barentssee sowie bis zur Insel Sachalin. Die Vorhaben würden allein für die BRD eine halbe Million Arbeitsplätze bedeuten. Schon heute sorgen nach unserer Statistik sowjetische Aufträge für die Beschäftigung von über 500 000 Menschen in Westdeutschland. Die Sowjetunion ist als pünktlicher Zahler bekannt, gilt als absolut verläßlicher Vertragspartner bei allen Kooperationsfirmen und Staaten des Westens. Bei der Inanspruchnahme von Krediten gilt die Außenhandelsbank der UdSSR für alle Banken als ein Schuldner »erstklassiger Bonität« (Friedrich Wilhelm Christians, Vorstandssprecher der Deutschen Bank AG, Handelsblatt vom 22.4.1985).

Durch die ständige Verschärfung der Cocom-Liste, die von Washington betrieben wird, ist es der Westen, der seine eingegangenen Lieferverpflichtungen nicht einhält. Cocom (Coordinating Committee für East-West-Trade-Policy) ist ein 1951 gegründeter amerikanischer Ausschuß zur Überwachung der Embargo-Bestimmungen im gesamten Ost-West-Handel und ist einseitig gegen die Comecon-Länder des Ostens (die Länder des RGW, des Rats für gegenseitige Wirtschaftshilfe) gerichtet.

Weder die detaillierte Ausweitung der Cocomliste noch der Versuch, den Import von sowjetischer Energie zu reduzieren oder mit »monitoring« die europäischen Firmen zur Aufgabe ihrer Exporte von Röhren, Turbinen, Lizenzen zu bewegen, brachten 1984/85 den Vereinigten Staaten den gewünschten Erfolg. Insbesondere durch den Widerstand von Frankreich und Großbritannien hat das Embargo gegen die UdSSR praktisch kein spürbares Ergebnis gebracht.

Jedes Embargo belastet die bilateralen Beziehungen und baut künstliche Handelshemmnisse auf. Dadurch wird eine erstrebenswerte internationale Arbeitsteilung, die für einen friedlichen Ausgleich zwischen den Völkern so entscheidend wichtig ist, bewußt verhindert und die Sowjetunion verstärkt in eine künstliche Isolierung gedrängt.

Mit dem von den USA erzwungenen Embargo zur Verhinderung der Ausfuhr neuer Technologien in die Sowjetunion, dem sich die westlichen Industrienationen unterwerfen mußten, wird die UdSSR zu einer autarken Politik gezwungen. Sie ist genötigt, die ihr verweigerte Technologie selbst zu entwickeln, um die ihr vorenthaltenen und benötigten Produkte herzustellen. Dadurch wird sie zum Leidwesen aller anderen Staaten noch unabhängiger, als dies bereits jetzt schon der Fall ist. Gerade der Handel wäre die beste Gelegenheit, ein Land aus seiner finsteren und fremd wirkenden Abgeschlossenheit herauszuführen und für neue Gedanken über Wirtschaft und Zusammenarbeit zu gewinnen.

Die gegenwärtige US-Administration hob unter Verletzung der zwischenstaatlichen Beziehungen die üblichen Normen des Handels auf, organisiert Handels-, Kredit-, und Technologie-Blockaden, Embargos und Sanktionen. Dieser amerikanische Konkurrenz- und Handelsprotektionismus schadet nicht nur den Beziehungen der Staaten und dem Frieden der Welt, sondern vermindert gleichzeitig die zukünftigen Exportchancen und Arbeitsplätze der westlichen Industrieländer, da die UdSSR auf diese Weise in ihrer Produktion und Konsumtion immer unabhängiger wird.

Man sollte sich auch daran erinnern, daß in den letzten Jahren US-Firmen vom Osten über 130 Lizenzen und Patente, darunter auch Neuentwicklungen aus dem Bereich von Technik und Wissenschaft, erwarben. Es ist unwahr zu behaupten, nur die SU ziehe technologische Vorteile aus dem Handel. Einen einseitigen Nutzen aus dem Welthandel gibt es kaum, denn jeder Kaufmann achtet auf seinen Vorteil.

1983 ging der Außenhandelsumsatz der SU mit den USA um 15 Prozent, mit Japan um 18 Prozent zurück. Mit den USA ist er niedriger als mit Finnland. Trotzdem stieg der Handel mit den kapitalistischen Ländern, d. h. auch mit Westeuropa, an.

Die Hoffnung, ein Gebiet wie die Union der sozialistischen Sowjetrepubliken mit ihren ungeheuren, in der Welt wahrscheinlich einmaligen Ressourcen, ihrem hohen Bildungsstand, ihrer Unabhängigkeit, ihrer Stärke und Geschlossenheit, ihrer Leistungskraft, wie wir sie im Krieg 1941 und im raschen Wiederaufbau nach 1945 erlebten, auf Dauer isolieren zu können, ist viel törichter und gefährlicher als alle bisherigen Versuche dieser Art in unserer Geschichte. Mit kleinlichen Embargos oder der Vorenthaltung von technischem Know-how langfristig der unabhängigen Sowjetunion Schaden zufügen zu können und damit vielleicht den Kommunismus zum Zusammenbruch zu bringen, wie es seit Bestehen dieses uns weiterhin fremd anmutenden Systems immer wieder propagiert wurde, kann nur Wunschdenken bleiben.

Die SU ist nicht mehr das unterentwickelte Land, das es zur Zeit der Revolution war, als es kaum Wohnungen, Schulen, Universitäten, Industrien oder auch militärische Ausrüstung besaß. Und auch in dieser Aufbauzeit gelang es nicht, trotz des erbitterten Einsatzes aller militärischen Machtmittel, im Kalten Krieg oder den laufenden Wirtschaftssanktionen des Westens, den unaufhaltsamen Aufstieg dieses Staates zu verhindern.

Hintergründe der Rüstung

Ein amerikanischer Unternehmer hat mir vor Jahren in Philadelphia gesagt, wenn es keine Bedrohung aus dem Osten gäbe, dann müßte man eine solche erfinden. Vielleicht stehen die Pershings in Europa und insbesondere in der Bundesrepublik, um unsere Bedrohungsängste zu manifestieren und uns daran zu hindern, den Handel mit dem Osten auszuweiten. Die USA könnten sonst in eine unfreiwillige Außenseiterposition geraten. Alle Wirtschaftsembargos Reagans gehen in die Richtung, Europa vom Osten abzukapseln.

Das Wettrüsten verringert das Wirtschaftspotential der europäischen Staaten und unterbindet Wirtschaftsbeziehungen mit dem potentiellen Gegner. Der Effekt ist, daß der natürliche und ideale Handelsaustausch Westeuropas mit den in unmittelbarer Nähe liegenden Rohstoffbasen der UdSSR verhindert wird. Die US-Administration betreibt mit dem Rüstungswettlauf nicht nur die militärische Überlegenheit, sondern versucht, die SU, gleichzeitig aber auch ihre eigenen Verbündeten in Westeuropa wirtschaftlich zu erschöpfen. Das ökonomisch denkende Amerika ist darauf bedacht, konkurrenzfähige Länder auszutrocknen.

Die Rüstung belastet den Staatshaushalt und das Sozialprodukt der Gesellschaft. Im *Westen* drängen die Rüstungsindustrien auf neue lukrative Aufträge und machen z. Zt. die besten Geschäftsergebnisse in der Geschichte der Konzerne. Dies ist verständlich, da die Herstellungskosten, insbesondere die Lohnkosten der Industrie, infolge der Entlassungen von Arbeitern sinken. Die Gewinne steigen und ermöglichen weitere Rationalisierung, was Arbeitslosigkeit zur Folge hat.

Wie viele Milliarden Schulden der US-Haushalt aufweist, ist für uns schwer zu verstehen – aber das ist nicht entscheidend; entscheidend ist vielmehr, daß die Rüstungsproduktion weiter florieren kann. Ob unser Schlagwort Nach-, Auf- oder, wie wir heute sagen, Abrüstung heißt, ist unerheblich, das Ziel bleibt immer das gleiche: Rüsten. Der demokratische Untertan weiß überhaupt nicht mehr, wie viele Nullen hinter der Eins der Rüstungsbudgets stehen, die er selbst finanzieren muß. Was bedeuten für ihn Millionen, Milliarden, Billionen Dollar, die für seinen Schutz ausgegeben werden? Mit der Bewaffnung des Weltraums reichen selbst diese Zahlenbegriffe nicht mehr aus.

1945 waren die Vereinigten Staaten der größte Gläubiger, heute ist dieses mächtige Land zum größten Schuldner der Weltgeschichte geworden. Trotzdem ist die Wirtschaftsmacht der USA ungebrochen. Das Defizit des Staates sind die Gewinne seiner Konzerne.

Die Rüstungsindustrie befindet sich im Westen in privater Hand, die mit der Kriegsproduktion Milliarden Dollar an sicheren Privatgewinnen macht. Das ist so in der BRD, das ist so in den USA. Mit den ungeheuren Überschüssen werden die Konzerne zur imperialen Expansion gezwungen, denn wie sollten sie sonst ihre Gewinne gewinnbringend anlegen?

Die Manager und Beteiligten der Großkonzerne mit gesicherten staatlichen Rüstungsaufträgen der Elektroindustrie, des Schiffsbaus, der Kernkraft, der Flugzeug-, Lastwagen- und Panzerproduktion sind als gute Geschäftsleute geradezu gezwungen, das Wettrüsten in Gang zu halten, damit das Unternehmen, »zur Erhaltung der Arbeitsplätze«, floriert. Das Wettrüsten kann aber auf Dauer nur aufrechterhalten werden, wenn sich die internationalen Spannungen nicht entschärfen. Irgendwo muß ein Krisenherd brennen und unterhalten werden. Das lukrative Böse wird aufgespürt, vertieft, generationenfest fixiert und uns einzementiert, so daß wir willenlos und blindlings, ohne nachzudenken, zielgerichtet reagieren. Der erzeugte Komplex ist ein Militär-Komplex, oder besser, wie Eisenhower sagte, ein »Militär-Industrie-Komplex« geworden. Er wird auf andere Länder übertragen, und der lukrative Waffenexport wird zum kommerziellen Erfolg. Am Waffenhandel nehmen die Industrien und Arbeiter ganz Westeuropas teil, sogar die neutralen Länder partizipieren. Pecunia non olet. Die kleineren Unternehmer, die aber keinen Zugang zu den begehrten Rüstungsaufträgen haben, sind die Leidtragenden. Die krisengeschüttelten Betriebe haben keinen solventen Auftraggeber und Gläubiger wie den Staat, der prompt die meist weit überhöhten Rechnungen bezahlt.

In den *sozialistischen* Ländern gibt es keine irgendwie geartete Wirtschaftsgruppe, die am Rüstungswettlauf verdient, durch ihn irgendeinen Profit erzielen könnte und ihn antreibt. Im Gegenteil, die Auftragszuteilungen an die Konsum-Industrien, die Investitionen, das Bruttosozialprodukt werden kleiner, das spürt und versteht dort jeder. Für den Staat bedeuten die Aufwendungen für die Rüstungsproduktion ungeheuere Ausgaben, die der Bevölkerung entzogen werden. Es sind unproduktive Summen, die dem zivilen Auf- und Ausbau entgehen. Die Planwirtschaft leidet nicht an Arbeitsmangel, sie hat genügend Aufgaben und Projekte, die durch Rüstung ver- und behindert werden. Aber dies ist ja der Effekt, der, nach freimütigen Aussagen von Präsident Reagan, erzielt werden soll.

Die bisherige amerikanische Strategie der Abschreckung auf der Erde ist überholt. Die SU kann mit konventionellen Waffen und Atombomben mithalten und die Ausgaben hierfür verkraften. Trotz der Atombomben-, Raketen-, Atom-U-Boot und Bombenflugzeugproduktion ist es den Vereinigten Staaten nicht gelungen, den Osten einzuschüchtern und wirtschaftlich an die Wand zu drücken. Im Gegenteil. Das Bruttosozialprodukt der SU wächst zwar langsam, aber kontinuierlich und ohne Krisen, bei ständiger Verbesserung der sozialen Verhältnisse. Mit dem XXVII. Parteitag macht die sowjetische Führung sichtbar weitere Anstrengungen, ihren Wirtschaftsaufstieg zu revolutionieren und neu zu beleben.

Dem amerikanischen Staat und seinen bestimmenden Konzernen blieb bei seiner bisherigen Politik keine andere Wahl, als neue Waffen für den Weltraum zu produzieren, um damit

1. die SU wirtschaftlich auszumanövrieren, um das kommunistische System vor seiner eigenen Bevölkerung als unfähig zu überführen, da die immensen Kosten für eine Weltraumbewaffnung das Bruttosozialprodukt der Sowjetunion drastisch schmelzen lassen würden;
2. die leidige Konkurrenz der europäischen Länder einfürallemal auszuschalten, die zu Geldgebern, zum Zweck ihres eigenen Schutzes, wie es heißt, abgewertet werden;
3. für die immensen Gewinne der Konzerne ganz neue Anlagemöglichkeiten zu schaffen und sicherzustellen, daß den an den Weltraumprojekten beteiligten Großkonzernen gesicherte Gewinne in astronomischer Höhe für eine nicht absehbare Zeit zufließen.

Besondere Aufmerksamkeit richten die US-Konzerne auf die Vergabe beim SDI-Programm. Ähnliches gilt für die Rüstungsfirmen Großbritanniens und der BRD. Der Luft- und Raumfahrtkonzern Lockheed Corporation in Burbank, Kalifornien, hatte schon Anfang 1985 von der Regierung Festauftragsbestände für die Rüstung von 9,4 Milliarden Dollar und eine weitere Auftragszusage von 13,6 Milliarden Dollar. 1984 stieg der Nettogewinn der Firma bereits um 31 Prozent auf 344,1 Millionen Dollar, und die Firma hoffte, »kräftig am SDI-Programm partizipieren zu können« (Handelsblatt Nr. 65, 1985).

Nach 40 Jahren Rüstung auf der Erde hat die bisherige Strategie der Amerikaner, u. a. aufgrund des Bumerangeffektes der

Atombomben und der sowjetischen technischen und wirtschaftlichen Leistungsfähigkeit, versagt. Wegen der Möglichkeit eines tödlichen Gegenschlags ist die Gefahr für einen Erstschlag auf Erden zu groß geworden. Die erhoffte politische, wirtschaftliche und militärische Überlegenheit infolge des Besitzes von Atomwaffen ist nicht eingetreten. Die Kosten der bisherigen Atomstrategie für die Niederhaltung der Sowjetunion sind nicht amortisierbar und erfüllen nicht ihre beabsichtigten Zwecke. Bei weiterer Beibehaltung der Abschreckungspolitik unter Führung einer Weltmacht muß ein neuer Weg mit Supertechnik und Superkosten, weg von der hierfür zu klein gewordenen Erde, im Weltraum gesucht werden. Das ist die Katastrophenstrategie der USA.

Heute verspricht der Weltraum die so sehr ersehnte Entwaffnung des Gegners. Und infolge der astronomischen Kosten erhoffen sich die USA endgültig ein politisches, wirtschaftliches und militärisches Monopol auf unserer Erde und eine Überlegenheit, mit der niemand mithalten und die niemand mehr anzweifeln kann. Allein aus den Erfahrungen seit 1945 wissen wir, daß es der Sowjetunion trotzdem jeweils gelang, innerhalb weniger Jahre den militärischen Vorsprung des Westens einzuholen und das Gleichgewicht der Kräfte wiederherzustellen.

Auf dem zivilen Sektor, z. B. der Raumfahrt, war die SU recht erfolgreich und hat Technologien erarbeitet, die es ihr ohne ausländische Hilfe ermöglichten, als erste den Sputnik zu entwickeln und den ersten Menschen in eine Umlaufbahn um die Erde zu schießen. Sie hat die erste Raumsonde der Menschheit in unserem Planetensystem auf der Venus abgesetzt. Mit 600 Metern Durchmesser und einem zwei Kilometer langen Ring, bestehend aus 895 in alle Richtungen verstellbaren Aluminiumreflektoren, baute sie das größte »Ohr zum Weltall«, das astronomische Radioteleskop »Ratan 600«, und viele andere Superlative mehr (→ auch Aeroflot). Seit der Koppelung zweier bemannter sowjetischer Raumschiffe, Sojus IV und V, im Jahre 1969 unterhält die SU als einziges Land und ohne Unterbrechung eine bemannte Raumstation und ist damit beschäftigt, diese spektakulär weiter auszubauen und in unbekanntes Neuland des Weltalls vorzustoßen. Sie betreibt eine eigene Forschungsflotte mit über

50 Schiffen, darunter eines, das zur Untersuchung des Erdmagnetismus völlig eisenfrei gebaut ist. Sie haben das größte Spiegelteleskop der Erde mit einem Durchmesser von sechs Metern entwickelt. Die Kometensonden Wega 1 und 2 haben viele erfolgreiche Flüge ins Weltall durchgeführt. Das tiefste Bohrloch der Welt befindet sich im Baltischen Schild. Den sowjetischen Wissenschaftlern ist es gelungen, über zwölf Kilometer tief in das Erdinnere einzudringen und dabei fast anderthalb Milliarden Jahre Erdgeschichte freizulegen.

Diese wenigen Angaben beweisen, daß die Sowjets auf fast allen technisch-wissenschaftlichen Gebieten, auch der Förderungs- und Bergwerksproduktion, mit an der Spitze stehen. Es wird gern darauf hingewiesen, daß sie hoffnungslos in der neuen Mikroelektronik und Informatik zurücklägen. Die hochentwikkelte japanische Industrie bezog Standardchips für ihre Produktion bereits seit 1983 zum großen Teil aus der SU. Weitere Importländer für Chips aus der UdSSR sind Großbritannien, Frankreich, Italien und Schweden. Die SU hat Multichips entwickelt, die führend in der Welt sind (Computer PS 20000 → Ausblick). Ohne hochentwickelte Elektronik und Computertechnik ist Raumfahrt nicht denkbar.

Auf dem militärischen Sektor behaupten die USA, daß die Sowjetunion führend sei. Trotzdem haben die USA neue Waffen immer zuerst entwickelt (→ Tabelle Anhang). Das gilt wie wir gesehen haben, für die Atom- wie die H-Bombe, die Mehrfachsprengkörper, die Polaris- und Trident-U-Boote mit ungeheurer atomarer Sprengkraft, die Marschflugkörper, die Neutronenwaffen usw. und das SDI-Programm.

Die Sowjets haben mit ihrer Überrüstung mit den neuen Mittelstreckenraketen, den SS 20-Raketen, die sie an ihren Grenzen zum Westen massiv aufstellten, zu einer Beunruhigung weiter Kreise der NATO geführt. Sicher stellten die neuen Raketen eine Verbesserung der bisherigen Waffentypen dar. Mit der »Nachrüstung« der Pershings usw. haben die USA aber erreicht, daß die SU von landgestützten Raketen getroffen werden kann, während die SS-Raketen die Vereinigten Staaten nicht erreichen können. Damit hat sich sicher eine qualitativ entscheidende Veränderung im Kräftegleichgewicht zugunsten der USA ergeben, deren Bedrohung im Verhältnis zur SU verringert wurde. Dies wird die Sowjetunion nicht ruhen lassen, den Abrüstungsgedanken weiter verstärkt zu propagieren und gleichzeitig eine ebenso starke Bedrohung gegenüber den Vereinigten Staaten aufzubauen.

Weder bei der Entwicklung von neuen Waffen noch bei der Bildung von Militärblöcken und der Wiederbewaffnung war der Osten gegenüber dem Westen im zurückliegenden Jahrhundert bis heute initiativ oder führend:

Militärpakte			
West		Ost	
NATO	4.4.1949	Warschauer Pakt	14.5.1955
SEATO*	8.9.1954	–	–
Wiederbewaffnung der BRD	21.7.1956	DDR	6.6.1968
CENTO-Pakt** seit	18.8.1958	–	–

Besondere militärische Ambitionen kann man in der Vergangenheit weder der UdSSR noch ihren Verbündeten anhand dieser Daten nachweisen.

* SEATO (South-East Asia Treaty Organization, aufgelöst am 30.6.1977 durch Austritte)

** CENTO (Central Treaty Organization, aufgelöst am 30.4.1979 durch Austritte)

VI. Bodenschätze des reichsten Landes der Erde

Energiegrundlage:
Erdöl, Erdgas, Kohle, Wasserkraft, Torf

Über die SU ist eine verschwenderische Fülle von Schätzen ausgebreitet. Unendlich erscheinende Energievorräte und Rohstoffe, unermeßliche Wälder und fruchtbare Böden wechseln sich ab. 90 Prozent aller Vorkommen an Bodenschätzen wurden in der Zeit nach der Oktoberrevolution entdeckt. Soweit bis heute bekannt ist, entfallen bereits über 30 Prozent der gesamten Rohstoffe der Welt auf die Sowjetunion. Besonders in Sibirien mit den vielen neugegründeten Hochschulen und Universitätsstädten ist die geologische Erkundung zu einem wichtigen Industrie- und Wissenschaftszweig geworden. Trotzdem steht Sibirien immer noch am Anfang seiner Entwicklung.

In der *Erdöl*gewinnung ist die SU das bei weitem ergiebigste Förderland der Welt. Betrug die Erdölproduktion 1945 nur etwas über 19 Millionen Tonnen, so produziert das heute führende Erdölland mit 620 Millionen Tonnen fast dreimal soviel wie das bei uns bekannteste und zumeist als größter Produzent von Erdöl bezeichnete Saudi-Arabien. Die Erdölvorräte der Sowjetunion übertreffen alle Lagerstätten der Welt. Die Hauptvorkommen liegen im Zentrum der westsibirischen Niederungen in Samotlor, Mogion, Balyk und Surgut. Während der Arbeiten an Bord der sowjetischen Raumstation, der Orbitalstation Salut, wurden exterrestrische Foto-Aufnahmen erfolgreich zusammengestellt, so daß Lagerstätten für Erdöl und Erdgas geortet werden konnten, so z. B. das Ustjurt-Plateau östlich vom Kaspischen Meer, Felder in Sibirien und andernorts.

Die ersten Bohrtürme in Sibirien schossen erst nach dem Zweiten Weltkrieg in den Jahren 1955–1960 aus dem Boden. Die Entdeckung der kohlewasserstoffreichen Ölvorkommen war ein großer Erfolg der sowjetischen Geologen. Die reichhaltigen Ölvorkommen lagern im Verhältnis zu anderen bekannten Abbaugebieten nicht so tief, so daß die Bohrungen billiger und wesentlich effektiver sind. Außerdem ist die Erdöl- und Erdgasqualität sehr gut, da wenig Schwefel enthalten ist.

Ende der siebziger Jahre sagten die »überall bestens vertrauten« Wirtschaftsexperten des CIA noch voraus, daß die SU für immer ein abhängiger Importeur von Erdöl bleiben würde, da nur die US-Ölfirmen, wie z. B. Exxon, der z. Zt. weltgrößte Konzern, und die anderen Öl-Multis des Westens allein über die notwendigen Erfahrungen verfügten. Die Lagerstätten in der SU wurden als unbedeutend und diejenigen in Sibirien als unlukrativ angesehen. Heute, nach nur wenigen Jahren Forschung, sind über 290 Erdöl- und Erdgasvorkommen von den sowjetischen Wissenschaftlern neu entdeckt worden, und jedes Jahr kommen zahlreiche weitere hinzu. Die SU ist das einzige Industrieland der Welt, das seinen gesamten Energiebedarf aus eigenen Quellen decken kann und darüber hinaus einen Großteil ins Ausland exportiert. Zum Leidwesen des Antipoden der Sowjetunion wächst der Export trotz ungünstigster Klima- und Transportverhältnisse ständig.

Vor 15 Jahren war der 62. Breitengrad die nördlichste Linie für die Erschließung von Erdöl, inzwischen sind die Fördertürme nach dem Norden bis zur Eismeerküste vorgerückt.

Die Erschließung der ergiebigen Ölfelder in der Eiswüste Sibiriens war für die klassische Methode der Ölgewinnung Neuland und stellte eine äußerst komplizierte Aufgabe dar. Aber die Sowjets haben in unverständlich kurzer Zeit die enormen technischen, wissenschaftlichen und wirtschaftlichen Schwierigkeiten überwunden und mit großen, aber rentablen Investitionen das Erdöl-Wunder Wirklichkeit werden lassen. Und dies trotz des Know-how-Transferverbots und zahlreicher technischer Behinderungen durch den Westen.

Die *Erdgas*vorkommen in der Sowjetunion scheinen unversiegbar. Die bis jetzt bekannten Lagerstätten übertreffen die der USA um das Vierfache. Erdgas gibt es in vielen Gebieten Sibiriens, z. B. in Westsibirien in Myldzinskoje, Ust-Silgin und im nördlichen Randgebiet u. a. in Medwezje, Sapoljarnoje, Komsomolsky. In Deutschland ist besonders Urengoi nahe dem Eismeer und westlich des Jenissej als Ausgangspunkt der Pipelines bekannt geworden, eine der größten Lagerstätten der Welt mit schätzungsweise einem Konzentrat von fünf Trillionen Kubikmetern. Tjumen, im Norden von Westsibirien zwischen Swerdlowsk und Omsk, liefert allein 20 Prozent der Weltgas-Produktion; das Erdgas enthält 98 bis 99 Prozent Methan. Nach den geologischen Voraussagen werden die Vorräte auf über 300 Millionen Jahre geschätzt.

Hunderte von Bohrungen werden jährlich in die Erde getrieben, und die Erdgasförderung nimmt in diesem Zeitraum um viele Milliarden Kubikmeter zu. Heute beträgt der Jahresausstoß 640 Milliarden Kubikmeter und weist eine Zuwachsrate von 50 Milliarden Kubikmetern auf. Dieser jährliche Mehrgewinn an Erdgas in der Sowjetunion ist mehr, als Westeuropa an Erdgas verbraucht. Hieran können wir ungefähr ermessen, wie riesig der Ausstoß insgesamt ist.

Ein wesentlich reicheres Gebiet für Erdöl besitzt das Tafelgebiet Sibiriens, besonders zwischen den Strömen Jenissej und Lena. Probebohrungen lassen ein äußerst ertragreiches Feld vermuten, ebenso in Jakutien am Unterlauf des Wiljui (Nebenfluß der Lena). Von hier aus soll das Erdgas über Pipelines bis zum Pazifik gepumpt und die energiearmen Inseln und Japan versorgt werden. Es gibt kaum einen anderen Rohstoff, dessen Gewinnung mit relativ geringem Arbeitsaufwand so rentabel und zugleich so wichtig ist.

Mit ihrem *Kohle*-Vorkommen, das 60 Prozent der Weltvorräte beträgt (davon zwei Drittel Steinkohle), könnte sich die SU beim gegenwärtigen Verbrauch 7000 Jahre lang ausreichend selbst mit Energie versorgen. Kohle gehört zur investitionsintensivsten Energiegewinnung, obwohl 50 Prozent der in den östlichen Gebieten Sibiriens gewonnenen Kohle im Tagebau gefördert werden. In KEMEROWO in Westsibirien zwischen Nowosibirsk und Krasnojarsk, auf einer Fläche von ungefähr 5000 Hektar, werden jährlich an die 3,6 Millionen Tonnen bester Steinkohle gefördert, über 200 Tonnen im Monat je Steiger.

Die Vorräte in Sibirien betragen über sieben Trillionen Tonnen Konzentrate. Nach dem Zweiten Weltkrieg erreichte die Kohleproduktion der SU knapp 150 Millionen Tonnen und beträgt heute über 700 Millionen Tonnen. Riesige Lagerstätten finden sich im Kusnezkerbecken an der Westseite des Ural, im Tunguska-Becken, im Kansk-Atschinsk-Territorium östlich vom Jenissej und auf der Halbinsel Taimyr, sowie in Norilsk (→

Sibirische Städte). Die Kusbass-Kohle von Kusnezk westlich der Wolga unterscheidet sich von der Steinkohle durch ihren höheren Brennwert und durch ihren leichten Abbau. Sie ist die wirtschaftlichste Kohle westlich des Ural und wird unter anderem nach Frankreich exportiert.

Das Kanskbecken stellt die größte Brennstoffbasis der UdSSR und der ganzen Welt dar. Im Süden von Sibirien liegt noch das Irkutsker Becken mit ebenfalls sehr reichen Kohlevorräten. Das Gorlowsky-Becken in der Nähe von Nowosibirsk liefert aschenarme und wärmestabile Anthrazitkohle. Mit zu den größten Kohlebecken der Welt zählen die Gebiete Nordsibiriens Tungussky, Lensky, Syrjansky u. v. a. In Südjakutien lagern ausgedehnte Mengen Steinkohle, die erst nach Erschließung des Gebiets durch die Baikal-Amur-Magistrale abgebaut werden können. Sie liefern hochwertig verkokbare Kohle mit hohem Heizwert, die im Tagebau gewonnen wird. Ständig werden neue Kohlekomplexe erschlossen, so z. B. in Nerjungry an der nördlichen Abzweigung der Baikal-Magistrale, wo die Förderung vollkommen automatisiert ist. Die Exportkohle Jakutiens wird mit der BAM nach dem Osten zum Stillen Ozean transportiert.

Die *Wasserkraft- und Atomenergie*gewinnung in der Sowjetunion wurde verstärkt ausgebaut. 1945 betrug die Elektroenergie nur 43 Milliarden, nunmehr werden weit über 1400 Milliarden Kilowatt pro Stunde gewonnen. Die SU besitzt heute mit die größten Kraftwerke der Erde. Kernkraftwerke erstrecken sich über die ganze Sowjetunion. Wie aus nachfolgender Tabelle hervorgeht, ist die Abhängigkeit der Sowjetunion vom Atomstrom verhältnismäßig unbedeutend. Sie hat den geringsten Anteil aller Industrienationen am Strom aus Kernkraftwerken, während z. B. Schleswig-Holstein mit 72 Prozent, Niedersachsen mit 44, Hamburg und Hessen mit je 65 und Bayern mit 49 Prozent an die Kernenergie gebunden sind. Außerdem ist ein Gezeitenkraftwerk auf der Halbinsel Kola und ein geothermisches auf der Kamtschatka-Halbinsel in Betrieb.

Seit dem vierten Fünfjahresplan (1946–1950) bestehen hydraulische Großkraftwerke bei Kujbyschew und Wolgograd an der Wolga (1960 fertiggestellt) und in Kachowka am Dnjepr. Bei Wolgograd, wo die Wolga 1600 Meter breit ist, werden seit dem

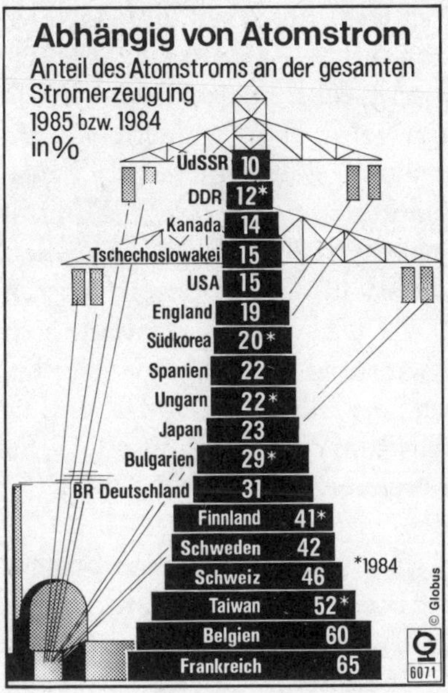

Bau des Staudammes 22 Turbinen angetrieben. Ebenso wurden an Dnjepr, Wolga, Kama, Ob und Jenissej Wasserkraftwerke gebaut.

In der neuen, aus der Erde gestampften und im Grünen liegenden jungen sibirischen Stadt Bratsk mit heute 300000 Einwohnern wurde in einer Bauzeit von 13 Jahren ein riesiger Staudamm mit dazugehörigen Industriekombinaten errichtet. Das Staubecken bei Bratsk mit einer Fläche von 5494 Quadratkilometern und 179 Kubikkilometern Wasser ist zehnmal so groß wie der Bodensee. Seine Füllung dauerte, trotz des unvorstellbaren Wasserreichtums der mächtigen Angara, mehrere Jahre. Der künstliche See erstreckt sich über 570 Kilometer entlang der Angara und ihren Nebenflüssen Oka mit 370 und Ija mit 180 Kilometern, deren Flußbecken angestaut sind. Die Leistung des Kraftwerks beträgt über 4,5 Millionen Kilowatt. Heute erzeugt das E-Werk, das »nur« 2,6 Milliarden DM kostete, jährlich 2,8 Milliarden Kilowattstunden.

An der Angara, Nebenfluß des Jenissej, entstanden und entstehen ganze Katarakte an Großkraftwerken (→ Sibirien,

Bratsk) wie auch in Ust-Ilimsk mit über 4300 MW, in Bratsk mit 4500 MW und Bogoutchansky mit 4000 MW.

Im menschenleeren Sibirien, vor allem an Unterlauf des viele Kilometer breiten Jenissej mit einem 435 Kilometer langen Mündungstrichter und einem unerschöpflich reichen Quellgebiet, das ein Einzugsgebiet von fast 23 Millionen Quadratkilometern umfaßt, hat die SU in kurzer Zeit große Wasserkraftwerke gebaut. Am Flußlauf dieses wasserreichsten Stroms der SU mit mehr als 19600 Kubikmetern Wasser je Sekunde entstanden Anlagen zur Gewinnung von Energie: bei Sajan-Suchenskoje am Minussinsker-Becken mit 6400 MW und am Krasnojarsker Stausee von 390 Kilometern Länge und 15 Kilometern Breite und mit einer Energieleistung von 6000 MW (= sechs Millionen Kilowatt).

So entstanden ganze Batterien von enormen Kraftspeichern, die alle nach der Erkenntnis gebaut sind, daß mit zunehmender Baugröße der Kraftwerke die laufenden Energieerzeugungskosten prozentual abnehmen. Mit dem bisher erfolgten Ausbau sind aber erst 20 Prozent des wirtschaftlich nutzbaren Wasserpotentials verwertet. Jedes Jahr kommen mindestens 6000 bis 10000 MW neue Kraftwerksleitungen hinzu. Der gesamte Energiehaushalt wird von Moskau aus zentral erfaßt, gesteuert und verteilt. Diese Zusammenfassung ist von großem Vorteil, da sich das E-Netz über sieben Zeitzonen erstreckt und der jeweilige Bedarf optimal ausgeglichen werden kann.

Das strömende Wasser der verzweigten Flußsysteme liefert infolge des beachtlichen Höhenunterschieds riesige Energiemengen. Sibirien mit den wasserreichsten Flüssen des Landes wurde zum Wasserenergieland der SU. Durch Sibirien fließen u. a. neben dem mächtigen Jenissej die sehr wasserreiche Lena, der über 5400 Kilometer lange, vom Wasser des hohen Altai-Gebirges gespeiste Ob und der Amur, Hauptstrom Westsibiriens und Grenzfluß zu China, im Chinesischen »schwarzer Drachenfluß« genannt, von denen jeder einzelne jährlich die vierfache Wassermenge der größten Flüsse Europas wie der Donau oder des Rheins mit sich führt. Stellenweise sind die Täler der sibirischen Ströme viele Dutzende von Kilometern breit und erstrecken sich in ihrer Länge weit über Hunderte von Kilometern. Unversiegbare Schnee- und Gletscherschmelzen, ergiebige Regenfälle und reichlich Grundwasser versorgen die Flüsse unablässig mit dem kostbaren Wasserzufluß und lassen sie im Frühling bis zu ca. 25 Metern Wassertiefe ansteigen.

An *Torf*, den die SU ebenfalls noch als Energiequelle benutzt, hat sie über zwei Drittel der Weltvorräte. Torf dient als örtlich verwendeter Energiebrennstoff, und die gepreßten Briketts haben annähernd den gleichen Brennwert wie unsere Braunkohle. Die Hauptlagerstätten konzentrieren sich in Westsibirien und im Kamtschatkagebiet. Diese Niederung ist noch heute die größte torfbildende Region der Erde. Der Beginn der Torfbildung auf diesem Territorium wird auf 10000 Jahre zurückdatiert, mit einer Mächtigkeit bis zu 15 Meter Tiefe. Jährlich bildet sich je Hektar eine Tonne Sumpftorf hinzu.

Insgesamt kann man feststellen, daß die Sowjetunion das einzige Industrieland der Welt ist, das über genügend große eigene erschlossene Kapazitäten für alle seine Energieträger verfügt und darüber hinaus noch fast unerschöpfliche Reserven besitzt. Sie betragen bereits heute ein Fünftel der Weltenergie.

Für die wichtigsten Ressourcen in der Welt wird heute im allgemeinen angenommen, daß die Lagerstätten, je reicher sie sind, um so weiter entfernt liegen von den dichtbesiedelten Industriegebieten, in denen diese Rohstoffe benötigt werden.

Als großer Nachteil für die Sowjetunion wird von unseren Sachkennern die ungünstige Lage der Rohstoffe zu den Industriestandorten bezeichnet. Die im europäischen Teil der SU befindlichen Industrieanlagen verbrauchen 80 Prozent der Energien, die weit im Osten erzeugt werden. Es wird auf die Infrastruktur der rückständigen SU hingewiesen, die den Transport der Brennstoffe über Entfernungen von Tausenden von Kilometern durchführen muß. Die Sowjetunion ist aber seit dem Transport ihrer Rohmaterialien von Erdöl, Erdgas, Kohle, Getreide usw. durch die neugeschaffenen Pipelines (→) weit unabhängiger von der Eisenbahn als früher. Die Güter können ununterbrochen und ohne Behinderung durch Witterungseinflüsse transportiert werden.

Wie wir wissen, haben sich bereits im Laufe des Zweiten Weltkrieges durch die Evakuierung der Industrien in die Gebiete östlich des Ural nach Sibirien und dem Süden des riesigen Landes neue Industriekombinate außerhalb des europäischen Teiles der SU entwickelt. Diese Industrien waren trotz der weiten Lieferwege in der Lage, mit ihrer Produktion von Waffen, Munition und Ausrüstung der Roten Armee die Zurücktreibung der Armeen Hitlers und seiner Vasallen bis nach Berlin zu ermöglichen. In der Nachkriegsphase ist die Ostorientierung der Fabrikationsstätten von der Regierung beibehalten und noch verstärkt worden, um die Industrien an die Quelle der Rohstoffbasen zu verlegen.

In der modernen Planung der SU für die Standortbestimmung der Industrien gilt das Wort des Mohammedaners Nasreddin Chodscha aus dem 14. Jahrhundert, der ein Naturwunder vollbringen wollte. Der Baum, der zu ihm kommen sollte, gehorchte ihm aber nicht. Als er daraufhin fortging, antwortete er auf die Frage, wohin er gehe: »Kommt der Palmbaum nicht zu mir, so gehe ich zu ihm.«

Die Planwirtschaft zielt darauf ab und macht es möglich, die Energien Sibiriens an Ort und Stelle zu nutzen, anstatt sie in entfernte Gegenden zu transportieren. Die Industriekomplexe der SU verlagern sich sukzessive und planmäßig, und nicht nur, wie wir bisher annahmen, aus strategischen Sicherheitsgründen, in den zentralgelegenen und geschützten Osten des Landes.

Diese Umorientierung begründet den riesigen Aufschwung, den die Industrien in Sibirien genommen haben. Wie wir dies im Verlaufe des vorliegenden Buches noch weiter verfolgen können. Die zentrale Planung verwirklicht die Anlage von gewaltigen Industriekombinaten in verstärktem Umfang, besonders unmittelbar im Einzugsgebiet der BAM und in den Gebieten, die reich an Bodenschätzen sind. Dies bedeutet für die Produktion eine wirkungsvolle Kostenersparnis und erheblichen Zeitgewinn ohne Transportschwierigkeiten.

Auch die westlichen Industrieländer decken ihren Energiebedarf meist aus Ländern, die weitab von ihrem Staatsgebiet liegen. Daraus entstehen neben hohen Transportkosten Probleme der Devisenschwankungen und -beschaffung, der Abhängigkeit vom Erzeugerland und Schwierigkeiten bei Versorgungsengpässen, wie wir sie z. B. während der Ölkrise erlebten, sowie der

Notwendigkeit der Sicherung der Transportwege. Die US-Flotte und ihre Stützpunkte im Nahen Osten geben beredtes Zeugnis davon.

Wenn die westeuropäischen Industrien, Verwaltungen und privaten Verbraucher Erdgas aus Sibirien, aus dem fernen Urengoi, beziehen, so ist der Transportweg sicher noch um einiges länger als der für die Industrien des russischen Kontinents. Die »Sorgen« der westlichen Sachverständigen und Medien um die Standortfragen der sowjetischen Energiequellen und Industrieanlagen sind deshalb auf unsere Verhältnisse bezogen unbegründet. Gerade die SU, die alle Energien im eigenen Land ohne Devisensorgen oder Rücksicht auf die Machtpolitik anderer Länder bezieht, kann wegen Kosten und Transportschwierigkeiten im Vergleich zu unseren Industrien kaum weniger erfolgreich arbeiten.

Energieverbrauch der USA und der SU

Die Energievorkommen machen die Sowjetunion zum reichsten Land der Erde. Energiebereitstellung ist das Hauptproblem aller Industrieländer. Der Energieverbrauch der Welt stieg in den vergangenen Jahrzehnten ständig an und verdoppelt sich trotz Sparmaßnahmen alle zehn Jahre infolge der raschen Entwicklung vieler Industriezweige wie der chemischen, der petrochemischen Industrie, der Zellulose-, Aluminium-, Zement-, Glasproduktion, der Elektrometallurgie usw.

Die Vereinigten Staaten haben weltweit den höchsten Energieverbrauch. Betrachten wir allein den Zivilsektor mit den benzinlastigen Straßenkreuzern, die meist nur von einem Insassen genutzt werden, oder den Hausbau. In weiten Gebieten der Vereinigten Staaten sind die Wohnhäuser aus dünnen Holzwänden im Kolonialstil erbaut. Sie haben eine Verkleidung nach außen, aber es fehlt eine entsprechende Isolierung. So müssen die Häuser Tag und Nacht, Sommer und Winter mit »aircondition« auf ertragbaren Temperaturen gehalten werden.

George Washington hatte seine Hauptstadt im District of Columbia (D. C.) in die Niederung des Potomac River in ein

Sumpfgebiet mit Luftfeuchtigkeit bis zu 90 Prozent bauen lassen. Ohne »aircondition« ist im Juni bis September dort ein Verbleiben fast unmöglich. Nur in den gekühlten Häuser- und Bürotrakten kann man sich aufhalten und dem beliebten »work aholism«, der Lebensarbeit für die eigene Karriere, hingeben.

Las Vegas, die Spiel- und Unterhaltungshölle der »modernen« Amerikaner und der vielen Fremden, wurde in die Nevada-Wüste gelegt. Dadurch wurde dieses heiße und trostlose Gebiet recht »fruchtbar« gemacht. Aber der Nachteil ist, daß die dortigen Vergnügungs-Paläste, Hotels und alle Gebäude ununterbrochen mit Öl gekühlt werden müssen. Das gilt selbst für die Swimmingpools, die ohne Wasserkühlung nicht zu benutzen sind.

Die Vereinigten Staaten und Westeuropa mit nur 16 Prozent der Weltbevölkerung verbrauchten bisher fast 50 Prozent der gesamten zur Verfügung stehenden Energiemenge der Erde. Erst unter dem Druck der Ölkrise und der steigenden Preise fand langsam ein gewisses Umdenken statt, das ökologisches Bewußtsein aufkommen ließ. Trotzdem haben allein die USA dank ihrer Energieverschwendung noch einen Verbrauch von fast 3 Milliarden Tonnen Erdöl, während ganz Osteuropa mit der Sowjetunion und China zusammen nur knapp 2 Milliarden Tonnen benötigen.

Der hohe Energieverbrauch Nordamerikas allein auf dem Zivilsektor mit den Häusern, Autos, Büros, Geschäften, Museen etc. sowie in seiner ausgedehnten Industrie und Rüstung ist nur tragbar, da die USA ihr Öl aus Billig-Rohstoff-Ländern beziehen und weltweit mit hohem Dollarkurs abgerechnet wird. Sie sichern sich die Wege in diese Länder mit Hilfe ihrer Flotte, die die Wasserstraßen nach dem Nahen Osten bewacht und beherrscht. Z. Zt. werden die Stützpunkte für die »Schnelle Eingreiftruppe« in Oman, Somalia und Kenia für fast 2 Milliarden DM ausgebaut, nachdem der Persische Golf zum »alleinigen amerikanischen Interessengebiet« erklärt wurde.

Der nach dem Sturz des Schahs Mohammed Resa im Jahre 1979 von unseren Medien vorhergesagte Vormarsch der SU über Afghanistan zu den Ölquellen des Nahen Ostens war nur eines der vielen Ablenkungsmanöver der Amerikaner, um nach dem

Verlust des von ihnen aufgebauten »Kriegsschiffes« Iran unter ihrem prowestlichen Musterschüler Schah Resa Pahlevi (1951–1979) geeignete Ersatzstützpunkte auszubauen. Die SU hat genügend eigene Ölquellen und Land und bedarf deshalb keiner Stützpunkte für Rohstoffbasen in fremden Ländern. Sie hat auch kein Interesse, vor ihrer Haustür selbst »Lunte« an den Explosionsherd im Nahen Osten zu legen.

Dem sowjetischen Einmarsch in eines der ärmsten Länder der Erde, Afghanistan, lag nicht das Motiv einer Eroberung, Ausplünderung oder Bereicherung zugrunde oder der Wunsch sich ein Durchmarschrecht zu den Ölquellen am Persischen Golf zu erzwingen.

Die Sowjetunion verbraucht, obwohl sie der größte Produzent an Energie ist, nur 25 Prozent der Menge der USA. Man kann sich vorstellen, wie diese Tatsache im Hinblick auf eine mögliche militärische Auseinandersetzung die Militärexperten der Vereinigten Staaten beunruhigt. Die Erkenntnis dieses offensichtlichen Nachteils treibt die Verantwortlichen unaufhörlich an, die übrigen Erdöl-Länder der Welt militärisch und mit Hilfe des Dollars wirtschaftlich fest an sich zu binden und die weiten Transportwege unangreifbar zu machen. Besonders in einem Konfliktfall von längerer Dauer könnte die Unabhängigkeit vom Öl eine entscheidende Bedeutung gewinnen.

Öl muß für die Vereinigten Staaten billig und in fast unbegrenzter Menge fließen. Dafür muß nach der Meinung ihrer »Experten« jede Auseinandersetzung in Kauf genommen werden.

Holzreichtum
Hüttenprodukte

Wie der Energiereichtum, so sind auch die gewaltigen Vorkommen an anderen wichtigen Rohmaterialien der SU einmalig in der Welt. Es ist kein Wunder, daß die Sowjetunion mit den unendlichen Waldgebieten der weltgrößte Holzproduzent ist. Der Waldreichtum wird auf 6,5 Millionen Quadratkilometer geschätzt, mit einem Holzbestand von 75 Milliarden Kubikmetern. Die Waldgebiete der EG-Länder betragen vergleichsweise 0,3 Millionen Quadratkilometer. Ende unseres Jahrhunderts wird Sibirien über die Hälfte des in der Welt benötigten Holzmaterials liefern.

Im Vergleich zu den Flößen auf der Isar in Bayern sind diejenigen in der SU große schwimmende Inseln aus Hunderten Baumstämmen, die sich auf den kilometerbreiten Flüssen vorwärtsbewegen.

Auf dem Gebiet, das der heutige bei Bratsk angelegte Stausee überflutet, wurden 40 Millionen Kubikmeter Holz geschlagen und abtransportiert. Weil die Bäume in Sibirien sehr langsam wachsen und erst innerhalb von 130 Jahren schlagreif werden, geht die SU trotz ihres ungeheuren Waldreichtums sorgsam mit dem wertvollen Naturprodukt um. Die den Holzkombinaten zugeteilte Rohstoffbasis von 5,6 Hektar reicht nur für eine Verarbeitungszeit von 80 Jahren aus. Die Betriebe sind verpflichtet, die durch sie angerichteten Schäden zu kompensieren, z. B. Kahlschläge sofort wieder aufzuforsten. Solche »außerbetrieblichen Lasten« vermindern, nach unseren privatwirtschaftlichen Begriffen beurteilt, die Effektivität der Produktion des Kombinats, sind aber für die Zukunft und die ökologische Erhaltung des Landes von unschätzbarem Wert. Sie werden nicht dem Staat oder der Allgemeinheit aufgebürdet.

Trotz noch unvollständiger geologischer Erforschung sind in der SU die größten feststellbaren *Mineral*lagerstätten der Welt bekannt. Von den bisher erforschten 200 verschiedenen Mineralstoffen verfügt die UdSSR über alle Arten, davon werden die meisten auch in Sibirien gefunden. Im Gegensatz zu allen hochentwickelten Industrieländern braucht die SU keine Mineralien zu importieren. Dagegen nimmt sie den ersten Platz unter den Exporteuren ein und liefert diese Rohstoffe in 50 Länder.

Das trifft für die meisten *Hüttenprodukte* wie Mangan (für Legierungen), Asbest, Cadmium, Chrom, Wolfram, Titan, Vanadium, Nickel, Kupfer, Blei, Kalisalze etc. einschließlich Gold und Diamanten zu. Diese werden besonders in Mirny, in Ostsibirien in der Nähe des Flusses Wiljui und nördlich von Lensk an der Lena in der jakutischen Region ASSR, aus einer Tiefe von 1,5 Kilometern geschlagen. Die bisher bekannt gewordenen Goldvorkommen sind wesentlich größer als die der USA. Die Eisenerzlager, die sich an der Abzweigung der Transsib von Taischet bis Ust-Kut erstrecken, können weitgehend im Tagebau abgebaut werden. Eine neue Metallurgiebasis wird am Taischet-Knotenpunkt der BAM errichtet.

In der Förderung von *Eisenerzen* wurden die Abraumindustrien anderer Länder bei weitem überholt. In immer stärkerem Maße werden auch Schwarzmetallerze ausgeführt. Eisen gibt es in Sibirien besonders im Kusnezkerbecken und im westsibirischen Eisenhüttenkombinat. Im Süden des Kusbazs wird mit Hilfe der hochwertigen Kohle das leicht aufzubereitende Magniteisenerz verhüttet, das den besten und gleichzeitig billigsten Stahl liefert. Die SU stellt 110 Millionen Tonnen Roheisen einschließlich Hochofenlegierungen her und übertrifft die USA damit um fast das Dreifache.

In der *Stahlherstellung* ist die SU unbestritten die Nummer eins der Welt. Sie erzeugt so viel wie die USA und die EG zusammengenommen. Energievorkommen und Stahlerzeugung bildeten in unserer bisherigen Geschichte die Voraussetzung für eine industrielle Weltmachtstellung.

Wir kennen heute die Krisen der europäischen Stahlindustrie und die Differenzen mit Nordamerika. Der Export von Eisenlegierungen stagniert, seitdem die bisher stahlabhängigen Entwicklungsländer selbst Stahl erzeugen, und zwar wesentlich billiger als ihre einstigen Lieferanten. Der Zwist geht immer wieder um die einseitige Beschränkung der Stahlausfuhr der Montanunion in die USA und die Selbstbeschränkung der Produktionspalette der europäischen Länder. Die überflüssig gewordene Kapazität in den westlichen Industriestaaten kann nur durch Stillegung einiger einst die Produktion beherrschenden Hochofenfirmen vermindert werden.

Landwirtschaft
Bewässerung

Die Fruchtbarkeit der russischen Schwarzerde (tschernosem) ist weltweit bekannt. Sibirien z. B. besitzt große Erdmassive dieser wertvollen schwarzen Erde und nimmt deshalb als Nutzfläche für die Landwirtschaft den zweiten Platz nach dem Wolgagebiet ein. Doch das Klima bereitet erhebliche Schwierigkeiten. Die SU liegt nicht am Golfstrom und hat dadurch nur kurze Vegetationsperioden (nur ca. vier Monate gegenüber acht bis neun Monaten in Europa und Nordamerika). Die feuchtwarme Luft von Nord-West kühlt über den eiskalten Tiefebenen Sibiriens stark ab. Der Regen fällt dann oft wolkenbruchartig auf die Felder und vernichtet die Ernte, oder es herrscht anhaltende Trockenheit mit Wüstencharakter.

Ein weiteres großes Problem für die Erträge des Bodens in der SU ist die Bewässerung. Obwohl fast 15 Prozent des gesamten Süßwassers der Flüsse der Welt auf die UdSSR entfallen und sie damit von allen Ländern den weitaus größten Anteil an dem kostbaren Naß hat, fließen fast alle großen Ströme, z. B. die europäischen Flüsse (Petschora, Onega) und die wasserreichsten Flüsse Sibiriens (Ob, Jenissej, Lena), nach dem Norden in das ewige Eis der Polarmeere. Die warmen und trockenen Agrargebiete, die das Wasser so notwendig brauchen, sind jedoch ohne Bewässerung. Das ist einer der großen Gegensätze: Überfluß an Wasser und Feuchtigkeit in einer Region und der beängstigende Mangel desselben in anderen Gebieten.

Mit dem Bau zahlreicher riesiger Staudämme hat der sozialistische Staat bereits die Wolga reguliert. Zwölf Staudämme mit Stauseen von 28000 Quadratkilometern versorgen eine Million Hektar nördlich des Kaukasus mit Wolgawasser. Diese großen Wasserlaufregulierungen, die vor ca. zehn Jahren abgeschlossen wurden, werden von weiteren Bewässerungsanlagen, die noch im Bau sind, weit übertroffen. Mit ihnen wird eine Verdoppelung der gegenwärtigen Ackerbaufläche erzielt. In Kasachstan und Turkmenistan sind allein 6,5 Millionen Hektar Ackerboden zur Nutzung gewonnen worden, ein Gebiet fast so groß wie die Niederlande und Belgien zusammengenommen. Hier wurden gewaltige technische Leistungen menschlicher Arbeit vollbracht.

Mit der Umleitung der Flüsse und der künstlichen Bewässerung landwirtschaftlicher Gebiete hat die UdSSR die Regionen Kasachstan (Hauptstadt: Alma Ata), Turkmenistan (Aschchabad) und Usbekistan (Taschkent) in fruchtbarstes Land verwandelt. Komplizierte Systeme von Staudämmen, Stauseen und Kanälen haben die Wüsten zum Blühen gebracht und sind Vorbilder für viele südliche Länder mit Bewässerungsproblemen geworden.

Heute haben sich die vor wenigen Jahrzehnten noch armen, vom Analphabetentum beherrschten Regionen der SU zu reichen Gebieten mit gebildeter und arbeitsamer Bevölkerung entwickelt. Riesige Baumwollplantagen, Reis-, Zucker-, Tabak- und Weizenfelder, zahlreiche Obst- und Gemüseplantagen sind angelegt worden. Jeder Reisende kann die sich über unendlich weite Flächen erstreckenden bebauten Felder sowie die reich mit Obst, Gemüse, Fleisch, Eiern, Brot und vielen anderen Lebensmitteln und farbenfreudigen Textilien bestückten bunten Märkte im Süden des Landes bewundern.

Spitzenstellung der SU auf vielen Produktionsebenen

In unmittelbarer Nähe der Anbauflächen für Rohstoffe, wie z. B. Baumwolle, Maulbeerbäume etc., wurden die sie verwertenden Industriekombinate, z. B. Textilfabriken aller Verarbeitungsebenen angesiedelt, die die vielen Erzeugnisse des fruchtbargemachten Bodens an Ort und Stelle verarbeiten.

Auf Grund der kontinuierlichen Produktion eines die gesamte Wirtschaft planenden Staates konnte sich die Wirtschaft der SU mit ihren Erzeugnissen an die Spitze der Welt heranarbeiten. 1917 gehörte die SU zu den wirtschaftlich rückständigsten Ländern Europas. Heute ist sie in der Welt führend in der Herstellung von:

Baumwollfasern (dreimal soviel wie die USA), Seide, Wolle (zweiter hinter Australien), Hanf, Jute
Milch, Butter, Eier, Käse,
Fische (die größte Fangflotte der Welt, von den Fabrikschiffen über 10000 Tonnen besitzt die SU 90 Prozent der Welt)
Fleisch (Rinder: an zweiter Stelle hinter den USA), Schafe, Schweine
Getreide, Weizen, Hafer, Gerste, Hülsenfrüchte, Honig, Kohl, Kartoffeln, Äpfel (zweimal soviel wie die USA), Obst, Beeren, Sonnenblumenöl usw.

Wie die oben aufgeführten Daten zeigen, liegt die Sowjetunion bei diesen Produkten fast unangefochten an erster Stelle der Welt, ebenso in der Energiegewinnung von Erdöl, Erdgas, Stein- und Braunkohle, Torf, bei verhältnismäßig geringem Eigenverbrauch, der mit dem neuen Fünfjahresplan von 1986 noch wesentlich mehr gedrosselt werden soll. Sie ist führend in der Holzproduktion, den wichtigsten Hüttenerzeugnissen wie Eisenerz, Roheisen, Stahl, Blei, Cadmium, Diamanten (zehn Millionen Karat jährlich), Platin, Gold (Abbau meist im Tagebau und viereinhalbmal soviel wie die USA, aber hinter Südafrika), Kupfer, Silber, Zink, Quecksilber, Nickel, Mangan, Magnesit, Magnesium, Cadmium, Blei, Molybdän u. dgl.

Außerdem führt die Sowjetunion, wie wir noch sehen werden, im gesamten Bausektor, im Wohnungsbau, im Schiffsbau, in der Herstellung von Zement, Stickstoff, Wollgewebe (über dreimal soviel wie die USA) usw.

Die Rezession der Weltwirtschaft der achtziger Jahre ließ im Westen die Industrieproduktion sinken. Der Rückgang wurde hervorgerufen durch einen Strukturwandel und durch Absatzschwierigkeiten, die teilweise aus einem gewissen Sättigungsgrad resultierten. Die Verschuldung der Entwicklungsländer und der Kaufkraftschwund infolge Arbeitslosigkeit trugen ebenfalls zu einer Stagnation der Wirtschaftskraft bei. Wegen des dringenden Devisenbedarfs sind die Länder der Dritten Welt gezwungen, ihre wertvollen Rohstoffe billig anzubieten. Die westlichen Industriestaaten haben deshalb in großem Maßstab begonnen, Rohstoffe und Nahrungsmittel, insbesondere die militärisch wichtigen Naturmaterialien, als »strategische Rohstoffreserve« für Krisenzeiten anzulegen.

VII. Die Erschließung der Schätze der Sowjetunion

1. Das unendliche Sibirien

Das Leben in Sibirien

Die Fläche Sibiriens und die des sowjetischen Fernen Ostens, die wir insgesamt als Sibirien bezeichnen, beträgt an die 13 Millionen Quadratkilometer. Sie umfaßt ein Drittel ganz Asiens oder ungefähr ein Gebiet, so groß wie die uns zugewandte Mondseite und ist um fast das Dreifache größer als das Territorium aller westeuropäischen Länder zusammengenommen.

Ein russisches Sprichwort bezeichnet die Sibirier als die reichsten Menschen der Erde. Auf jeden Sibirier entfallen 45 Hektar Taiga, in der restlichen Sowjetunion auf jeden Bürger nur fünf Hektar und in der übrigen Welt noch sehr viel weniger Waldfläche. Die 20 Millionen Sibirier verlieren sich in der unendlich scheinenden Weite, und der Wandernde freut sich in Ostsibirien über jedes Haus, das er in der Einsamkeit erblickt. Die Sibirier bedauern die Menschen in den dicht gedrängten Städten und im übervölkerten Europa. Sie verstehen nicht, daß man bei der Enge noch frei atmen kann. Sibirien als »Sauerstoffabrik« des Westens.

Sibirien beginnt östlich des Ural und endet an den Gebirgshöhen der Pazifikküste. Der »Große Fluß« Jenissej in der Mitte Zentralasiens ist die Achse, die das Land in West- und Ostsibirien teilt. Er durchfließt von der Mongolei im Süden bis zum Norden ganz Sibirien und mündet im eisbedeckten Jenissej-Busen des karischen Meeres.

Als »Ferner Osten« wird in der SU Jakutien mit der Tschuktochen-Halbinsel, Kamtschatka und Sachalin am Pazifik bezeichnet. Im Norden grenzt er ans Eis der Nordpolarmeere und im Süden reicht er bis ins heiße Kasachstan, der Mongolei und China.

Das Klima in Sibirien ist im Sommer wie im Winter trocken und deshalb trotz Kälte oder Hitze »angenehm«. Die fast ständige Hochdruckwetterlage blockiert die Luftzufuhr, und es gibt nur geringe Luftbewegungen und wenige orkanartige Stürme.

Die Sommer sind kurz, und den Bewohnern bleiben für die Aussaat und die Ernte nur vier Monate. An der Küste im Norden an der Beringsee wachsen die Bäume nur spärlich. In 100 Jahren erreicht eine Lärche ungefähr die Dicke eines Spazierstocks.

Der Schnee fällt bereits im September weiß, flockig wie Watteflaum vom Himmel und bleibt ohne Umweltverschmutzung weiß bis zur Schneeschmelze im Mai/Juni. In den kurzen, heißen Sommermonaten ist die trockene Hitze gut verträglich.

Der jahrhundertealte Traum, die Schneewüste Sibiriens mit ihren Dauerfrostböden für menschliches Leben und Wirtschaften zu erschließen, wird Wirklichkeit. Die Zukunft liegt dort. Das schlummernde Sibirien ist bereits erwacht. Industrien, Verkehrswege und Städte mit hohem Wohnwert entstehen in der Einsamkeit.

Wenn wir heute die modernen Städte und Industriekombinate betrachten, so können wir uns kaum noch vorstellen, wie die Einwohner Sibiriens zu Beginn der Revolution 1917 lebten. Ihre Daseinsweise unterschied sich kaum von der der Steinzeit. Sie lebten als Nomaden in einer Art tragbaren Rundzelten, ähnlich den Jurten. Im Unterschied zu den runden, mit Teppichen belegten Zeltbauten Kasachstans waren sie noch mit Walroßhaut oder Rentierfellen bedeckt. Diese konischen Nomadenzelte waren aus zusammengebundenen Stangen errichtet, die Fußböden ausgelegt mit Nadelzweigen, mit darübergebreiteten Fellen zugedeckt und in der Mitte die Feuerstelle mit dem natürlichen Abzug zwischen den Zeltstöcken ins Freie. Die Schlafsäcke der Bewohner bestanden meist aus Rentierleder. Der Wal war ihr größtes Nutzobjekt: Licht wurde aus dem Tran des Wals gewonnen, seine Stoßzähne wurden als Werkzeuge und als Kufen für die Schlitten verwendet. Gegenstände, die ohne fremde Hilfsmittel hergestellt werden konnten. Die Naturvölker, die geisterbeschwörenden Schamanen (Asketen, Zauberer) »begruben« d. h. legten ihre Toten in ausgehöhlte Bäume oder in kleine rechteckige Kästen, die hinten und vorne offen waren. Diese hohlen Baumstämme lagen waagrecht auf Stelzen, so daß die Toten in den Wäldern vor den Tieren in Sicherheit waren.

So hausten die Nomaden seit Jahrhunderten in der weiten Abgeschlossenheit, entfernt von jeder Zivilisation, bis sie das erste

Verkehrsmittel hörten. Dann sahen sie silberfarbige, mechanische Riesenvögel, die ersten sowjetischen Flugzeuge, die über der ungeheuren Taigalandschaft auf Erkundungsfahrt waren. Die Revolution war schon lange Wirklichkeit und ein neues technisches Zeitalter im großen Rußland angebrochen.

Die Neuzeit brachte die Sibirier unvermittelt in Verbindung mit einer für sie bis dahin unbekannten Außenwelt. Sie erschien ihnen wie eine übersinnliche Fata Morgana, und die ersten in ihren Overalls und Schutzbrillen für sie fremdartig angezogenen Sowjetpiloten waren für sie Menschen von einem anderen Stern.

Heute, nach wenigen Jahrzehnten, sind die Sibirier ein gebildetes Volk, das lesen und schreiben kann. Die Arbeiter werden vielerorts aus den gut ausgebauten Wohnstätten mit dem Flugzeug oder Hubschrauber zu ihrer Arbeitsstelle gebracht, so selbstverständlich wie bei uns mit dem Firmenbus.

Die Sibirier kennen keine Versorgungsprobleme wie die großen Städte im Westen des Landes, da man sich selbst versorgen kann und vom Staat noch bevorzugt beliefert wird. Sie sind gute Esser, und hier hungert niemand. Sie üben den Fischfang mit dem Hubschrauber aus. Hirten fliegen zu ihren weit verstreuten Herden, und die Rentierjäger werden von der Luft aus versorgt. Mit schnellen und stabilen Motorschlitten, die mit Rekordern ausgestattet sind, fahren die Pelztierzüchter, begleitet von Musik aus ihrem Kopfhörer, den sie unter der dicken Pelzmütze tragen, zur Jagd und zum lukrativen Zobelfang. Die Fänger erhalten heute für jedes Fell des begehrten Zobels 100 bis 150 Rubel, für die wertvolleren, dunkelfarbigen sogar bis zu 200. Wie früher wird die Jagd mit Hunden durchgeführt, die die kostbaren Tiere in ihren Verstecken aufstöbern. Gejagt werden Fuchs, Marder, Luchs, Wolf, Hermelin, Zobel, Eichhörnchen (Feh), alles kostbare Pelze und begehrte Exportartikel. Ganze Landstriche leben von der Jagd. Heute gibt es in den meisten größeren Siedlungen Sibiriens Pelztierfarmen, wo die Tiere in der Kälte im Freien leben und in der Gefangenschaft nichts von ihrem dichten Fell einbüßen.

Zur Zeit Iwan des Schrecklichen im 16. Jahrhundert mußten die Sibirier diese seltenen und wertvollen Pelze zwangsweise am Zarenhof in Moskau abgeben. Jeder männliche Einwohner eines

Dorfes mußte einen Pelz abliefern. Für die Durchführung sorgten die Kosaken, die als Steuerprüfer eingesetzt waren und die Ablieferungspflicht zu ihrem eigenen Vorteil noch genauer nahmen, als die Verordnungen vorsahen.

Noch heute kennen viele der in der Weite des Eises mit den kurzen Sommern lebenden Bewohner Sibiriens aus eigener Erfahrung keine Eisenbahn, geschweige denn eine Metro oder Straßenbahn. Nur das Fernsehen zeigt ihnen via Satellit die für sie ganz unwirkliche Existenz einer anderen Welt. Doch immer mehr Menschen benützen als Verkehrsmittel die verhältnismäßig billigen kleinen Aeroflot-Flugzeue für ein bis zwei Dutzend Passagiere zu Ausflügen nach Omsk und von hier aus in die ferne Metropole ihres Landes, den magischen Anziehungspunkt ihrer Träume: Moskau, das jeder Sowjetrusse wenigstens einmal in seinem Leben gesehen haben möchte.

BAM

Welches Land kann es sich wirtschaftlich leisten und in die Tat umsetzen, ein Jahrhundert-Bauwerk wie die Baikal-Amur-Magistrale, kurz BAM genannt, 3102 Kilometer durch unberührte und unwegsame Taigalandschaften über zahlreiche Bergketten, Flüsse, Tausende tiefer Schluchten, unzählige Sümpfe mit Eis und Temperaturschwankungen von 100 Grad Celsius, in einer Bauzeit von etwas über zehn Jahren durchzuführen? Sie ist eine zweite Bahnstrecke, die im Norden vom Baikalsee zum Stillen Ozean verläuft, ähnlich der südlicher gelegenen Transsibirischen Eisenbahn Eurasiens, der längsten Bahnstrecke der Welt mit 7416 Kilometern.

Nichts gegen die Leistungen der Privatindustrie, aber man muß auch dazu bereit sein, der Wirtschaft eines uns fremden Systems und ihren Neuplanungen weitab von jeder Zivilisation höchste Anerkennung zu zollen.

Wo Mitte der siebziger Jahre noch unberührte weite Wildnis und tief gefrorene Eislandschaften ohne jede menschliche Behausungen waren, gibt es zehn Jahre später eine Bahnlinie, die den Baikalsee in der Mitte Ostsibiriens bis zur Mündung des Amur mit der Pazifikküste verbindet. Entlang der Bahnlinie

Die Transsibirische Eisenbahn (Transsib) ———
und die Baikal-Amur-Magistrale (BAM) – – – – in Ostsibirien
(Karte mit freundlicher Genehmigung der Botschaft der Sozialistischen Sowjetrepubliken in Bonn)

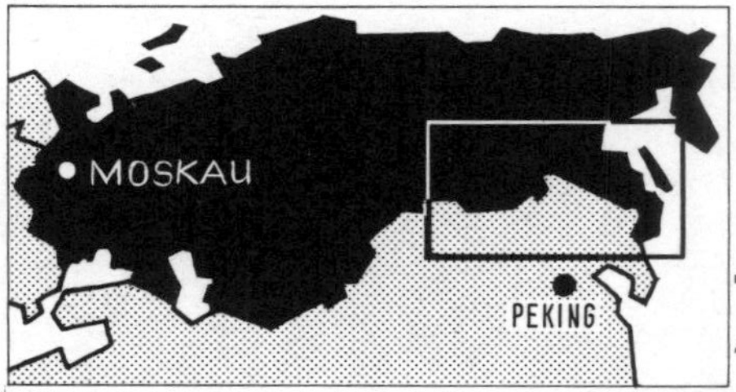

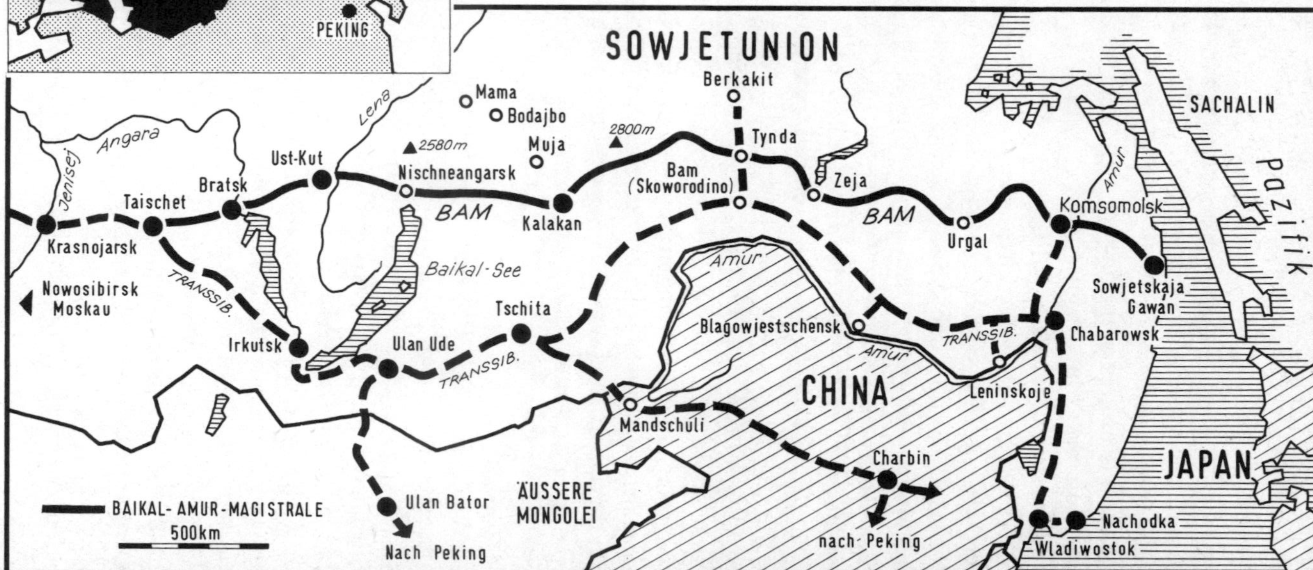

herrscht in der bisher menschenleeren Eiswüste emsiges Leben. 60 neue, moderne und schöne Städte und viele Siedlungen sind entstanden. In den schwer zugänglichen Regionen wurden die Arbeitsbrigaden wie Expeditionskorps für die ganze Bauzeit zum Arbeitsplatz geflogen. Mit der Schichtmethode z. B. in den Industriekomplexen um Bratsk werden die Arbeiter, die hier mit ihren Familien in modernen Appartements in der Stadt wohnen, von ihrer Basis aus für kürzere Arbeitseinsätze zu ihrem jeweiligen Schichteinsatz geflogen.

Das wichtigste Transportmittel war und ist der Hubschrauber, das Flugzeug und die großen »fliegenden Kräne«, die Helikopter M 18, die auch die Montagearbeit durchführen und die Siedlungen und Industrieanlagen in unwegsamen Gebieten bauen. Alles wurde in kurzer Zeit in die unbewohnte, eisige Erde gestampft. Die Eisenbahn-Magistrale wird diese weiträumige Region in den nächsten 20 Jahren noch weiter verändern.

Für uns Kleinstaaten-Europäer ist das Ausmaß eines solchen Großraumprojektes wie das dieser Breitspur-Eisenbahn mit ihren überdimensionalen Investitionen, Planungsarbeiten und dem ungeheuren Arbeitseinsatz schwer vorstellbar. Übertragen auf Europa handelt es sich immerhin um eine Strecke, die von Portugal über ganz Europa hinweg, über mächtige Flüsse, hohe Gebirge und weite Sumpfgebiete mit Myriaden von Stechmükkenschwärmen, bis zu den Dardanellen am Schwarzen Meer reichen würde.

Auf dem XXVI. Parteitag vom 24. Februar 1981 wurde beschlossen, neue riesige Industriekomplexe im Einzugsgebiet der BAM zu errichten, um die reichen Vorkommen wertvoller Bodenschätze von Erzen, Kohle, Erdöl, Erdgas usw. abzubauen. Allein im Udokan-Gebirge lagern Kupfererze, die 40 Prozent aller Weltvorräte ausmachen, die im Tagebau gewonnen werden können. Der Holzvorrat im Gebiet der BAM wird auf nicht weniger als neun Milliarden Kubikmeter geschätzt, während die Sowjetunion als größter Holzexporteur heute insgesamt »nur« 20 Millionen Kubikmeter Holz schlägt. Neue Zellulose-Papierkombinate sind im Aufbau begriffen. Diese Projekte mit guten Verdienstmöglichkeiten locken immer mehr Menschen in den Osten. Der Ausbau Sibiriens hält die ganze Sowjetunion in Atem.

Die BAM wurde in unverhältnismäßig kurzer Zeit gebaut von einem Land, das seinen ganzen Reichtum zur Erschließung der Region östlich und südlich vom Ural einsetzt.

Das Gebiet der Einflußzone dieser Eisenbahnlinie, der nördlichen Zweigstrecke der Transsib, ist an Ausdehnung ungefähr vergleichbar mit dem Territorium der gesamten Länder der EG. Im Osten und Westen der SU erweitern die schon früher fertiggestellten Anschlußstücke diese Verkehrslinie. Sie reichen im Westen an der Lena von Taischet an der Transsib bis zur oberen Lena und bis zur Angara-Region mit dem zur Zeit seiner Fertigstellung größten Wasserkraftwerk der Welt bei der neu erbauten Stadt Bratsk. Im Osten schließt die BAM an die Pazifikstrecke von Komsomolsk zum Tataren-Sund bei Sowjetskaja Gawan an.

Die fast 500 Kilometer lange Bahnstrecke, die am Ende des Zweiten Weltkriegs in Betrieb genommen werden konnte, stellt den Anschluß an Japan her. Der Güterverkehr nach Japan war im letzten Jahrzehnt ständig im Steigen, so daß die Transsib allein den Transport nicht mehr bewältigen konnte. Außerdem wird Jakutien mit der Anschlußstrecke von Tynda aus weiter erschlossen und seine reichen Steinkohlenlager werden mit der neuen Eisenbahnstrecke zu einem günstig liegenden Versorgungsgebiet für den Inselstaat Japan. Die Baikal-Amur-Magistrale ist insgesamt fast 4300 Kilometer lang und soll mit einer weiteren Nebenstrecke bis Irkutsk erweitert werden. Der gesamte bereits fertiggestellte Schienenweg der BAM verkürzt die Verbindungen zwischen Rotterdam und den japanischen Häfen auf die Hälfte sowohl auf der Schiffsstrecke durch das Mittelmeer, den Suezkanal und den indischen Ozean als auch auf der westlichen Route über den Atlantik, den Panamakanal und den Pazifik nach Japan.

Dadurch entstehen wichtige Umschlagzentren für die sowjetische Exportbasis am japanischen Meer und am Pazifik, die auch für den Transit aus Westeuropa nach Asien immer bedeutungsvoller werden.

Nördlich und südlich dieser Bahnlinie werden 1,5 Millionen Quadratkilometer erschlossen, während die USA und Europa kaum Notiz davon nehmen und ihr Kapital für Rüstung ausgeben und Raketen gegen dieses aufbauende Land in Stellung bringen. Die Milliarden Rubel, die die Sowjetunion von ihrem selbsterarbeiteten Reichtum in die Eiswüsten investiert, sind in ihrer gigantischen Höhe nur noch vergleichbar mit den Kosten für den Ausbau eines unproduktiven, Kriegszwecken dienenden SDI-Rüstungsprogramms.

Pipelines

Gleichzeitig mit dem Ausbau ihrer Transportwege durch die BAM und der Errichtung vieler anderer Großprojekte legten die Sowjetrepubliken Pipelines von vielen Tausenden Kilometern Länge durch ihr weites Land. Die Kosten für den Bau der Erdgasleitungen sind höher als die für die teure Baikal-Amur-Magistrale. Die längste Röhrenstrecke mit 4451 Kilometern und zugleich kostspieligste war die Verbindung von Urengoi, zwischen Jennissej und Ob in Nordwestsibirien, bis Westeuropa.

Die Gesamtlänge der fertiggestellten sechs Leitungen beträgt 20000 Kilometer. Von 1981 bis Anfang 1985 wurden nicht weniger als 36000 Kilometer verlegt und in Betrieb genommen. Dies entspricht einer Strecke um die ganze Erde, einer Strecke, die über all die vielen natürlichen Widerstände hinweg vom Atlantik bis zum Pazifik reichen würde und über den amerikanischen Kontinent hinweg bis nach Europa.

Weitere sechs Pipelines werden vom riesigen Erdgasvorkommen in Jamburg in Nordsibirien ausgehend angelegt, und dies alles trotz Röhrenembargo und Sperrung jeglicher Zusammenarbeit des Westens mit der Sowjetunion, wie sie zwischen den Völkern dieser Erde zum Vorteil aller möglich sein sollte. Die US-Zeitungen frohlockten, daß durch die von ihrer Regierung erzwungenen Handelsbehinderungen die Gasleitungen in der SU um Jahre verzögert werden würden. Nach nur 14 Monaten konnte die SU jedoch vor aller Welt diese Hoffnungen zerstören: Die Strecke von über 4400 Kilometern konnte um ein halbes Jahr früher als projektiert in Betrieb genommen werden. Die SU nahm ihre geplanten großen Bauvorhaben und auch die Pipelines vorzeitig nach kurzer Bauzeit in Betrieb. Dies spricht für eine vorsichtige und verantwortliche Planung.

Die vom Westen zu liefernden und dann verweigerten Gaspumpaggregate wurden durch sowjetische 25-Megawatt-Kompressoren ersetzt, zum Nachteil der den amerikanischen Sanktionen unterliegenden »freien« Industrien des »freien« Westens. Diese neuen leistungsfähigen Aggregate sind in der Lage, im Gegensatz zu den bisher bekannten, innerhalb von 24 Stunden nicht weniger als 48 Millionen Kubikmeter Gas durch die Leitungen zu pumpen.

Einmal in den Boden verlegt, müssen die Stahlrohre über Jahrzehnte hinweg hohen und unterschiedlichen Betriebsdrükken, sowie extremen mechanischen, chemischen und klimatischen Belastungen standhalten. Dies setzt eine hohe und gleichbleibende Qualität der verwendeten Werkstoffe voraus. Solche Stahlröhren, glaubte man bisher, könnten, wenn überhaupt, nur die deutschen Krupp- und Mannesmannwerke herstellen. An die Technologie zur Produktion und Verarbeitung des hochfesten und frostbeständigen Stahls werden die größten Ansprüche gestellt. Er besteht aus ultradispersem Metallpulver mit einer Korngröße von wenigen Hundertstel Mikrometern. Schweißnähte müssen absolut frostsicher angelegt werden, wodurch ganz neue, in der Welt bisher nicht verwendete Verfahren der Chemie eingeführt werden mußten.

Die Pipelines aus Stahl werden in der SU nicht nur für den Transport von Erdgas genützt, sondern auch von vielen anderen Flüssig- und Feststoffen wie Getreide, Wasser, Öl und chemischen Produkten. Sie machen von Schienen und Straße, von Witterung und Emballagen unabhängig und tragen erheblich zur Verkehrsentflechtung und zur sauberen Umwelt bei. Sie sind, einmal verlegt, das billigste Transportmittel, das den Menschen zur Verfügung steht.

Um die Pipelines, die den Abtransport der Rohstoffe übernehmen, effektiver zu gestalten, wird versucht durch größeren Durchlaufdruck eine höhere Durchlaßfähigkeit der Rohre zu erreichen, so daß weniger Leitungen mehr fördern können. Die Wissenschaft hat es möglich gemacht, neue mehrschichtige Rohre herzustellen, in denen der Gasdruck um das Doppelte erhöht werden konnte, wodurch sich die Transportleistung der Pipelines ebenfalls verdoppelte.

Kohlerohrleitungen pumpen ein Gemisch von zerkleinerter Kohle und Wasser über große Entfernungen durch die Röhren. Unter Tag gibt es hydraulische Abbauverfahren, bei denen ein Wasserstrahl Kohle zerkleinert, und dieser Kohlenschlamm wird dann direkt durch die Rohre gepreßt. Alte Zechen arbeiten mit diesem Verfahren wesentlich billiger, und immer mehr Abbauverfahren werden darauf umgestellt.

Ganz neuartige, selbstentwickelte Schaufelrad-Grabbagger für Frostböden wurden verwendet, leistungsstarke Rohrleger mit verstellbaren Raupenspuren, bewegliche neue Anlagen für automatisches Schweißen usw., neue Pumpstationen, Stauwehre, Turbinen und hydrotechnische Anlagen entwickelt. Es gab keine Schwierigkeiten, die die sowjetischen Ingenieure nicht lösen konnten, trotz Wüsten und Bergen, Eis und Sümpfen, in denen die viele Tonnen schweren Lastwagen mit Baumaterialien oftmals durch ihr Gewicht das Eis schmelzen ließen und im eisigen Sumpf versanken. Bei der Bewältigung ihrer riesigen Bauvorhaben muß die SU nicht hilfsbedürftig nach dem Westen schauen. Unsere Techniker und Wissenschaftler könnten aber bei diesen kontrastreichen Bedingungen im Osten neue Erfahrungen sammeln und an der Entwicklung teilnehmen.

Wohnungs- und Städtebau

Die neuen Verkehrsverbindungen wurden gebaut, um für das Land größtmöglichen Nutzen zu erzielen. Mit der Errichtung einer Trasse für die Bahn oder die Pipelines ist zur Erschließung des Landes und des Betriebs der neuen Verkehrswege erst der Anfang gemacht. Eine Unzahl von Siedlungen, Fabriken und Industriekombinaten werden folgen. Die zu erschließenden Regionen benötigen Städte und Menschen. Und was für Städte werden dort gebaut! Keine schnellerrichteten Wellblechhalden oder Holzhütten im Kolonialstil, wie wir sie aus dem »freien Westen« kennen, der mit seiner Privatindustrie an den Kosten für die Unterkünfte seiner Arbeiter spart. In den Entwicklungsländern der Dritten Welt werden dann diese Billigstwohnställe zu Slumsiedlungen. Solche Elendsviertel finden wir auch heute noch in den Städten Nordamerikas.

In der weiten Taiga werden für die Arbeiter Städte ins Grüne, in den Wald gebaut. Moderne Städte mit breiten, grünen Straßen und hohem Wohnwert. Sie gibt es in der ganzen Sowjetunion: von Leningrad im Norden bis nach Tbilissi in Georgien oder Erewan in Armenien, über Frunse, der Hauptstadt der Kirgisen, und Alma Ata, der kasachischen Hauptstadt im Süden und im Westen von Kiew, der Hauptstadt der Urkaine, über Omsk in Ostsibirien bis an den Baikalsee in Westsibirien und Chabarowsk im Fernen Osten. Ganze Regionen erhalten ein neues Gesicht, Industrien und Städte entstehen wie Wirklichkeit gewordene Filmfassaden einstmaliger »Potemkinscher Dörfer«, die für die Zarin Katharina II. auf der Krim von ihrem Günstling, Fürst Grigorij Potjomkin, Ende des 18. Jahrhunderts errichtet wurden, um ihr einen Wohlstand des Landes vorzutäuschen.

Ständig kommen neue Städte hinzu mit vielen Wohnhäusern im Grünen für all die Menschen, die in Sibirien mitarbeiten und ungeheure Werte schaffen. Vor 50 Jahren gab es einige Siedlungen und nur eine größere Stadt in Sibirien: Omsk. Seit der Oktoberrevolution sind rund 750 moderne und große Städte auf bisher menschenleeren Flächen entstanden. Laufend werden neue Siedlungen und Städte errichtet, wie z. B. Nerjungri (→ Sibirische Städte), Medweshje nördlich des ewigen Eises des Polarkreises, das in den uns zugänglichen modernen Atlanten noch nicht verzeichnet ist und sich rasch zu einer neuen Industriestadt entwickelt. Bekannter sind uns die LKW-Stadt Nabereschnije an der Kama, die Autostadt Togliatti, der Hafen Nachodka am Stillen Ozean, über den der ganze Schiffsverkehr nach Japan abgewickelt wird usw.

Immer mehr Städtenamen erscheinen auf den Landkarten. Täglich werden neue große Fabriken in den Dienst der Menschen gestellt. Sibirien erlebt einen ungeheuren Aufschwung. Nach dem Osten der großen Sowjetunion sind regelrechte Völkerwanderungen im Gange dank Aeroflot, LKW und Eisenbahn.

Im Zentrum der Städte, dem für uns im Westen profitträchtigsten und teuersten Gebiet, können in sowjetischen Städten Waldparks mit vielen Springbrunnen, Blumen und Wiesen für die Bewohner angelegt werden. Wir finden dort keine protzigen

Bankhäuser, keine marmornen Reklame-Bauten der Industrie, sondern lebenswerte Wohnstätten in mit Bäumen bepflanzten Straßen und in den Städten des Südens mehr Rosenstöcke als Einwohner. Für jeden Bürger einer Stadt wird mindestens ein Baum gepflanzt. Das entspricht einem alten russischen Brauch, der heute wieder zu neuer Geltung gelangt.

Die Gestaltung des Stadtbildes weist einen sichtbaren Unterschied zur Profitwirtschaft des Westens auf. Aus jedem Quadratmeter Nutzfläche im Mittelpunkt einer Stadt müssen nicht, wie bei uns, die höchstmöglichen Mieten und Gewinne erzielt werden. Es gibt keine Zinskasernen und Boulevardhäuser des 19. Jahrhunderts, wie wir uns gerne die »eintönigen« sowjetischen Städte vorstellen. Die bisherigen Städte passen sich immer mehr an die neue arbeitende Stadtbevölkerung mit einer verhältnismäßig kurzen Arbeitszeit an. Der Proletarier geht nicht mehr nur abends müde in seine Mietskaserne zum Schlafen, um am nächsten Tag wieder in der Fabrik arbeiten zu können. In den vielen neuaufgebauten Städten finden sich Bauten für die Bevölkerung, deren Fassaden unterschiedlich gestaltet und manchmal mit Marmor oder Mosaik verkleidet oder farbig bemalt sind. Unter den Bäumen hinter den Wohnhäusern befinden sich oftmals Tische, an denen die Bewohner zusammensitzen, essen und trinken. Die Straßenzüge sind zum großen Teil über 50 Meter breit, und die getrennten Gegenfahrbahnen sind kaum sichtbar, da Bäume, Büsche und Rosenhecken sie verdecken.

Die Großstadt und die Wohnungen müssen für ihre Bewohner erträglich sein und Freizeit- und Ruhereservate einschließen damit die Menschen in ihrer Stadt gerne leben wollen und Erholung nicht außerhalb ihrer Wohngegend suchen müssen. Damit entfallen verstopfte Straßen und Autokolonnen zu den entfernten Ausflugszielen, wie sie sich bei uns ergeben. Diese Städteplanung in der SU läßt die Produktion an Privatautos nicht unbedingt vordringlich erscheinen.

Die sauber gehaltenen Parks sind verschwenderisch mit vielen Pflanzen und Brunnen ausgestattet. Mit einem System von Schieberanlagen wird Wasser zu den Waldplätzen geleitet, und so werden diese auf einfachste Weise ausreichend mit Wasser versorgt. Die Luft ist durch die überdimensionalen und zahlreichen Springbrunnen, die vielen Bäume und Meere von Rosenstöcken, die in den Städten verteilt sind, angenehm frisch gehalten. Und überall sitzen und liegen Menschen, spielen und wandern in den Vergnügungsparks, den »Gorki-Parks«, besuchen die Tanzflächen im Freien und genießen ohne Hast ihre Freizeit. Gesundes, ökologisch unverbrauchtes Sibirien. Fast jede zweite Familie in den jungen Städten hat eine individuell gebaute eigene Datscha mit Garten und oftmals ein kleines Treibhaus, in dem sie Gemüse anpflanzt und erntet.

Selbst im fernen Moskau kommen auf jeden Einwohner der Stadt 45 Quadratmeter Grünfläche, die 40 Prozent des Stadtgebietes einnehmen. Die Metropole kennt keinen Smog, die Luft ist das ganze Jahr über sauber, ebenso wie die Straßen und Plätze der Stadt, die U-Bahn und die vielen anderen Verkehrsmittel.

Der Staat stellt für ein eigenes Haus und einen Garten den Grund, meist 600 Quadratmeter, zur Verfügung, für den *jährlich* eine symbolische Abgabe von 0,4 Kopeken pro Quadratmeter zu zahlen ist. Das sind 2,4 Rubel oder nicht einmal 10,– DM im Jahr für das ganze Grundstück. Damit weiß der einzelne, daß der Grund nicht Privateigentum ist. Die angemietete Fläche und das selbstgebaute Haus können vererbt werden, und der Erbe zahlt weiterhin die 0,4 Kopeken Pacht an den Staat.

Die Erstellung des Wohnraums ist im Frostgebiet fast viermal so teuer wie westlich des Ural. Doch die Miete kostet für den Sowjetbürger, wie überall in der Sowjetunion, einheitlich 13,3 Kopeken für den Quadratmeter umbauter Wohnfläche, das sind nicht einmal 50 Pfennige, sei es in Moskau, Leningrad, Wolgograd oder wo immer in dem weiten Land. Eine große, moderne Wohnung, Strom und Heizung eingeschlossen, kostet insgesamt ungefähr 25 Rubel. Gerade in Sibirien ist der Verbrauch an Heizmitteln und Strom sehr hoch. Daneben besitzen die Häuser Sauna und Schwimmbad, die bei der Kälte gerne benützt werden.

Gerade in Sibirien werden der Qualität der Wohnverhältnisse, Kindergärten in größter Anzahl, Schulen, Universitäten und Fachschulen, Kulturzentren, Clubs und der Versorgung mit Geschäften usw. größte Bedeutung beigemessen, um die Menschen zu Pionierarbeiten weit im Osten anzureizen. Die Löhne sind um das Vierfache höher als im Landesdurchschnitt. Die Pioniere, die vor wenigen Jahren die Stadt aufbauten, zählen zu den Ureinwohnern, obwohl sie aus der fernen Urkaine, aus Weißrußland usw. herangereist waren.

In riesigen Treibhäusern der Gemeinden und Städte werden Gemüse und Blumen für den lokalen Bedarf angepflanzt, so daß die Bevölkerung mit frischem Gemüse und Obst versorgt werden kann. Die Menschen brauchen hier keine Tiefkühltruhen, die Lebensmittel hängen den größten Teil des Jahres gefroren vor dem Fenster.

Trinkwasser wurde und wird in den abgelegenen Dörfern in Form von Eisblöcken gewonnen. Jede Wasserleitung würde eingefrieren, und man sieht in manchen Gegenden Rohrleitungen über dem Boden verlegt, die alle paar Meter erwärmt werden. Die Milch wird mancherorts nach dem Melken in Ledersäcke abgefüllt und erstarrt im Freien fast augenblicklich zu Eisblökken. Sie wird dann mit eingefrorenen Holzgriffen an den Verbraucher geliefert. In manchen Gegenden wird sie in Holzsatten (große, flache Schalen) gegossen und kann den Winter über bis zum Gebrauch im Freien hinterm Haus aufbewahrt werden. Morgens nimmt man sich ein Stück Eis in die Küche und hat frische Milch zum Frühstück. Fisch wird gefroren in kleinen Häppchen gegessen. Fischeis, ein gesunder Leckerbissen Sibiriens. Die Bewohner schleppen steifgefrorene meterlange Fische unterm Arm nach Hause und stellen sie hartgefroren vor ihre Wohnung.

In Sibirien, in den Dörfern um Krasnojarsk, gibt es immer noch Häuser, die einen Kohlenkeller haben, einen Keller in den man hinuntersteigt um Kohlen zu holen. Im Unterschied zu unseren früheren Kohlenkellern, sind diese dort kleine Kohlenbergwerke. Die Menschen steigen hinunter und schürfen ihre Kohle aus der schwarzen Erde. Oftmals ist ein kleiner Schuppen hinterm Haus, in dem die Kohlen aus dem Boden gebrochen werden. Kohle wird in Sibirien zum großen Teil an der Oberfläche geschürft, und die Abbaukosten sind beinahe ebenso billig wie die des Erdgases.

Die SU ist das Land, das jährlich die meisten Wohnungen, Krankenhäuser, Schulen, Kindergärten und -krippen in der

Welt baut. Allein 500 leistungsfähige Fabriken stellen die notwendigen Bau-Fertigelemente her, so daß jährlich über zwei Millionen neue Wohnungen bezogen werden können. Das ist ungefähr soviel wie alle westlichen Industrievölker zusammengenommen fertigstellen.

Seit Jahren baut die UdSSR weitaus mehr Wohnungen pro Kopf der Bevölkerung als irgendein anderer Staat der Welt. Zur Zeit werden täglich über 5500 Wohnungen schlüsselfertig. 15 Millionen Menschen ziehen jährlich in eine neue Wohnung, und innerhalb der letzten zehn Jahre ist der Wohnraum in den Städten auf das Doppelte angewachsen. Trotzdem reicht das Wohnbauvolumen nicht aus, den Bedürfnissen und Wünschen der Bevölkerung nachzukommen. So müssen Großfamilien nach wie vor in wenigen Räumen zusammenleben. Im Zarenreich waren die Wohnverhältnisse katastrophal. Die geleisteten Aufbauarbeiten im Wohnungsbau seit der Revolution wurden durch die unvergleichbaren Zerstörungen im dichtestbewohnten europäischen Teil des Landes im Zweiten Weltkrieg wieder zunichte gemacht. Auch die Intensivierung des Wohnungsbaus nach dem Zweiten Weltkrieg konnte die vom Bug, dem Grenzfluß zu Polen, bis zur Wolga reichenden Kriegsverwüstungen nur schwer ausgleichen.

Als Tatsache bleibt aber bestehen, daß die Sowjetunion mit ihrem Wohnungsbauvolumen alle anderen Länder übertrifft. Trotzdem wird es noch lange dauern, bis jeder Bürger eine eigene Wohnung oder ein Haus hat und keine Wohnungsnot mehr besteht. Gorbatschow will dies in den nächsten zehn Jahren erreichen.

Mit über 560 Milliarden DM Investitionsvolumen ist die SU das größte Bauland der Welt. Für ihre riesigen Investitionen für die Städte und Wohnungen, für Planung und Fertigstellung ihrer Großbauten sowie die Erschließung des Umlandes braucht sie sehr viele Arbeitskräfte und Kapital. Ihr Nutzen und ihre Amortisation werden sich erst viele Jahre später einstellen und eine Produktionserhöhung von ungeahntem Ausmaß nach sich ziehen.

Meist ist die Bevölkerung sibirischer Städte verhältnismäßig jung. Die Bewohner von *Bratsk* an der Angara z. B. haben ein Durchschnittsalter von 29 Jahren, sie sind optimistisch und leistungsbegeistert. Der Lebensstandard mit den eleganten Kinos, Tanzveranstaltungen, den Sinfonieorchestern und den zahlreichen Festen, dem modernen Wohnkomfort und dem Flugplatz ist hoch.

1631 hatte hier ein Kosakentrupp am linken Ufer des Stroms Befestigungen aus Rundholz errichtet. Die Siedlung mongolischer Nomadenstämme stellte eine Ansammlung von wenigen Holzhäusern dar und wurde nach »brat«, Bruder, benannt und bedeutet das brüderliche, gleichberechtigte Zusammenleben vieler Nationalitäten. Infolge der Undurchdringlichkeit der Taiga waren die einzelnen Menschen auf sich allein gestellt. Der Fluß mit seinen vielen Stromschnellen machte es damals unmöglich, Waren auf dem Schiffsweg aus Zentralrußland einzuführen. In ihren kleinen befestigten Dörfern waren die Bewohner von der Außenwelt weitgehend abgeschlossen und mußten ihre Lebensgrundlage, insbesondere die Landwirtschaft, autark entwickeln.

Für die Zaren eigneten sich diese entlegenen Gegenden irgendwo in Sibirien am besten als Verbannungsort für ihre Widersacher oder ihnen mißliebige Personen. Nach Bratsk verbannte die ehemals deutsche Prinzessin Kaiserin Katharina II. (1762–1796) z. B. den »vom Gifte der französischen Revolution« verseuchten Schriftsteller Alexander Radiscev (Radistschew), Autor von »Die Reise von Petersburg nach Moskau« (1790). Radistschew zeichnete in seinem Buch ein erschütterndes Bild der damaligen Zustände und der grausamen Mißachtung der Menschen durch die Herrschenden, die Versteigerung von Leibeigenen und die barbarische Unterdrückung der sozial Schwachen. Für seine drastischen Schilderungen hatte ihn der Gerichtshof zum Tode durch Vierteilung verurteilt, doch wurde er durch einen Gnadenakt von Katharina II. nach Bratsk verbannt und von ihrem Sohn, Kaiser Paul I. (1796–1801), der sich gegen die Politik seiner Mutter stellte und ihre Maßnahmen rückgängig machte, nach Petersburg zurückgeholt.

Bratsk war auch Verbannungsort für die fortschrittlichen »Dekabristen«, Teilnehmer am Aufstandsversuch in Petersburg im Dezember 1825 (russisch »dekabr«: Dezember) gegen das Polizeisystem Nikolaus I. (1825–1855). Von der Bevölkerung wurden sie schon damals als Freiheitshelden verehrt.

Ganz Sibirien war ein idealer Abschiebeplatz für Freidenker und »Politische«. Lenin war von 1897 bis 1900 nach Sibirien verbannt. Hier lernte er auch seine spätere Frau Nadeshda Krupskaja kennen. Nach der Revolution wurden die Regimefeinde von den an die Macht gekommenen Bolschewiki nach Sibirien »umgesiedelt«. Sibirien wurde lange Zeit inhaltlich gleichgesetzt mit »Verbannung«. Mit Sibirien drohte man, nach Sibirien verbannte man. Von dort fand kaum einer mehr den Weg zurück.

Die Verbannten paßten ihr Leben den Verhältnissen an. Aus mitgebrachten Pflanzensamen züchteten sie sich Wassermelonen, Gurken und andere Gemüse. Schulen wurden angelegt, und nach hier verbannte polnische Forscher stellten die ersten sibirischen Landkarten zusammen. Viele haben eine Heimatliebe entwickelt, so daß die Urenkel der Verbannten heute mit Eifer an der Elektrifizierung und industriellen Entwicklung Sibiriens mitarbeiten.

Bei Baubeginn des riesigen Wasserkraftwerks 1954 wurden 157 grüne Zelte aufgestellt. Man nannte Bratsk das »grüne Städtchen«. Die Bewohner hielten auch im Winter bei −58°C in den Zelten aus, und ihre Nachkommen sollen besonders widerstandsfähig geworden sein.

Das E-Werk in Bratsk mit allen Einzelteilen, Nebengebäuden und maschinellen Anlagen wurde, wie die Führung des Werks selbstbewußt versichert, ausschließlich aus Materialien und Erzeugnissen sowjetischer Herkunft gebaut, nur der Teppich in der Eingangshalle ist aus Finnland. Heute werden mit dem Strom des Kraftwerks das dortige große Aluminiumwerk und die Holzkombinate für Zellulose und Verpackungsmaterial betrieben. Weitere Ausbaustufen sind bei Suchowskaja, Ussolje, Sibirskje angelegt. Nicht weit entfernt ist an der Angara bei der sehr jungen Stadt Ust-Ilimsk ein fast ähnlich großes Kraftwerk

wie in Bratsk fertiggestellt worden, und ein weiteres ist bei Bogoutchani in Bau. Mit der 1958 fertiggestellten ersten Baustufe des Kraftwerks bei Irkutsk mit 4,5 Millionen Kilowattstunden ist somit eine Kaskade von Kraftwerken mit jährlich über 80 Milliarden Kilowattstunden entstanden. Nachdem sich an der Leistung nichts aussetzen läßt, bleibt unseren Medien nur der Trost, daß die ganzen Anlagen »absolut unrentabel« seien. Die SU baut aber unverdrossen weiter neue Kraftwerke, um das riesige Energiepotential des Flusses noch besser nutzen zu können. Allein an der Angara wird dann mehr Strom erzeugt als in der vorsowjetischen Zeit in ganz Rußland. Mit dem Strom, den die Angara liefert, wird jetzt bereits die BAM elektrifiziert.
Irkutsk an der Mündung der *Irkut* in die Angara, 1661 gegründet, ist die älteste ostsibirische Stadt und Pelzhandelszentrum. Als Umschlagplatz des russischen Handels mit der Mongolei und China entwickelte sie sich von einer kleinen Kosakensiedlung zu einer Großstadt mit 600 000 Einwohnern. In der Akademie- und Universitätsstadt mit der schönen russisch-orthodoxen Kirche und dem Ikonenbild auf der Fassade finden wir noch die sehenswürdigen alten und typisch sibirischen Holzhäuser (»Isbas«). Mit seinem 500 Kilometer langen Kohlebecken ist Irkutsk ein wichtiger Industrieknotenpunkt mit einer Bahnstation an der Transsib. Die Kohle wird meist im Tagebau gewonnen. Hier entstand auch das erste große Wasserkraftwerk an der Angarastaustufe. Auf der Angara kann man mit der »Raketa«, einem schnellen Tragflügelboot, in ca. zwei Stunden zum nahen Baikalsee oder nach Bratsk fahren.

Die neu gebaute Stadt *Tynda* mit zur Zeit 60 000 Einwohnern, Mittelpunkt der Strecke der Baikal-Amur-Magistrale, auch »Hauptstadt der BAM« genannt, ist 7000 Kilometer von Moskau und 1000 Kilometer vom Pazifik entfernt. Tynda ist der Eisenbahnknotenpunkt der BAM und ihrer Abzweigungen nach dem Norden bis *Berkakit* und nach dem Süden zur Transsib. Inzwischen ist die Schienenstrecke über Berkakit hinaus bis Nerjungri verlängert worden. Die von Hügeln umgebene Stadt mit der jüngsten Bevölkerung der Erde und der höchsten Geburtenzahl der SU wächst und wächst. Auch hier leben und arbeiten, wie in den meisten neugegründeten Städten, alle Völker und

Rassen der Sowjetunion zusammen. Vor wenigen Jahren war dieses Gebiet noch unberührte Taiga mit undurchdringlichen Wäldern.

Von *Nerjungri,* dem heutigen Endpunkt der nordöstlichen Stichstrecke der BAM, wird die Kokskohle für die Stahlindustrie Japans und Nordkoreas geliefert. Dort ist der neue Belas-Kipper im Einsatz, der mit nicht weniger als 180 Tonnen Kohle beladen werden kann. Schon eines dieser Ungetüme ist in der Lage, jährlich eine Million Kubikmeter Abraum zu transportieren. Das Ausmaß dieses riesigen Fahrzeugs ist mit einem Einfamilienhaus zu vergleichen. Ein stehender Arbeiter reicht bis zur Radachse, die Räder sind über 3,50 Meter hoch, und ein 2200 PS-Motor bewegt den Riesenkipper vorwärts.

Die Stadt mit heute 60000 Einwohnern ist eine der jüngsten Gründungen der Komsomolzen, der kommunistischen Jugendbewegung. Dementsprechend jung sind die Bewohner, und die Geburtenzahl ist hoch. Das Städtchen liegt am gleichnamigen Fluß und an der Bahnlinie vom Knotenpunkt Tynda nach dem Norden. Die Bewohner werden sehr gut bezahlt und bestens versorgt.

Jakutsk mit über 120000 Einwohnern ist die Hauptstadt und Universitätsstadt der Jakutischen ASSR (Autonome Sozialistische Sowjetrepublik), dem Land der Kälte in Ostsibirien. Es war früher Ausgangspunkt der russisch-zaristischen Kolonisation des Fernen Ostens. Auf seinem Territorium gibt es große Vorräte an Stein- und Braunkohle, Eisenerz, Diamanten im Wiljuibecken bei Mirny, Gold am Indigirka, Erdgas an der Mündung des Wiljui. Hier gibt es Rentierherden, Rinder, Pelzschafe, Feh, Bisam, Blaufuchs, Zobel usw. Die früheren Einwohner waren mongolische Nomaden und hausten in den bekannten und noch heute benutzten Jurten, den lehmbedeckten und teppichbelegten Stangenzelten. Heute leben sie meist in selbstgebauten, mit Holzschnitzereien verzierten Blockhäusern.

Jakutsk liegt am linken Ufer der 4500 km langen und mächtigen Lena, die im Baikal-Gebirge entspringt. Sie stellt einen bedeutenden Schiffahrtsweg dar. Wegen des Dauerfrostbodens kann ihr Wasser nicht versickern und erreicht in Jakutsk einen Wasserstand bis zu 30 Metern Tiefe. Das Kontinentalklima weist extreme Werte von bis zu 70 Grad auf. Bei Permafrost gefriert das Wasser der Flüsse von unten nach oben und bildet dikke Eisschichten.

Die früher von den Sowjets gebauten Staudämme versanken im vorher tief gefrorenen Boden. Hunderttausende von Tonnen Beton hatten das für ewig Zeiten erstarrt scheinende Eis mit dem Druck ihres Gewichts zum Schmelzen gebracht, wodurch die mit dem Eis »verbackenen« Gesteine zerbröckelten. Kein Erdbeben hätte die Kraft gehabt, diese Staudämme einfallen zu lassen und zu zerstören.

Die Häuser müssen auf Stelzen gebaut werden, sonst würde durch die Belastung die oberste Schicht des Erdbodens auftauen, und die Gebäude würden einsacken. Überall sieht man in Sibirien schiefstehende, alte Häuser, die durch ihre Beheizung und die Schwere in den aufgetauten Boden eingesunken sind.

Anstelle von Fundamenten benutzt man heute Stahlbetonpfähle, die in den ewige gefrorenen Boden in große Tiefe eingerammt werden. Der Beton für die Bauten wird mit heißem Wasser angemacht, und er wird auch noch in der Schalung warmgehalten, damit das Gemisch nicht sofort einfriert. Gebaut wird nach dem jahrhundertealten Modell der Holzhäuser Sibiriens. Wie früher die Holzstämme für die Eckpfosten, so werden heute die Stahlbetonpfeiler in den Dauerfrostboden gestampft und die Häuser auf diesen Stelzen wie Pfahlbauten errichtet. Der Zwischenraum zum gefrorenen Eis bildet eine Luft-Isolierung. Mit ihr wird verhindert, daß der Frostboden im Sommer auftaut. Außerdem bleibt das Haus angenehm kühl, und im Winter wird es durch die natürliche Isolation nicht zu kalt. Heute werden die Pfeiler in 15 Meter Tiefe festgefroren, die im Notfall bei entsprechenden Temperatursteigerungen im Sommer mittels Gebläse, im Winter mit Außenluft gekühlt werden können. Vielfach werden die modern gebauten Häuser mit Galerien untereinander verbunden, so daß ihre Bewohner beim Einkauf etc. weniger der ständig herrschenden Kälte ausgesetzt sind.

Die größte Stadt im sibirischen Polargebiet, 320 Kilometer nördlich des Polarkreises, *Norilsk,* mit fast 200 000 Einwohnern, besitzt zahlreiche Forschungsinstitute, Fernsehsender, Theater und eine Bodenempfangsstation für Satellitübertragung. Sie ist durch die Bahnlinie der BAM mit Dudinka, einer Hafenstadt am Jenissej, verbunden. Norilsk ist eine der nördlichsten Großstädte der Erde, die auf solchen Stahlbetonstelzen auf kilometerdikken Eisfrostböden steht. Die Industriestadt gewinnt und verhüttet insbesondere Erze aus Nickel, Kobalt und Kupfer und hat eine metallverarbeitende und eine große Baustoffindustrie aufgebaut. Außerdem fördern die Kombinate wertvolle Steinkohle.

Magadan, »am Ende der Welt«, eine 1939 gegründete Stadt am ochotskischen Meer, ganz im Osten der SU und nördlich von Sachalin, im Kolyma-Gebiet, wurde zur Schatzkammer des Nordostens mit den Kolyma-Goldfeldern und Lagerstätten seltener Metalle. Es stellt die Wasserscheide zwischen dem Beringmeer im Osten und der Ostsibirischen See im Norden dar. Die Straßendecken der Kolyma-Fernverkehrsstraßen bestehen aus festgefahrenem Schnee und Eis. Die Reifen der LKWs zerbrechen bei der Kälte, und die Schmiermittel der Autos sind steifgefroren. Vor Fahrtantritt müssen sie erst mit kleinen Öfen aufgetaut werden. Meist aber wird der Motor der Fahrzeuge ununterbrochen in Gang gehalten, um das schwierige Anlassen zu umgehen. Mit der Gründung der Stadt wurde es möglich, trotz Rekordkälte in diesem Eisgebiet das Kolyma-Wasserkraftwerk an den über 2000 Kilometer schiffbaren Kolyma zu bauen. Es schien ein einmaliges und verrücktes, »nicht zu verwirklichendes« Projekt zu sein. Mit dem Bau begann ein ständiger Kampf gegen den Dauerfrostboden. Der Dauerfrost zementierte den Granitschutt für den Staudamm, der aus Steinschüttung besteht. Die Arbeiter bohrten in das mächtige Eis mit Hilfe ihrer überdimensionalen Druckluftapparate unterirdische Gewölbe, ohne sie abstützen zu müssen. Der Dauerfrostboden wird sogar als Vorteil für Sibirien angesehen, da bei den geringen Niederschlägen das Wasser versickern und die Erdoberfläche austrocknen würde. Die Pionierarbeiten in Magadan haben neue Kenntnisse gebracht, mit denen weitere riesige Wasserbaukomplexe und Staudämme am Kolyma und im nordöstlichen Gebiet der SU auf der Tschoukotski-Halbinsel in der Beringstraße sowie in Gebieten jenseits des Polarkreises geplant werden.

Orte mit den tiefsten Wintertemperaturen auf der Erde werden »Kältepol« genannt. Als absolut tiefster Kältepol wird neben der sowjetischen Station *Wostok* in der *Ostantarktis* mit bis −88,3° der Ort Ojmjakon bezeichnet. Er liegt im sibirischen Jakutien am Indigirka im ostsibirischen Tscherskij-Gebirge und hält den Kälterekord der Welt zusammen mit Werchojansk mit bis zu −77,8°C Lufttemperatur. Beim Ausatmen gefriert die Feuchtigkeit und fällt direkt als Eis vom Mund.

Die dort lebenden Jakuten gleichen den Japanern/Koreanern mehr als den Sibiriern. Menschen, die diese Kälte überleben, sagt man, halten alles aus. Sie wohnen in einstöckigen Häusern aus Zementplatten und Holz, umgeben von Rentier-, Pferde- und Kuhherden, und lebten bisher von der Silberfuchs-Jagd. Bei dieser Kälte versagt jede herkömmliche Technik. Heute werden dort Erdöl und Gas gefördert und Diamanten und Gold abgebaut. Das einzige Verkehrsmittel ist das Flugzeug, und auf der Eispiste des Flugplatzes steht ein Schild: »Willkommen am Kältepol!«

Die extreme Kälte verbrennt die Haut des Menschen wie Feuer, deshalb ist heute bei −40 Grad das Arbeiten im Freien in der SU laut Gesetz verboten!

Aber die Kälte macht die Bewohner der Schnee- und Eiswüste auch widerstandsfähig gegen Krankheiten. Es gibt keine Infektionskrankheiten oder Seuchen, und den dort lebenden Menschen verspricht sie eine hohe Lebenserwartung. Diese wird schon den Ureinwohnern Sibiriens nachgesagt.

Hier gilt noch immer:

40 Grad Kälte sind kein Frost,
40 Werst keine Entfernung,
eine Frau mit 40 noch keine Frau,
eine Flasche 40prozentiger Wodka nur ein Schluck.

Es ist nicht erstaunlich, daß im eiskalten Sibirien und der SU traditionsgemäß mehr Alkohol getrunken wird als anderswo. Ein Wodka wärmt immer und ist eine natürliche Medizin.

In *Sussuman*, mit Gold- und Steinkohlevorkommen, am Ursprung des Kolyma, ebenfalls an einem Kältepol, wurde von einem Bulldozer-Fahrer ein Eisblock hochgehievt, in dem ein totes, völlig unversehrtes Mammutbaby eingeschlossen war.

Die Dauerfrostböden haben im Norden eine Dicke von nicht weniger als 1,5 Kilometer. Es ist kein Wunder, wenn in der mächtigen und tiefen Kältesteppe noch weitere dichtbehaarte und besterhaltene Mammuttiere, die das Eis Jahrhunderte konserviert hatte, gefunden werden.

In den Sedimenten der tief gefrorenen Tundra wurden 1986 von sowjetischen Wissenschaftlern lebensfähige Bakterien entdeckt, die ein Alter von einer Million Jahren haben. Nach Berichten der sowjetischen Zeitschrift »Priroda« (Natur) überlebten die winzigen Mikroorganismen diesen selbst für die Wissenschaft außergewöhnlich langen Zeitraum in den Schichten des Dauerfrostbodens, während ihre Lebensfunktionen eingefroren waren. In den Labors konnten dann diese in den Ablagerungen enthaltenen Bakterien auf entsprechenden Nährböden wieder zum Leben erweckt werden, wobei sich eine unerwartet reiche Artenvielfalt erwies.

In der Stadt *Nischneudinsk*, 240 Kilometer südwestlich von Bratsk entfernt an der Transsib, wird unter deutscher Beteiligung der Firma Steif Consulting die größte Fabrik der Welt für Häuserbau nach dem Containersystem fertiggestellt, die eine Leistung von 250000 Quadratmetern Wohnfläche im Jahr erbringen wird. In der Nähe der Eisenbahnstation Sima, südlich von Bratsk an der Transsib, wird ein großes elektronisches Kombinat errichtet, an dem die Firmen Uhde und Klöckner-Humbold-Deutz beteiligt sind. In Abakan am Oberlauf des Jenissej, der Hauptstadt der Chakassen, arbeitet die deutsche Firma Hildebrandt an dem größten Werk der Welt für Eisenbahncontainer mit. Diese sind besonders wichtig für den Containerverkehr auf der BAM und der Transsib, vor allem für den Transit aus Japan, Korea, den Philippinen usw. nach Europa und umgekehrt. In Sajanogorsk beteiligt sich die Firma Klöckner an der Fertigstellung eines riesigen Aluminiumwerks für Walzgut. Die BRD bezieht neben Aluminium und Aluminiumerzeugnissen Zellstoffe, Verpackungskartons, Holzfaserplatten usw. aus der SU.

Heute sind viele junge Sibirier bereits anerkannte Wissenschaftler mit Weltruf. In der Nähe der Millionenstadt *Nowosibirsk* am Ob, am Knotenpunkt der Transsib und der Turksib liegend, mit dem größten Bahnhof der SU, befindet sich ein bedeutendes wissenschaftliches Zentrum, die berühmte Universitätsstadt *Akademgorodok* (»akademische Stadt«) mit zahlreichen Instituten der Akademie der Wissenschaften. Die hübsch gelegene Trabantenstadt 20 Kilometer südlich von Nowosibirsk liegt an einem 200 Kilometer langen und acht Meter tiefen Stausee und dient ausschließlich als Arbeits- und Wohnort den über 5000 Wissenschaftlern. Nowosibirsk mit seinem Wasserkraftwerk, seinen Wärmekraftwerken, Hüttenwerken und großen Industriekombinaten ist die führende Stadt Sibiriens in den Bereichen Wissenschaft und Technik. Mit dem größten Opernhaus Europas und Asiens, vielen Theatern, Museen, Gemäldegalerien ist es der bedeutendste Kulturmittelpunkt des asiatischen Teils der SU. Neben Akademgorodok sind noch viele wissenschaftliche Zentren entstanden, in Irkutsk, Jakutsk, Krasnojarsk, Tomsk, um nur einige zu nennen. Ein Netz von Forschungsinstituten hat sich gebildet. Sibirien ist auf wissenschaftlichen Fortschritt angewiesen.

Die »Sowjetische Akademie der Wissenschaften« ist zum Begriff einer Weltmacht geworden, die ihren Fortschritt auf den wissenschaftlichen Materialismus aufbaut. Sie ist eine zentrale, nationale, wissenschaftliche Forschungs- und Bildungseinrichtung, die weit über das hinausgeht, was z. B. die »Max-Planck-Gesellschaft« oder die »Académie française« darstellen. Sie gliedert sich in eine Reihe von Instituten, die sich über das ganze Land verteilen, mit einem Heer von ausgewählten Wissenschaftlern und Mitarbeitern und der gesamten Spitzenintelligenz der Sowjetunion. Sie ist die größte wissenschaftliche Vereinigung der Welt mit Hauptsitz in Moskau. Es gibt aber keine Region und kein Gebiet der UdSSR, in dem die Akademie der Wissenschaften nicht vertreten wäre. Das größte wissenschaftliche Zentrum Sibiriens befindet sich in Nowosibirsk. Hier sind alle Fachrichtungen der modernen Naturwissenschaften vertreten, und die hochqualifizierten Kader für die Forschungszentren Sibiriens werden hier ausgebildet, so daß sich Sibirien zu einer der industriell bestentwickelten Regionen der SU verwandeln konnte.

Baikalsee
Taiga

Die breite BAM-Zone wird mit vielen Produktionskomplexen entlang der Bahnlinie industrialisiert. Der Ausbau erfolgt zügig. Während die Transsib von Taisched über Irkutsk südlich des Baikalsees verläuft, ist die Trasse der BAM von diesem Verkehrsknotenpunkt über Bratsk und Ust-Kut nach Swerobaikalsk nördlich gelegt.

Der größte Süßwassersee der Welt, diese unscheinbare, schmale Wassersichel, »das strahlende Auge Sibiriens«, schmiegt sich unauffällig mit ihrem klaren Quellwasser in die hügelige Taiga. Auf mongolisch heißt der Baikalsee das »Heilige Meer«, und die Tataren nannten ihn »Reicher See«. Er zählt zu den größten Naturwundern und ist 20 bis 25 Millionen Jahre alt. Der malerische, klare Gebirgssee mit einer Länge von über 636 Kilometern und 79 Kilometern Breite ist über 1,6 Kilometer tief. Im Winter hat er eine Eisdecke von 1,2 Metern. Durch das kristallklare Wasser kann man ca. 40 Meter tief hinabblicken. Über 330 Flüsse münden in den See, insbesondere die wasserreiche Selenga und die Obere Angara, die allein 85 Prozent des Zuflusses liefern.

Der See mit einer Fläche von etwa ganz Belgien hat nur einen einzigen Abfluß bei Baikal in der Nähe von Irkutsk, die mächtige Angara. Der Baikalsee faßt 2300 Kubikkilometer Wasser, d. h. zwei Drittel der Wassermassen aller Flüsse unserer Erde. Infolge seiner Tiefe enthält er mehr Wasser als die ganze Ostsee oder 460mal soviel wie der Bodensee. Seine Wassermenge ist so unvorstellbar groß, daß sie ca. die Hälfte der Wassermenge der Atmosphäre, die die ganze Welt einhüllt, enthält. Wasser ist einer der wertvollsten Rohstoffe der Erde. Der von Jahr zu Jahr steigende Wasserbedarf wird zunehmend ein wichtiges Problem für viele Staaten.

Dieser tiefste Binnensee unseres Globus mit einer unvergleichlichen Fauna ist auch der fischreichste See der Erde. Hier ißt man die rauchig schmeckende Fischsuppe »Ucha«. Sie wird aus dem in quellreinstem Wasser schwimmenden, sehr delikaten Omul-Fisch, einer Renkenart, gekocht. Sie wird auch mit den schmackhaften »Blinys« und saurer Sahne angerichtet, dazu wird Wodka gegeben.

Die Menschen leben von Fischfang, Jagen, Holzfällen und der Pelztierzucht. Im Winter spannen sie ihre großen Schleppnetze unter dem Eis aus und ziehen die vollen und schweren Netze mit Schlittenpferden heraus. Die vielen Tonnen Fische gefrieren sofort im Schnee und werden in den Fischfabriken am Ufer verarbeitet. Junge Menschen fahren mit ihren Mopeds über den hartgefrorenen See und ziehen sich ihre Fische aus den selbstgebohrten Eislöchern oder sägen Blöcke aus dem Eis und springen wie Robben ins eiskalte Wasser. Schwere LKWs fahren über den See, und immer wieder bilden sich lange Eisrisse, die mit Donnergetöse bersten.

Der See gilt als Aquarium für Ringelrobben und Süßwasser-Fische, mit Felchen, Äschen, Barschen, Karpfen, Hechten und Aalen. Sein Fischreichtum wird auf 4000 Tonnen geschätzt. Er wird als Museum für die Wasserfauna bezeichnet. Es ist nicht verwunderlich, daß in diesem so »harmonischen Gewässer« von den angenommenen insgesamt 1800 Pflanzenarten aller Seen der Welt nicht weniger als 70 Prozent vertreten sind. Dies liegt an der Reinheit des Wassers, so daß noch in einer Tiefe von 90 Metern Algen entdeckt werden konnten, während bekanntermaßen Algen nur bis zu einer Tiefe von 50 Metern existieren können. Insgesamt sollen im See 2500 verschiedene Arten von Organismen vorkommen, davon sind nicht weniger als Dreiviertel nur im Baikalsee zu finden. Er ist ein unerschöpfliches Reservoir für die Artenbildung.

Da der Baikalsee 455 Meter über dem Meeresspiegel liegt, ist der Boden des Sees noch 1175 Meter unter dem Meeresspiegel des Pazifik und hält damit auch den absoluten Tiefenrekord der Binnengewässer.

Der gebirgige Waldgürtel der Taiga filtert das Regen- und Schmelzwasser, das Zuflußwasser der Flüße und Bäche auf natürliche Weise. Unterirdisch gibt es in Sibirien wesentlich mehr Wasser als an der Oberfläche. Die Menge des Süßwassers beträgt 50000 Kubikkilometer und übertrifft damit die jährliche Wasserführung aller Flüsse dieser Welt um das 1,5fache.

Nicht weit von der Südwestspitze des Sees entfernt befindet

sich Baikalsk, die Industriestadt mit dem großen Zellstoffkombinat. Hier sind reiche Lagerstätten von Kohle, Eisen, Uran und Gold.

Seit der aufkommenden Industrialisierung wird die Ökologie des Baikalsees wie ein Augapfel gehütet. Täglich wird die Wasserqualität überprüft. Die um den See lagernden Wälder auf den ansteigenden Höhen mit den vielen Farbschattierungen dürfen zum Zwecke der Erhaltung der natürlichen Trinkwasserqualität des Sees und seines ökologischen Einzuggebietes wirtschaftlich nicht genutzt werden. Selbst Holzfällen ist in der riesigen Region von über 20000 Quadratkilometern verboten, nachdem man mit dem großen Aluminiumwerk in der Nähe des Sees schlechte Erfahrungen machen mußte.

Der große See ist eingerahmt von schilfähnlichen Schwertlilien, deren Blüten leicht bläulich leuchten und deren Blätter weinrote Färbungen aufweisen, sowie von unendlichen Wäldern mit Birken, Lärchen, Zirbelbäumen und Fichten. Der am meisten verbreitete Baum der SU ist die Lärche. Sie hat den so charakteristischen hohen, schlanken Stamm mit der kegelförmigen Krone. Die überaus langen Naden bilden Büschel und sind schmal und fadenförmig.

Der See mutet mit seinem farbigen und dichten Mischwald wie ein herrlicher oberbayerischer See aus einer ökologisch längst vergangenen Zeit an. Im Westen des Sees mit dem trinkbaren und quellklaren Süßwasser erheben sich auf einer Strecke von 275 Kilometern die hohen Berge des meist bewaldeten Baikal- und des Bargusin-Gebirges am Ostufer.

In der Taiga Sibiriens gibt es Pilze und unüberschaubare Landstriche mit Beeren im Überfluß, die auch als Arzneimittel verwendet werden, darunter Ebereschenbeeren, die im Winter blühen und roh oder als Marmelade gegessen werden. Der unvorstellbare Reichtum an Waldfrüchten ist heute noch kaum genutzt.

Körbe von Rotkappen, Maronenröhrlingen, Butterpilzen, Pfifferlingen, Milchpilzen usw. kann man sich in kurzer Zeit im Wald auswählen. Sie werden getrocknet, gebraten, gedünstet oder in eine Art Salzlauge gelegt, wie unsere Brezeln, und dann roh gegessen. Spezialitäten sind ein Pilz-Borschtsch oder Rassolnik, eine Suppe aus Pilzen, Fischklößchen mit Salzgurken und Soljanka (Salzkraut), ein kaltes Fischgericht mit Kohl und eingelegten Gurken. Als Nachspeise Kutja (Brei), ein Reis- oder Griesauflauf mit Honig und Rosinen, oder Kuchen. Die Jagd liefert Wild, Hasen, Rebhühner etc. Die Sibirier erzählen, daß Vögel, die im Winter aus ihrem Nest aufgescheucht werden, bei tiefem Frost tot zu Boden fallen, da sie beim Fliegen in dieser ungeheuren Kälte blitzschnell erfrieren. Die Pirsch besteht dann nur noch im Aufspüren der auf dem Schnee liegenden Vögel mit den mitgeführten Hunden.

Die Taiga entfaltet ihre leuchtende Schönheit im Herbst. Von Juni bis September ist das Klima warm bis heiß und infolge der niederen Luftfeuchtigkeit gut verträglich. Vereinzelt trifft man auf Dörfer mit Schafen, Ziegen und Kühen und romantischen Holzhäusern. Es gibt kein Haus, das dem anderen gleicht, das gilt auch für die Datschen in den Wäldern. Jeder setzt seinen Eifer in den Bau eines bescheidenen, aber geschmackvollen, möglichst sich von den anderen unterscheidenden Hauses. Die verspielten Fensterumrahmungen und Fensterläden sind reich geschnitzt und in den verschiedensten Farbzusammenstellungen ausgemalt. Die dekorativ gestalteten Häuser sind bunt und wirken in ihren Farben wie die sie umgebende Taiga. Oftmals gehört zu den Dörfern eine schöne Holzkirche, die gerne von innen gezeigt wird. Die Pracht der Landschaft mit ihren hübschen Blockhäusern erinnert in ihrer ausgeglichenen Schönheit an die längst vergangene Unberührtheit unserer Alpenwelt.

Die Taiga stellt das größte flächenhaft zusammenhängende Waldgebiet der Erde dar. Sie wird von einer leichten Waldsteppe, der Tundra, abgelöst. Diese besteht meist aus Flechten, Moosen und Zwergsträuchern, der mediterranen Macchia in Korsika, Sardinien oder in ihrer Ausdehnung besser dem Chaparral, mit den immergrünen und niedrigen Hartlaubsträuchern und Zwergeichen Kaliforniens und Kanadas vergleichbar.

Die Luft des Baikalgebiets und weite Teile Sibiriens mit den unendlichen und unberührten Wäldern ist einmalig rein und sauerstoffreich. Im kurzen Frühling und Sommer duftet es nach feuchter Rinde, Erde und Blüten. In den weiträumig in den Wäldern und an den Seen angelegten, reich verzierten Sanatorien pflegen sich die »Reichen der Sowjetunion«, es sind die Reichen an Kindern und Arbeit.

Zusammenfassung – Sibirien

Heute wird Sibirien zu einer Region der Großindustrie und Landwirtschaft ausgebaut. Kultur und Wissenschaften finden Zentren in den aufkommenden Städten, und das Land hat eine große und reiche Zukunft vor sich. Nach der Besiedlung seit der Revolution gibt es dort jetzt über 22000 Schulen, fast 600 Technische Fachschulen 110 Hochschulen, Universitäten, Akademien der Wissenschaften usw.

Die vielen hochwertigen Rohstoffvorkommen erfordern riesige Förderkomplexe und Verarbeitungsindustrien. Das sonst kaum verwendungsfähige und von Menschen unberührte Gebiet hat ausgiebige Energiequellen und ausreichende Wasserressourcen, die für die Gewinnung und Bearbeitung der Naturprodukte genutzt werden können. Dem stehen der Arbeitskräftemangel in diesen Gebieten, hohe Produktions- und Lohnkosten und für den Menschen ungünstige Natur- und Klimabedingungen entgegen. Die Erschließung verlangt deshalb zu Anfang sehr große Investitionen. Zum Beispiel kosten die Bohrungen für das Erdöl zunächst das Dreifache anderer Bohrlöcher, dafür übertrifft dann die Tagesleistung diese um das Sechsfache.

Sibirien nutzbar zu machen ist teuer, doch die Zukunft liegt dort. Die Zeit arbeitet für Sibirien. Die Wirtschaftsmacht der SU wächst täglich, insbesondere durch den stetigen Ausbau Sibiriens. Die ergiebigen Rohstoffquellen werden zu den billigsten der Welt gehören. Kohle lagert, wie z. B. im Kusnez-Becken, dicht an der Oberfläche, die Flöze sind überaus reichhaltig. Der Abtransport wird neuerdings meist mittels der Pipelines durchgeführt. Das Kansk-Atschinsk-Becken wird zur größten und billigsten Kohlestoffbasis des Landes werden. Bereits heute wird in Sibirien mehr gefördert und produziert als in allen anderen Unionsrepubliken.

Förderung und Produktion werden durch die Planwirtschaft abgestimmt, so daß Fehlentwicklungen, Haldenwirtschaft etc.

weitgehend vermieden werden können. Immer ist auf lange Sicht für die Gesamtwirtschaft das wirtschaftlichste Prinzip entscheidend, und das ist ökologisch auch die beste Methode.

Die zahlreichen in Sibirien neu errichteten Wissenschaftszentren mit den vielen Forschungsinstituten haben das Wunder einer ungeheuer raschen Entwicklung dieser riesigen Region eingeleitet. Die Industrialisierung des eisigen und bisher ungenutzten Sibiriens hat auf jeden Fall ihre Berechtigung und müßte sie selbst für diejenigen haben, die gegen das Wachstum der übervölkerten Industrienationen angehen.

Die Science-fiction-Bilder der Sowjetmenschen sind Vorstellungen von unberührten Eiswüsten, aus denen statt der Lärchen und Birken Hunderte von Bohrtürmen herausragen, Erdölleitungen, überdimensionale Raffinerien, Aggregate, Industriekomplexe, Silos, Betonklötze, Straßen und Städte. Die »Zivilisation« mit ihrer Automation und den Robotern frißt sich mit hoher Geschwindigkeit immer mehr in die Schneeregion vor und fördert die von den Menschen benötigten Energien und Rohstoffe. Geisterindustrien im ewigen Eis! Temperaturen, die den Roboter kalt lassen. Von der Raumstation werden die geologischen »Ölfalten« gesucht, die bei der Fältelung der Erdkruste vor Tausenden von Jahren entstanden sind, und auf Fotos sichtbar gemacht. Überall wird gesucht, entdeckt, geplant.

Seit Sibirien industrialisiert und durch neue Verkehrswege erschlossen wurde, hat sich die wirtschaftliche Erdachse verschoben. Sibirien ist zur energiereichsten Region der Welt geworden. Allein die drei großen sibirischen Flüsse – Irtysch, Jenissej, Lena – sind über 100000 Kilometer schiffbar.

Bereits 1930 erklärte der Sibirien-Experte der UdSSR Gleb Krschischanowski:

> »Die Frage der Nutzung der Reichtümer Sibiriens und der Verwertung dieser Reichtümer ist nicht eine Frage der UdSSR, sondern eine Frage von Weltbedeutung.« (SU Heute, 8/1985)

Es kann nicht der Wunsch der Sowjetunion sein, sich vom Westen abzuschotten und eine autarke Isolierung zu betreiben. Sibirien ist trotz der Industriealisierung noch die rätselhafte

Sphinx geblieben. Für die Bewohner bricht vom Dezember bis Februar eine schwere Zeit an. Selbst die Flüsse gefrieren bei dieser sibirischen Kälte. Die nördliche Zone liegt in ununterbrochener dunkler Nacht. Eine weiße, unheimlich stille Finsternis umgibt die Menschen. Der Frost, der alles erfaßt, läßt den eigenen Atem gefrieren. Die ausgehauchte Luft erstarrt zu Kristallen. Die Luft wird sichtbar und bedeckt alles wie feinster Puderzucker oder blitzende Mikrokristalle. Tagelang umhüllt der Eisnebel die Bewohner. Die Sibirier achten sehr auf die Reinhaltung der Luft, um keinen Eissmog auszulösen. Wenn dann überraschend das Nordlicht wie eine magische, gelbrote Fackel aufflammt und der tief weiße und immer saubere Schnee goldenrot bis silberblau glitzert, dann kann sich niemand der Faszination dieses Ereignisses entziehen.

Für naturliebende Menschen ist Sibirien das unberührte Märchen einer gesunden Wirklichkeit. In seinen unendlichen Wäldern gibt es noch mehr Bären und Wölfe als Menschen. Sibirien ist einmalig, nicht nur seiner jungfräulichen Landschaft, seiner unermeßlichen Stille, seiner unvergleichlichen Naturreinheit wegen, sondern auch wegen der sozialen Einstellung seiner Bewohner. Seit Jahrhunderten ist jeder auf den anderen angewiesen. Sie helfen einander wie einzelne Partner einer geschlossenen und homogenen Gemeinschaft. Die Schneewüste mit der langanhaltenden Kälte von acht Monaten und die Weite des Raumes hat die kleine Gruppe »Spezies Mensch« förmlich zu einer Einheit zusammengefroren, in der sie nur gemeinsam und mit gegenseitiger Hilfe bestehen kann. Soziale Einstellung für den Mitmenschen ist zu einer wortlosen Selbstverständlichkeit geworden. Und doch empfindet jeder die Notwendigkeit und Freude, sich mit geringen Mitteln individuell zu schmücken und seinen eigenen Geschmack handwerklich zum Ausdruck zu bringen, so daß sich jedes Blockhaus vom anderen deutlich unterscheidet. Es ist die sibirische Blockhausarchitektur, bei der jeder sein eigener Architekt ist, mit den kunstvoll verzierten Giebelfenstern und Türen. Die eisige Einsamkeit kreiert einen auf sich bezogenen künstlerischen Menschen.

Trotz der ungeheuren Investitionen im Osten der UdSSR in den letzten Jahren befindet sich die Ausnutzung der Bodenschätze in Sibirien und im Fernen Osten erst im Anfangsstadium. Die Bevölkerungsdichte ist hier noch sehr gering.

Die aus dem Boden sprießenden Wirtschaftszweige benötigen qualifizierte Mitarbeiter, und in der SU gibt es keine überschüssigen Arbeitskräfte oder Arbeitslose wie im Westen. Es ist deshalb vor allem die Jugend, die hier Pionierarbeiten vollbringt. Der Staat bezahlt diesen Pionieren das Vierfache des Durchschnittslohnes in der Sowjetunion. Weiter kommen noch Zulagen hinzu mit längerem und billigem Urlaub und z. B. die bevorzugte Belieferung mit einem Auto innerhalb von drei Jahren. Untertagearbeiter erhalten alle drei Jahre bezahlte Urlaubsreisen zu einem beliebigen Punkt in der UdSSR oder Auslandsreisen z. B. nach Vietnam oder Kuba. Da die Frau ebenfalls arbeitet, kann sich die junge Familie in wenigen Jahren viele Tausende Rubel ansparen. An Geld fehlt es in diesen Aufbaugebieten am wenigsten.

Die Wissenschaft ist dabei, mit Hilfe der Roboter, der Automatisierung und Mechanisierung, der Aufbereitung, Förderung, und Produktion in überdimensionalen Großbetrieben Sibirien weiter zu erschließen. Die Wissenschaft, Technik und Wirtschaft der UdSSR und der Welt sind geradezu aufgerufen mit Investitionen die wirtschaftliche Zukunft dieses Rohstoffkolosses Sibirien zum Nutzen aller Menschen zu fördern und die Herausforderung der eisigen Natur anzunehmen. Für schöpferische Menschen gibt es auf technisch-wissenschaftlichem Gebiet kaum einen besseren Ort der Bewährung.

Die Freizeit im unberührten und streßfreien Sibirien macht das Leben in seiner Ursprünglichkeit neu erlebenswert. Zu jeder Jahreszeit lockt die unendliche Taiga die Wanderer. Ob sie im Sommer oder Herbst Pilze und Beeren sammeln, riesige Fische wie Stör, Sterlet, sibirischen Weißlachs, Äsche, Felchen und andere aus den quellklaren Seen angeln, in einer Jagdhütte Rebhühner oder einen Hasen essen oder im Winter auf den Langlaufskiern durch das »weißeste Weiß« auf weichen Flocken durch tief verschneite Wälder gleiten. Sibirien, seine reine, stille Natur, seine Menschen mit der »russischen Seele«, nimmt alle »gefangen«. Von ihnen schwärmen die Besucher und fühlen sich zu ihnen hingezogen. Die Herzlichkeit, die den Gästen entgegenschlägt, können sie erleben, wenn sie dort wandern und in das Leben der Menschen einbezogen werden, die ihnen ihre Blockhütten und Datschen öffnen und mit ihnen am Lagerfeuer essen, trinken, singen, tanzen und sie umarmen wie beste Freunde.

Mit ihren Investitionen insbesondere in Sibirien zeigt die Regierung der UdSSR sichtbar, daß sie nicht den Wunsch hat, andere, fremde Länder zu erobern und auszuplündern, sondern ihren eigenen Boden nutzbar zu machen.

Allein das »Jahrhundertbauwerk« der BAM beanspruchte bis jetzt Investitionen von nicht weniger als 30 Milliarden Dollar. Zur gleichen Zeit baute die SU mit großer Anstrengung und in kürzester Zeit Pipelines, die ebenfalls Milliardenbeträge verschlangen, um nur diese zwei aus einer Unzahl weiterer Großprojekte herauszugreifen. Vielleicht versteht man bei Beachtung dieser Leistungen besser, daß die Sowjetunion nicht darauf ausgerichtet ist für einen Aggressionskrieg zu rüsten. Die Wirtschaftskraft der UdSSR zeigt aber andererseits, wozu sie in der Lage ist und nach der »Wirtschaftsrevolution« durch den XXVII. Parteitag sein wird. Es erscheint verständlich, daß durch die Konzentration auf die Erschließung des Landes die Konsumproduktion, die wir als Richtzahl der Leistungskraft eines Staates ansehen, nicht unseren Vorstellungen entsprechen kann.

Die Sowjetunion ist auf Jahrzehnte mit der Erschließung des Umlandes ihrer neugebauten Verkehrswege beschäftigt. Große Transportflugzeuge versorgen die Baustellen und bringen schwere Maschinen und Laster in eisige und unwegsame Sumpfgebiete, um behelfsmäßige Straßen anzulegen und in der Einöde mit der Pionierarbeit zu beginnen. Für das Millionen Quadratkilometer große Einzugsgebiet muß sie Industrien, Siedlungen, Städte, Schulen, Wohnungen, Krankenhäuser, die ganze Infrastruktur neu erstellen. Hierfür braucht sie viel Zeit, viele Menschen, große Investitionen, Technik, Wissenschaft, aber sicher keinen Krieg, keine unrentable Rüstung, an der in einem kommunistischen Wirtschaftssystem keiner verdienen kann und die das Land nur wirtschaftlich schädigt. Das muß jeder Ökonom, jeder Militärstratege, jeder selbständig denkende Mensch erkennen.

Die Rüstungsausgaben der SU können nur dahingehend verstanden werden, daß die Sowjetunion ihr riesiges Land, das Leben ihrer Bewohner und die Erträge und Erfolge der geleisteten Arbeit vor jeder Aggression von außen schützen will. Wie keine andere Großmacht in der Geschichte wurde Rußland wiederholt durch Angriffskriege zerstört.

2. Der Süden der UdSSR Zentralrußland

Es soll hier auf einige vor wenigen Jahrzehnten noch unterentwickelte Länder der Sowjetunion hingewiesen werden. Seit der Sowjetisierung gibt es in Rußland keine Entwicklungsländer mehr.

Im Süden der Union der Sowjetrepubliken liegt die Hungersteppe, eine ausgedehnte Wüste in *Turkmenistan* (Hauptstadt Aschchabad). Turkmenistan mit einem extremen Kontinentalklima besteht zu 90 Prozent aus Sandwüsten. Die Temperaturen

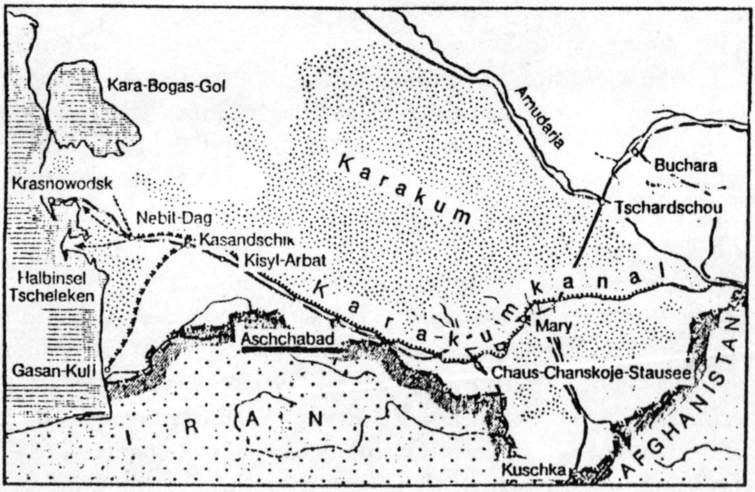

Karakumkanal durch die Karakumwüste (»schwarzer Sand«)
Der 1100 kilometerlange Bewässerungskanal ist meist schiffbar

des Sandes steigen bis auf über 70 Grad. Die heutige Vegetation wurde in langwieriger Arbeit dem Boden abgerungen.

Als dort der 800 Kilometer lange, 90 Meter breite und 4,5 Meter tiefe schiffbare *Karakumski-Kanal* in Turkmenistan von Amu nach Daija, nördlich von Afghanistan, erstellt wurde, glaubten die Leute der Wüste, die zu ihm pilgerten, an ein echtes Wunder. Sie warfen sich auf die Knie, benetzten und bekreuzigten sich. Wie konnte es auch möglich sein, daß Wasser in der trockenen, heißen Wüste fließen würde und sie ihre durstigen Kamele mit frischem Wasser versorgen konnten.

Heute ist der Kanal, dessen Bau 1954 begonnen wurde, 1100 Kilometer lang. Er führt vom Fluß Amudarin über die Karakum-Wüste in Richtung Ostküste des Kaspischen Meeres. Im Vergleich dazu sei z. B. auf den berühmten Panamakanal mit einer Länge von knapp 80 Kilometern, den Suezkanal, als Weltwunder bezeichnet, mit einer Länge von 170 Kilometern, u. a. hingewiesen.

Heute kann man in der Wüste Karpfen, Welse und Amure fangen. Durch eine neue 110 Kilometer lange Abzweigung des Kanals wurden in Turkmenistan weitere 500000 Hektar Trokkenland bewässert. Im Überlandkraftwerk Mary am Karakumkanal, der vom Amu-Darja gespeist wird, werden die Städte und Siedlungen mit Elektroenergie gespeist und die Erdgas- und Chemieindustrie entwickelt. Am Ausbau des Kanals sind noch immer 20000 Menschen verschiedener Nationalitäten beteiligt. Der Hauptkanal wird auf 14000 Kilometer verlängert und verbindet bei seiner endgültigen Fertigstellung im Jahre 1990 die Hauptstat Turkmeniens Aschchabad mit dem Kaspischen Meer.

Wertvolle Bodenschätze finden wir vor allem in *Kasachstan* (Hauptstadt Alma Ata), im Tafelland von Turgai und im Karatau sowie im hohen Altaigebiet. 80 Prozent des Landes sind Wüsten. Mit neu durchgeführten Bewässerungsbauten wurden acht Millionen Hektar urbar gemacht, und es kommen jährlich 80000 Hektar hinzu. Dadurch wird das Wüstengebiet und die Steppe landwirtschaftlich erschlossen und eine neue Flora und Fauna geschaffen. Riesige Plantagen und Obstgärten, Gemüse- und Baumwollfelder erstrecken sich um die Siedlungen. Fast scheinen diese so überaus fruchtbaren Anpflanzungen neben den ausgedehnten Wüstenflächen unglaubwürdig.

Das Fergana-Becken in *Usbekistan*, das früher ein großes wüstenhaftes Gebiet war, schrumpft immer mehr, und die Menschen dehnen ihre landwirtschaftlichen Kulturen in das unfruchtbare Sandland weiter aus. Es ist inzwischen zum wichtigsten Anbaugebiet für Baumwolle, Obst, Gemüse und Wein geworden und stellt das dichtestbesiedelte Gebiet von ganz Zentralrußland dar. Die sowjetischen Ökologen der Akademie der Wissenschaften erwägen heute, das restliche Wüstenland in seinem ursprünglichen Zustand als Naturschutzgebiet zu erhalten, da die Urbarmachung durch die neue Technik zu schnell fortschreitet und unübersehbare ökologische Schäden auftreten könnten.

Die Hauptstadt von Usbekistan ist die Millionenstadt Taschkent, die nach dem Erdbeben von 1966 neu erstanden ist. Die Häuser sind erdbebensicher mit einer zweiten Fassade versehen, die mit dem Haus verankert ist. Die vorgebaute Wand ist feingliedrig, mit vielen verschiedenen Ornamenten verziert, so daß sich die Wände kontrastreich und eindrucksvoll voneinander abheben und die Häuser bei Erschütterungen nicht in sich zusammenfallen können. Die »steinerne Stadt« Taschkent ist heute eine grüne Oase am Wüstenrand, eine Stadt der »Rosen, Melonen und Störche«.

Die Erdölindustrie mit der Hauptstadt Baku in Aserbaidschan förderte zu Beginn unseres Jahrhunderts die Hälfte des gesamten Bedarfs der Welt. Sie war deshalb das militärische Ziel ausländischer Mächte. Das Erdöl im Kaukasus war auch eines der strategischen Ziele Hitlers. Dort wurden damals drei Viertel des in der SU gewonnenen Erdöls gefördert.

Von unseren Medien erfahren wir, daß die Förderung dort von 75 Prozent Gesamtgewinnung der SU auf nicht weniger als vier Prozent zurückgegangen sei. Dies wurde auf das schlechte Management der sowjetischen Planwirtschaft zurückgeführt. In Wirklichkeit kamen bei ungefähr gleichbleibender Leistung ertragreichere Lagerstätten im Wolgaland, Mittelasien und vor allem in Sibirien hinzu, so daß die Summe der aserbaidschanischen Förderung verständlicherweise auf wenige Prozente der Gesamterdölproduktion der UdSSR zurückgefallen ist.

Dem Wiederaufbau in der SU nach dem Zweiten Weltkrieg folgte die Nutzung von Brach- und die Gewinnung von Neuland. Das Ackerland wurde um 42 Millionen Hektar, in Kasachstan allein um 25 Millionen Hektar erweitert. Dadurch wurde die Republik zur größten Kornkammer des Landes, mit zugleich dem größten Viehbestand. Der Weizenanteil Kasachstans beträgt 70 Prozent der SU. Mit Hilfe der riesigen Bewässerungsanlagen konnte erstmals Reis angebaut werden. Große Flächen wurden mit Mais, Baumwolle, Kartoffeln und Gemüse bestellt. Der Ackerbau hat sich im Laufe der Zeit dort vollkommen verändert. Die trostlosen Steppen wurden mit vielen Kanälen, wie z. B. dem Irtysch-Karaganda Kanal mit einer Länge von fast 500 Kilometern oder dem Kaptschagaiskoje-See im hochgelegenen Alma Ata, der Hauptstadt des Landes, fruchtbar gemacht und die riesigen Gebiete mit Wasserleitungen durchzogen. Alle diese umfassenden Investitionen kosteten immens viel Geld und Zeit. Die landwirtschaftlichen Erträge erhöhen sich ständig und tragen zur besseren Versorgung bei.

In *Kirgisien* mit der Hauptstadt Frunse, der vielleicht »grünsten« Stadt der SU, liegt der neuerrichtete Stausee Togtogul mit einem Fassungsvermögen von 19,4 Milliarden Kubikmetern und einer Energieleistung seiner fünf Wasserkraftwerke von 2,7 Millionen Kilowatt. Der Stausee liefert das Wasser und die Energie für Usbekistan, Tadschikistan und Kasachstan. Weitere Kraftwerke, die batteriemäßig gekoppelt und hintereinandergeschaltet werden können, sind im Bau. Sie werden eine Kapazität von vielen Milliarden Kilowattstunden erreichen. Ausgedehnte Bodenschätze wie Quecksilber, Antimon, Zinn etc. werden in Kirgisien abgebaut und entsprechende Industriekombinate zur Produktion von der Mäh- bis zur Waschmaschine errichtet. Die Region spielt eine immer größere Rolle im gesamten Wirtschaftskomplex der UdSSR. Das Bergland nimmt 90 Prozent des Territoriums ein, und ein Drittel liegt über 3000 Meter hoch. Es stellt deshalb auch über 30 Prozent der Schaf- und Hammelzucht der SU, die an erster Stelle in der Welt liegt.

In Kirgisien leben viele Völkerschaften auf engem Raum dicht beisammen, trotzdem fehlt es ständig an Arbeitskräften.

Wie in Sibirien oder im Süden der UdSSR wird auch der Ausbau Zentralrußlands und der europäischen Gebiete weiter betrieben. Der 128 Kilometer lange Kanal zwischen den Flüssen Wolga und Moskwa verbindet Moskau mit den Meeren und wurde bereits in Dienst gestellt. Ihm schließt sich der Wolga-Ostsee-Wasserweg an. Jetzt war ein 200 Meter breiter und bis 15 Meter tiefer Kanal zwischen Sibirien und Mittelasien geplant, der das Wasser des Ob in den 2550 Kilometer entfernten Aralsee leiten sollte. Solche Projekte mit Erdbewegungen von über sechs Milliarden Kubikmetern, das wären ungefähr 6000 Cheopspyramiden, können in der Sowjetunion geplant und durchgeführt werden, ohne daß am Verstand der Manager gezweifelt würde. Die staatliche Plankommission (Gosplan) hat nun dieses Projekt zurückgestellt. Ein anderes bereits in Planung befindliches Projekt zur Umleitung der nordrussischen Flüsse Dwina und Onega in das Wolgabecken ist bis zum nächsten Fünfjahresplan zurückgestellt worden, da Gorbatschow in der Vermeidung von Verlusten bei der Ernte, Verarbeitung und besseren Lagerhaltung zunächst mehr Vorteile sieht als in der Ausweitung der Anbauflächen.

Das Bauvolumen der SU bewirkt heute bereits jährlich sieben Milliarden Kubikmeter Umwälzungen von Erdreich. Im Lande wurden bis jetzt weit über 1000 Stauseen angelegt. Durch ein Netz von Kanälen sind die Flüsse im europäischen Teil zu einem einheitlichen Tiefwasser-Transportsystem vereinigt. So sind das Weiße Meer, die Ostsee, das Schwarze – das Asowsche – und das Kaspische Meer miteinander verbunden.

Die größte LKW-Fabrik der Welt in Kasan an der Kama in Tatarien, 1000 km östlich vom Ural, hat eine Ausdehnung von 60 Quadratkilometern und stellt jährlich fast 200 000 Lastkraftwagen her. Ihr Motorenwerk zählt zu den größten der Welt. Das PKW-Werk in Togliatti, ebenfalls an der Wolga gelegen, nimmt eine Fläche von 500 Hektar ein, es liefert zur Zeit jede Minute drei »Ladas« und den geländegängigen PKW »Niva«. Der bleifreies Benzin verbrauchende »Lada« wird zu einem Verkaufspreis von unter 10.000 DM hergestellt. Von der Jahresproduktion von über 720 000 Stück gehen bereits über 50 Prozent in den Export, davon ein Drittel in den Westen.

Mit dem neuen »Nova« 1,5 zu einem Preis von 10.999 DM

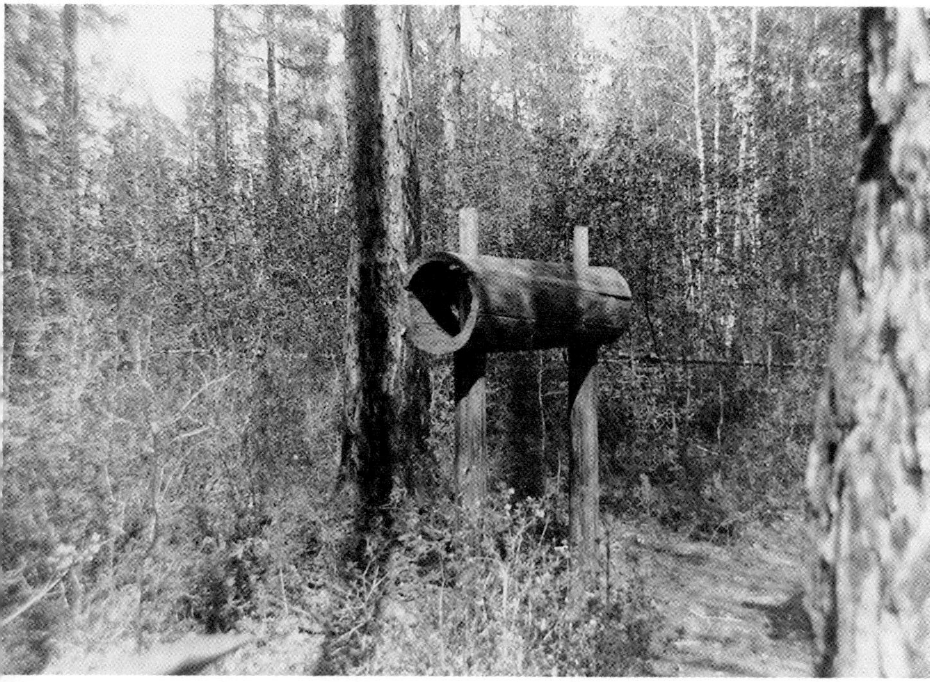

Letzter Ruheplatz der Schamanen für ihre Toten (Foto vom Autor)

Holzhaus in Sibirien (Foto vom Autor)

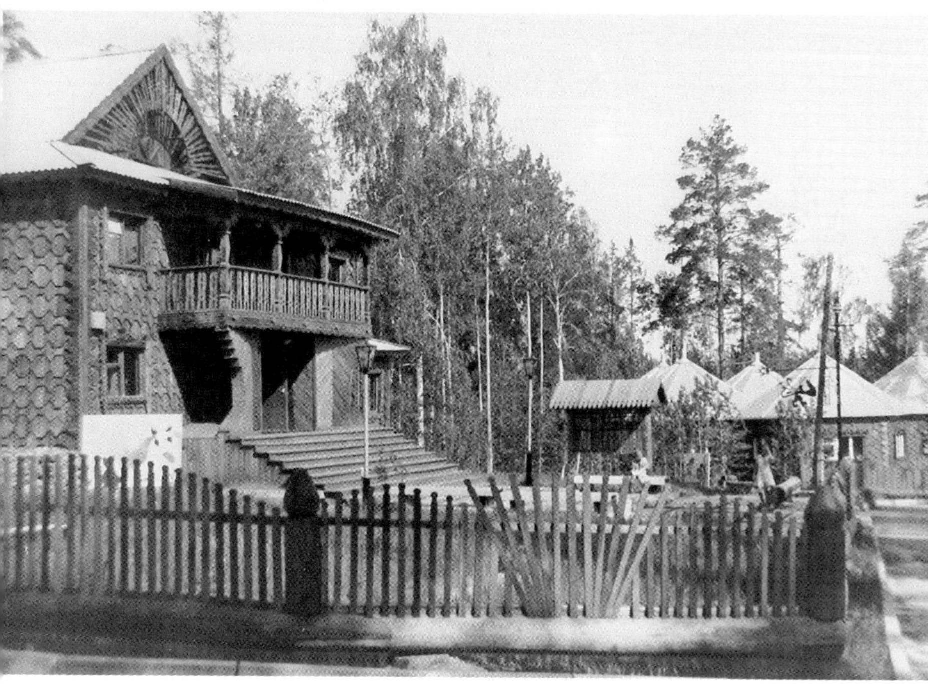

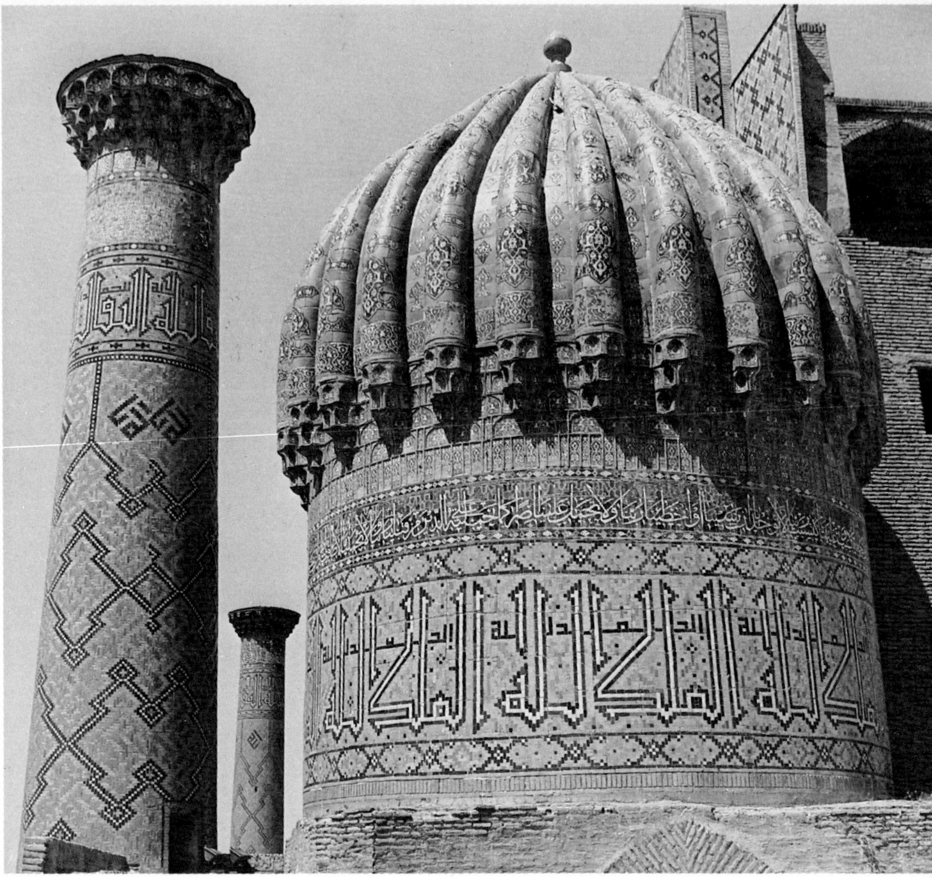

Samarkand, Medresse »Schir-Dor« nach der Restauration (Foto vom Autor)

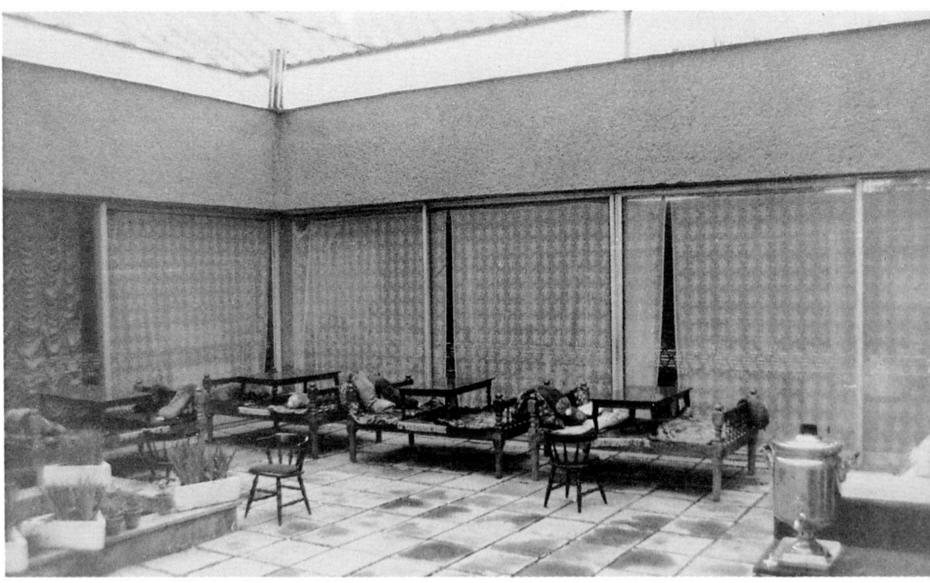

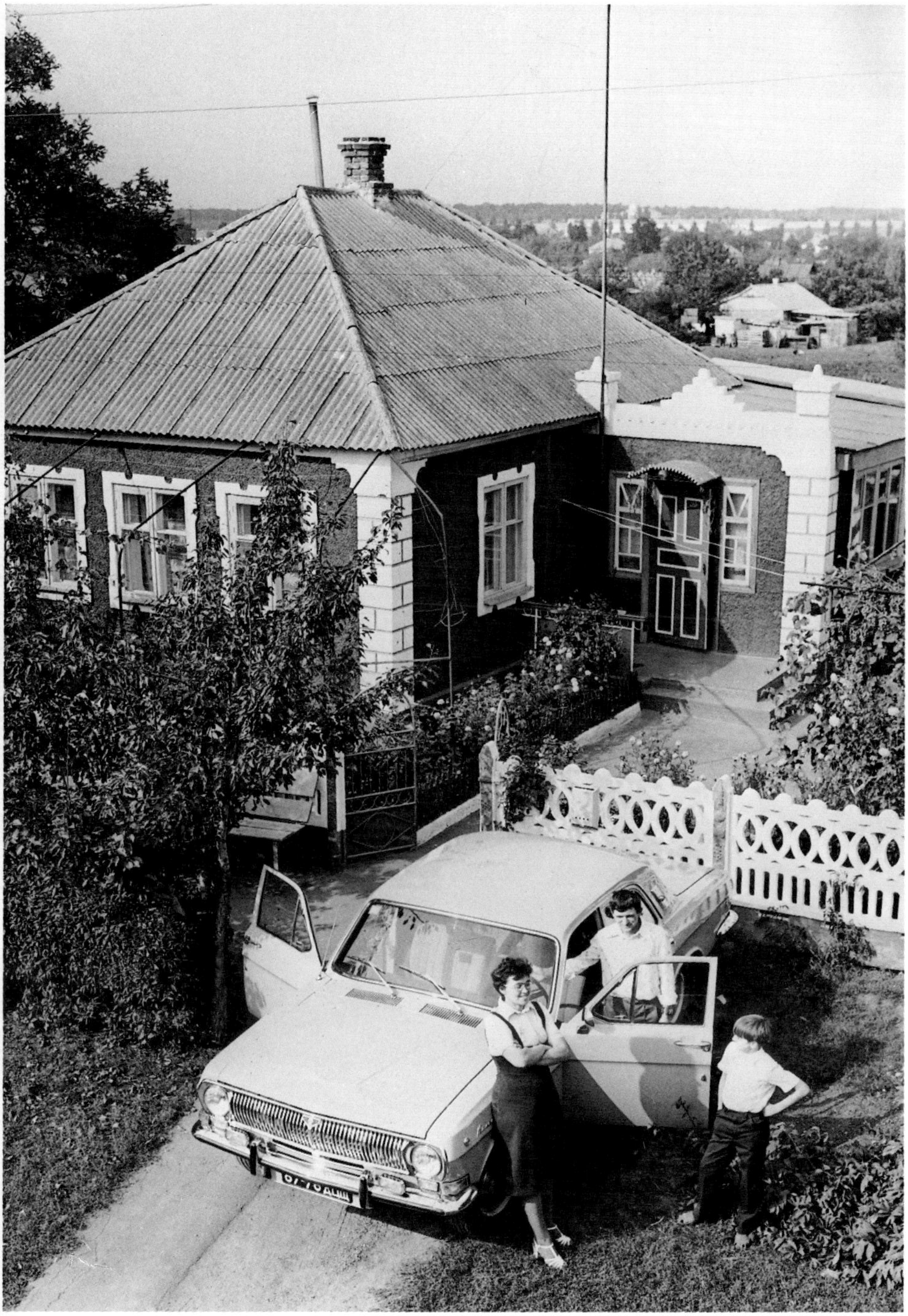

Eine ukrainische Bauernfamilie vor ihrem Haus (Foto: L. Samsonow und B. Dembizki)

◁ *Teehaus mit Samowar und den farbigen, breiten »Dostarchans« (Sitzbett mit Tischchen) für jeweils vier Personen, im Süden Usbekistans (Foto vom Autor)*

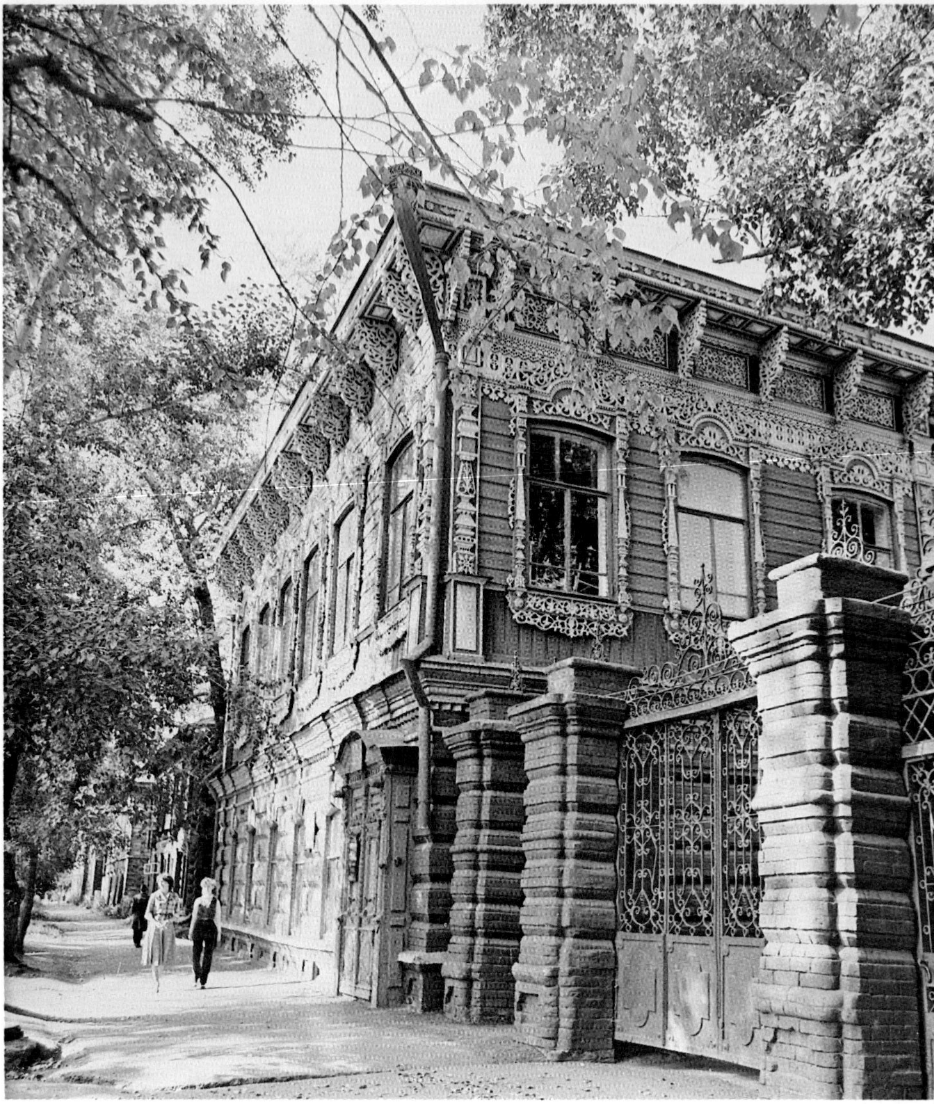

Holzhaus in der Altstadt von Tomsk (Foto: W. Kasanzew)

stellt die Sowjetunion das kostengünstigste Katalysatorfahrzeug her, das auch auf dem bundesdeutschen Markt angeboten wird. Die sowjetische Autoindustrie ist gegenüber der westlichen PKW-Herstellung verhältnismäßig dürftig und nimmt den fünften Platz mit Schwerpunkt LKW in der Rangliste der Kraftfahrzeugproduktion der Welt ein. Der westeuropäische Absatz ist über 100000 Einheiten gestiegen und geht insbesondere nach Belgien, Frankreich, England, Finnland und in die BRD. Im Rahmen der neuen sowjetischen Wirtschaftspläne für die Fertigwarenausfuhr soll dem Kraftfahrzeug mehr Bedeutung beigemessen und dieses ein wichtiger Exportartikel werden.

Im ehemaligen Nischni Nowgorod, das 1221 gegründet wurde, der heutigen Millionenstadt *Gorkij,* Universitäts- und Industriestadt an der Wolga, liegt das Sormowo-Werk, das all die Maschinen, Bagger und Schiffe für die Wolga und das Kaspische Meer, den flächenmäßig größten See der Welt, herstellt. Die große Maschinenfabrik wird mit der Hauptstadt Gorkij durch eine neue U-Bahn-Linie verbunden. Gorkij, nach dem Schriftsteller Maxim Gorki, 1868–1936 (u. a. »Nachtasyl«, 1902), benannt, ist etwas größer als München und eine der schönsten Städte an der Wolga. Auf Anraten von Lenins Ärzten verbrachte der Gründer der Sowjetunion die letzten Jahre seines Lebens zur Erholung in dieser Stadt, die uns heute nur bekannt ist als Zwangsaufenthaltsort von Sacharow.

Der Hochgeschwindigkeitszug ER 200 ist seit Anfang 1985 neben der BAM die modernste Errungenschaft des sowjetischen Eisenbahnwesens. Der »Superpfeil«, der zwischen Moskau und Leningrad verkehrt und für den ebenso wie für gewöhnliche Züge zwölf Rubel zu bezahlen sind, benötigt für die 650 Kilometer nur noch ein Drittel der früheren Fahrzeit. Er hat den Vorteil, daß er auf der alten Trasse verkehren kann, im Gegensatz zum TGV Paris–Lyon oder dem »schnellen Japaner« zwischen Tokio und Fukuoka, für die eigene kostspielige Trassen angelegt werden mußten.

Nikolaus I. hatte seinerzeit kurz entschlossen auf der ihm vorliegenden Landkarte mit seinem Degen als Lineal eine Gerade vom Zarensitz in Petrograd nach Moskau gezogen, und seine Berater ließen die Bahnstrecke getreu der vom Zaren eigenhändig festgelegten Trasse auch ausführen. Deshalb die gerade und günstige Strecke, die ohne viele Umbauten für den »Roten Pfeil« verwendet werden konnte. Natürlich eignen sich für geradlinige Streckenführungen die hierfür besonders günstigen Tiefebenen Rußlands.

VIII. Die Proletarier heute

Lebenshaltung

Für die Nachfahren der Arbeiter und Bauern des Zarenreichs hat sich die Revolution mehr als bezahlt gemacht. Alle Bewohner des weiten und vielgestaltigen Landes sind heute des Lesens und Schreibens kundig, und viele von ihnen besitzen einen Hochschulabschluß. Sie gehören zur breiten Intelligenz des Landes als Ärzte, Lehrer, Ingenieure oder Wissenschaftler. Sie arbeiten nicht mehr wie ihre Eltern unter schwersten Bedingungen für die Kulaken, die reichen Großbauern, sondern fühlen sich als einheitliche Klasse, die die Früchte des Fortschritts genießen kann, den sie selbst erarbeitet und herbeigeführt hat.

Zur Zeit der Revolution waren in der Sowjetunion noch fast alle Bewohner Analphabeten. Wenige Jahrzehnte später wurden die einstigen Schreib- und Leseunkundigen, die in Rente gingen, bereits von Arbeitskräften mit Grundschulausbildung abgelöst. Während die Hälfte der Personen, die vor fünf Jahren in Rente gingen, nur Grundschulausbildung hatte, besitzen nach wenigen Jahren nunmehr 90 Prozent davon einen Oberschulabschluß und die übrigen zehn Prozent haben eine Fach- oder Hochschulausbildung abgeschlossen.

Bei den veränderten Technologien reichen die heute in der Jugend erworbenen Kenntnisse nicht mehr für das ganze Leben, so daß die Unterrichtsziele darauf ausgerichtet sind, aus den Absolventen »ewige Studenten« werden zu lassen. Die Weiterbildungslehrgänge weisen bereits die größten Beteiligungsquoten an Studenten auf.

Die Lebenshaltungskosten einer Familie, in der jedes Mitglied selbst verdient, sind niedrig. Die meisten lebensnotwendigen Güter werden vom Staat subventioniert, und niemand muß Angst haben, arbeitslos zu werden oder um die Auszahlung seiner Rente fürchten. Das Rentenalter für Frauen beträgt 55, für den Mann 60 Jahre und verringert sich bei erschwerter Arbeit, z. B. unter Tage oder bei gesundheitsschädigenden Arbeitsbedingungen der Chemiearbeiter, Hüttenwerker und U-Bahn-Bauer, um zehn Jahre. Dadurch ist es möglich, daß ein Fünfzigjähriger schon rentenberechtigt ist. Bei entsprechenden Bedingungen können Frauen mit Kindern bereits mit 45 Jahren, Textilarbeiterinnen und Traktoristinnen nach 20 Berufsjahren Rente erhalten und Werktätige, die 15 Jahre im hohen Norden gearbeitet haben, fünf Jahre früher als gewöhnlich.

Auch in der Rentezeit verliert niemand seinen Arbeitsplatz oder das Recht auf Arbeit. Jeder kann ohne Rentenkürzung weiter mitarbeiten und hinzuverdienen. Heute sind ein Drittel der Rentenberechtigten weiter berufstätig. Werktätige müssen keine Beiträge an die Rentenversicherung entrichten. Sie wird aus Haushaltsmitteln der staatlichen Sozialversicherung bezahlt, die sich hauptsächlich aus den Abgaben der Betriebe finanziert und mit keinerlei Lohnabzügen verbunden ist. Die Anweisung der Rente und die Festsetzung ihrer Höhe wird von den Gewerkschaften durchgeführt.

Bei den westlichen Industrievölkern übt der Markt eine Regulierungsfunktion auf die Preise und die Produktion aus. Jeder Konsument versucht die Ware möglichst billig einzukaufen, während der Unternehmer seine Ware so teuer wie erzielbar zu verkaufen versucht. Die Marktfunktion des Preises ist jedoch auf Grund der zahlreichen und notwendigen Eingriffe des Staates wie Subventionen, Zölle, protektionistische Politik sowie durch die zahlreichen Wettbewerbsverzerrungen der Monopole nur partiell wirksam.

In der Sowjetunion werden die Preise festgesetzt, ohne daß ein auf die Produktion einwirkender Regulierungsautomatismus vorhanden wäre. Die Bewertung der für den Konsum bestimmten Waren wird nach dem sozialen Bedarf bemessen und nicht vom wirtschaftlichen Profit bestimmt. Die Preise der Grundnahrungsstoffe sind für Jahrzehnte konstant und berechnen sich nicht nach tatsächlichen Erzeugerkosten. Der Staat subventioniert die zur Befriedigung der Grundbedürfnisse der Bevölkerung zählenden Produkte und Leistungen bis zu 90 Prozent. Die Preise von Brot, Milch, Eiern, Butter usw. werden gleichbleibend auf ihrem niedrigen Stand gehalten. Die äußerst billigen Fahrpreise, Strom-, Gas- und Telefongebühren, die gebietsweise zum Teil überhaupt nicht erhoben werden, haben sich seit 1948 nicht mehr erhöht, die Wohnungsmieten (→ Städtebau) nicht mehr seit 1928. Die Ausgaben für den notwendigen Lebensunterhalt betragen nur wenige Rubel.

Alle *Grundbedürfnisse* der Bürger in der ganzen Sowjetunion vom Bug an der Grenze zu Polen bis zum Pazifik und vom Eismeer im Norden bis zu den Wüsten des Südens und den Bergtälern des Himalaya können zu *Minimalkosten oder ganz frei* befriedigt werden:

Wohnen	Mieten in der ganzen SU 13,3 Kopeken pro Quadratmeter umbaute Wohnfläche
Grundpacht	max. 0,4 Kopeken pro Quadratmeter und Jahr
Kreditzinsen	0,5–1,5 Prozent, ohne weitere Gebühren
Gas	1,70 DM (ca. 0,5 Rubel) pro Monat und Person, unabhängig vom Verbrauch
Essen	Nahrungsmittel: Brot (1 kg 30 Kopeken), Zucker, Fisch, Gemüse usw. seit 1955 gleichbleibend billig, Kwas (moussierendes Getränk mit geringem Alkoholgehalt aus Brot oder Beeren, 20 Kopeken) Fleisch, Eier, Milch seit 1965 Preise unverändert. Portion Speiseeis (Maroshenoje) 20 Kopeken
Fahrten	U-Bahn, Bus, Obus oder Straßenbahn, beliebige Entfernung einheitlich 5 Kopeken (bisher 5, 4 und 3 Kopeken) Flugzeug (→ Aeroflot)
Kultur	Theater (0,7–2,50 Rb), Kino (20–50 Kopeken für Erwachsene, 5–10 Kopeken für Kinder), Bücher, Museen meist frei
Bildung	Schulen, Universitäten, Bibliotheken
Kommunikation	Zeitung (4 Kopeken), Telefon (insgesamt max ca. 8 DM monatlich, Ortsgespräche und Gesprächsdauer frei), Radio, Fernsehen
Gesundheit	Arzt, Krankenhaus, Sanatorien, Kurheime, Arzneimittel, alles frei (Rubel = Rb = 100 Kopeken = ungefähr 3,07 DM)

Da wir in erster Linie beim Konsum an unsere reichen Schaufenster für Reiche denken, legen wir auch hauptsächlich diesen Schauwert unserer Betrachtung über die »rückständige« SU zugrunde und nicht deren Arbeits- und Materialeinsatz für zunächst noch unproduktive Investitionen. Die Sowjetunion produziert für den allgemeinen Bedarf und nicht Spitzenqualitäten für die Elite. Viel mehr als ständige Produktionssteigerungen und soziale Verbesserungen bei gleichbleibenden Preisen und bei langsamen Lohnerhöhungen kann man von einer Wirtschaft nicht unbedingt verlangen. Diese jährlichen Steigerungsraten sind in unseren statistischen Veröffentlichungen in den westlichen Wirtschaftsjahrbüchern nachgewiesen und enthalten zudem die unzweifelhafte Feststellung, daß die Sowjetunion in vielen Produktionszweigen sich nunmehr an die Spitze der Weltwirtschaft herangearbeitet hat. Gleichzeitig kann sie ihren Lebensstandard sukzessive ständig verbessern und kostspielige wissenschaftliche Pioniertaten vorweisen.

Die Sowjetunion ist bestrebt, den Einkommenspegel für alle ihre vielen Menschen und Völker einigermaßen gleichmäßig zu erhöhen. Es ist deshalb verständlich, daß der jährliche Anstieg für alle Bürger zusammen langsamer vor sich geht als in Ländern, deren untere Schichten und Arbeitslose am Wirtschaftsaufschwung keinen Anteil haben und deren Gutverdiener hingegen hohe Vermögenswerte akkumulieren können. Gerade diese Werte sind es, die dann sichtbar zur Schau gestellt werden.

Die UdSSR hat keine Milliardäre oder Millionäre, die das Märchenbild einer im Überfluß lebenden Gesellschaft bilden, wie es uns im Westen in Filmen, Fernsehen und Illustrierten täglich entgegentritt. Die westlichen Millionenstädte, z. B. Südamerikas, mit den herrlichen Boulevards, Prachtbauten, Luxusgeschäften und Wolkenkratzern bestärken uns im Glauben an unermeßlichen Reichtum und lenken den Blick ab von den ausgedehnten Slums um dic Ecke, dem weitverbreiteten Elend und der ungerechten Verteilung im eigenen Land.

Die im Vergleich mit den Arbeitseinkommen der westlichen Industrieländer niedrigen Löhne in der SU werden sukzessive angehoben. Ebenso werden die Sozialleistungen trotz riesiger Investitionen laufend verbessert. Dies ist den Sowjetbürgern nach der neuen Verfassung gesetzlich zugesichert und wird eingehalten. So ergibt sich für jeden einzelnen ein bis heute zwar bescheidener, aber permanenter und gesicherter Anstieg der materiellen Lebensqualität. Fast jedes Mitglied der sowjetischen Gesellschaft erhält vom Betrieb oder Staat Geld, sowohl die arbeitende Bevölkerung als auch Kinder, Schüler, Studenten, Erwerbsbehinderte, Rentner. Damit summieren sich die Beträge, die einer Familie monatlich zur Verfügung stehen. Hinzu kommen noch zahlreiche Vergütungen für Schwerarbeit, besondere Leistungen, regional bedingte Zuschläge usw.

Der sowjetische Staat stellt seinen Bürgern, insbesondere den Städtern, unentgeltlich Grundstücke außerhalb der Stadt zur Verfügung. Für die Arbeiter und Angestellten, die z. B. einer Gartenbaugenossenschaft beitreten und die damit ihr Interesse an der Gestaltung eines Gartens bekunden, werden Darlehen für ein Treibhaus etc. gewährt. Hierfür verlangt der Staat einen Zinssatz von maximal 1,5 Prozent, der zur Zeit gesenkt wird und dann nur noch 0,5 Prozent betragen soll. Der Kredit kann in Raten innerhalb von 10 Jahren zurückgezahlt werden. Die meisten dieser Gartenbesitzer verbringen die Wochenenden oder ihren Urlaub auf ihrem eigenen Besitz.

Vielen Neuvermählten werden heute die Schlüssel für eine Neubauwohnung als Hochzeitsgeschenk überreicht. 8000 Trauungen werden täglich in den Hochzeitspalästen gefeiert, ein festlicher Akt mit der modisch gekleideten weißen Braut in viel Tüll und Seide. Das Brautpaar fährt mit der mit Blumen geschmückten Tschaika, deren Dach zwei große goldene Ringe mit Glocken schmücken, durch die Stadt. Fährt eine Puppe auf dem Kühler mit, dann wird eine Tochter gewünscht, ein Bär soll den Wunsch nach einem Jungen anzeigen. Die Sowjetbürger heiraten jung, manche lassen sich kirchlich trauen. Anschließend fahren sie nach dem Besuch eines Gefallenendenkmals des Zweiten Weltkrieges, an dem die Hochzeitsblumen niedergelegt werden, in den Urlaub. Ihnen steht eine Reihe an Reisezielen innerhalb der Sowjetunion zur Wahl, einem Land, das so unterschiedliche Rassen, Religionen und Kulturen einschließt und das sich in einer Weite von Nord nach Süd erstreckt wie von Grönland bis nach Afrika und von West nach Ost wie von Portugal bis Sumatra. Es ist verständlich, daß durch die Weite des Raumes des eigenen Landes, das dem Sowjetbürger offensteht, er kaum von einer Reise ins Ausland träumt, sondern in erster Linie die unzähligen Stätten seiner reichen und unterschiedlichen Kultur und Geschichte kennen lernen möchte.

Der Urlaub der Sowjetbürger in den großen Freizeitplätzen des Landes wird zu 99 Prozent von der Gewerkschaft, vom Betrieb oder Staat arrangiert und bezahlt. Der Tagesablauf ist dort geregelt wie in unseren Kurheimen oder Ferienzentren mit viel Ruhe, Sport, Gymnastik, Strandspielen, Tanzveranstaltungen usw.

Soziale Verhältnisse: USA – SU

Die USA hatten im Jahre 1985 nach offiziellen westlichen Angaben viele Millionen Arbeitslose, Hungernde, Arme. 35 Millionen Menschen lebten unterhalb der amtlichen Armutsgrenze und viele Millionen nur knapp darüber. Bezeichnend ist es, daß hiervon 40 Prozent Neger sind. Die Zahl der hungernden Amerikaner (!) wurde von den katholischen Bischöfen Amerikas und in der Untersuchung der Havard-Universität 1985/1986 mit 20 Millionen angegeben. Das Ausmaß der Not in den Elendsvierteln von New York, Chicago, Detroit, Newark, Washington, dem Ghetto Watts in Los Angeles wird als etwas Normales betrachtet. Heruntergekommene, Zerlumpte und Verarmte, meist Farbige vegetieren unter miserablen Lebensbedingungen, während sich die wohlhabenden Weißen achtlos und gegen Elend abgestumpft in die vornehmen Vororte zurückziehen. Mit der Flucht der Reichen aus den Städten konzentriert sich dort immer mehr die Mittellosigkeit. Zurück bleiben die Alten, die unqualifizierten Arbeitskräfte und ethnische Minderheiten. Mit den sinkenden Umsätzen und Steuereinnahmen zerfallen die Gebäude, die Kanalisation, die Straßen und die gesamte Infrastruktur der verschiedenen Stadtteile. Die sanitären Einrichtungen werden baufälliger, der Wassermangel nimmt zu. Über diese Ghettos der Armut breitet sich Drogensucht und Alkoholismus, Isolation und asoziales, gewalttätiges Verhalten aus. Durch die Arbeitslosigkeit und die Streichung und Reduzierung der Zuschüsse für die Sozialausgaben hat sich die Not ihrer Bewohner weiter verschlechtert.

In den Slums leben keine vollwertigen Menschen mehr. Es fehlt an Nahrung, Wohnung, Bildungsmöglichkeiten und ärztlicher Versorgung. Die Krankenhäuser melden einen explosionsartigen Anstieg von Mangelerkrankungen. Die Zahl der »homeless people«, der Obdachlosen, stieg auf drei Millionen an. In einer Atmosphäre der Ausweglosigkeit und Verzweiflung fehlt ein automatisch wirkendes soziales System, das die Entstehung der Armut verhindern oder die Not beheben könnte. Es besteht kein Netz staatlicher Fürsorge oder die gesetzliche Gewähr, die das Recht der Menschen auf soziale Gleichberechtigung und Menschenwürde garantieren. Im Gegenteil, die Regierung Reagan kürzt die sozialen Ausgaben und will, wie sie sagt, damit »die Eigenverantwortlichkeit (der Armen) stärken«, derjenigen Kreise, die nicht in der Lage sind, für ihre materielle Bedürfnisbefriedigung zu sorgen.

Unsere Medien berichteten im März 1986 über spektakuläre Ereignisse, die gegen den Hunger in den USA und für den Frieden veranstaltet werden sollen. Wie die bestehende Regierungspartei befriedigt feststellt, ist es fraglich, ob die »Linken« ihr Vorhaben aus Geldmangel durchführen können. Es ist bedenklich, daß in einer Demokratie die Anliegen der Armen nicht rechtzeitig berücksichtigt werden und solche Aufrufe gegen den Hunger in den USA im Jahre 1986 notwendig sind.

»Rund sechs Millionen Amerikaner sollen sich die Hände reichen und zwischen der Südspitze von Manhatten und Los Angeles über Berge und durch Wüsten eine 6682 Kilometer lange Menschenkette bilden.« Ken Kragen, der Organisator dieses Projekts »Hands Across America«, hofft Millionen von Dollar für die »Hungrigen und Heimatlosen in den USA« zu erhalten (dpa aus New York, 24. Februar 1986).

Trotz aller Widerstände haben am 25. Mai 1986 sechs Millionen Amerikaner eine lebende »Menschenkette quer durch die USA« gebildet – Hands Across America – um für die hungernden und obdachlosen Amerikaner zu demonstrieren und zu sammeln.

Das kapitalistische Wirtschaftssystem hat seit seinem Bestehen außer Versprechungen und Almosen keine definitiven Lösungen dieser Probleme angeboten. In England z. B. zeigte sich im Spätsommer 1985 die als »endgültig überwunden« geltende kapitalistische Katastrophenpolitik des Elends mit voller Deutlichkeit. Die Ausschreitungen in den Elendsvierteln der mittelenglischen Industriestadt Birmingham im Stadtteil Handsworth griffen auf London, Liverpool (Toxteth) und Coventry über. Halbe Straßenzüge, ebenso wie in Philadelphias Vorstadt Chester, standen in Flammen, Läden wurden geplündert. Neil Kinnock, Chef der Labour Party, machte Arbeitslosigkeit und Armut, Hoffnungslosigkeit und Verzweiflung der Jugend für das Ausbrechen dieser Gewaltorgien verantwortlich. Die Armut ist auch eine Anklage gegen die rassistische Politik der Weißen. Gerade die ethnischen Minderheiten, die asiatischen Einwanderer, insbesondere die Westinder und die schwarze Bevölkerung, sind in Großbritannien von der sozialen Verelendung betroffen. 90 Prozent der in Handsworth lebenden Bevölkerung sind Farbige.

Die Union der sozialistischen Sowjetrepubliken hat diese sozialen und ethnischen Probleme in wenigen Jahrzehnten ihrer jungen Geschichte gelöst. Es gibt nirgends Obdachlose, Slums, Hungernde, die wie Ratten verdorbene Lebensmittel in den Abfalltonnen beschnüffeln wie wir Delikatessen. Alle haben gesicherte Arbeit, Einkommen, Wohnung, Essen, Kleidung, Rente, ärztliche Versorgung und vielfältige Möglichkeiten der Aus- und Fortbildung. Um all diese lebenswichtigen und menschenwürdigen Voraussetzungen braucht sich ein sowjetischer Bürger keine Sorgen zu machen. Soziale Unterschiede, Rassenkrawalle, Hunger gibt es in dem größten Land der Erde nicht, weder in Wladiswostok, Chabarowsk und Jakutsk noch in Samarkand, Murmansk oder Moskau. Das Leben ist vergleichsweise ruhig, ohne Hektik und Existenzangst, wenn auch der Konsum mit unseren Luxusangeboten nicht zu vergleichen ist. Es fehlt die Möglichkeit, ins Ausland zu reisen, Devisen einzutauschen oder sich politisch unterschiedlich zu artikulieren.

Mitbestimmung in der SU

Obwohl keine parlamentarische Opposition in unserem Sinne vorhanden ist, kann doch jeder am weiteren Aufbau körperlich und geistig mitarbeiten und seine Kritik zum Ausdruck bringen. In seinem Betrieb hat der Arbeiter garantiertes und praktisch ausgeübtes Mitspracherecht. Niemand wird diskriminiert, wenn er Vorschläge oder Abänderungen einbringt. Im Gegensatz zu der im Westen verbreiteten Ansicht sind die Möglichkeiten jedes einzelnen Sowjetbürgers, seinen Arbeits- und Lebensbereich mitzugestalten, mannigfaltig. Viele Verbesserungen der Arbeit und Produktion, Leistungssteigerungen und Patente stammen von den Werktätigen und Kolchosbauern.

An der Aufgabe, die Richtlinien und Zielsetzungen der Partei und die Anordnungen des Staates zu erarbeiten und Verständnis und Mitarbeit im Volk zu finden und zu fördern, sollen sich alle Sowjetbürger intensiv mit der politischen Meinungsbildung und der Gestaltung der Gesetze des Landes beteiligen. Es werden ausgiebige öffentliche Diskussionen in den Betrieben, Gewerkschaften, öffentlichen Versammlungen, Partei- und Berufsverbänden über Verfassung, Verordnungen etc. abgehalten, ähnlich unseren Bürgerversammlungen über Stadtteil-Bauvorhaben etc. Die neue Verfassung der SU, die Parteistatuten, Jahrespläne usw. wurden und werden in immer steigendem Maße in allen Betrieben und Vereinigungen monatelang ernsthaft und ausgiebig besprochen und neu formuliert. Immer wieder werden Verbesserungsvorschläge eingereicht. Inhalt und Wortlaut z. B. der Verfassungsgesetze wurden in vielen Punkten verändert, bis das Grundgesetz am 7. Oktober 1977 angenommen und verabschiedet wurde. Ähnliches galt für den Parteitag am 25.2.1986. Zehn Monate lang wurden die einzelnen Punkte des neuen Parteiprogramms in der Öffentlichkeit diskutiert. Unter anderem wurde vorgeschlagen, zum Parteitag einen Delegierten von je 3670 Kommunisten zu wählen. Insgesamt wurden für den XXVII. Parteitag in Moskau 5000 Personen ausgewählt, die der sozialen und nationalen Zusammensetzung der Völker entsprechen, so daß diese gut und ausreichend vertreten waren.

Zur Aussprache über den Entwurf und die Neufassung des

Programms und die Abänderung des Parteistatuts kamen mehr als sechs Millionen Stellungnahmen aus allen Schichten der Bevölkerung. Sie wurden in den Berichts- und Wahlkonferenzen der Stadtbezirke, Städte und Rayons, der Bezirke, Gebiete und Regionen und auf den Parteitagen umfassend erörtert. Zahlreiche Änderungsanträge, Ergänzungs- und Präzisierungsvorschläge wurden eingebracht, die großenteils Berücksichtigung fanden.

Beruflich waren die Delegierten wie folgt zusammengesetzt:

Delegierte	Berufsgruppe
1705	Arbeiter
872	Beschäftigte der Landwirtschaft
355	Betriebsleiter
80	Sowchosdirektoren (Staatsgüter)
116	Kolchosvorsitzende
114	Wissenschaftler etc.
156	Schriftsteller, Presse etc.
504	Parteifunktionäre
570	Sekretäre der KPdSU, aus Stadt u. Bezirk
682	Gewerkschaftsfunktionäre etc.
1352	Frauen (= 27 Prozent)

Unter den Delegierten waren 72 Nationen und Völkerschaften der UdSSR vertreten. Über 98 Prozent der Delegierten hatten eine Hochschul- bzw. Oberschulbildung.
Die Bevölkerung hatte die Möglichkeit, aus ihrem Umkreis neue Beauftragte für eine bestimmte Zeit und für besondere Probleme auszuwählen und mit ihren eigenen Zielsetzungen zu betrauen.

Der Staat fördert und wünscht die Beteiligung und Mitarbeit der Bürger an den Zielsetzungen und Gesetzen der UdSSR. Auf diese Weise hat er erreicht, daß sie sich mit den Gesetzen identifizieren und sich für die Einhaltung ihrer Gesetze einsetzen.

Die Entwicklung der innerparteilichen Demokratie, der Kritik von oben und unten wird gefördert. Dies soll zur Mehrung von Aktivität und Initiative und zur Erhöhung der Verantwortung für die Tätigkeit in den Organisationen und der Partei im

Ganzen beitragen. Die Versammlungen in den Betrieben und der Partei müssen »in einer Atmosphäre der Sachlichkeit und des selbstkritischen Herangehens an die Arbeit der Organisationen und ihrer leitenden Organe« stattfinden.

> »Die Beschleunigung der Entwicklung der Gesellschaft ohne die Weiterentwicklung der sozialistischen Demokratie, aller ihrer Aspekte und Erscheinungsformen ist undenkbar und unmöglich.«
> (Generalsekretär Michail Gorbatschow, 25. Februar 1986)

Dies soll erreicht werden durch Maßnahmen der »Sowjets, der Gewerkschaften, des Kommunistischen Jugendverbands, der Arbeitskollektive« zur Stärkung einer konsequenten »sozialistischen Selbstverwaltung des Volkes«.

Die Demokratisierung der Mitbestimmung der sowjetischen Bürger nimmt viel Zeit in Anspruch, das gilt auch für jeden einzelnen. Nicht jeder ist gewillt mitzuarbeiten. Es ist aber unverkennbar, daß die sowjetische kollektivistische Führung verstärkt bemüht ist, diese demokratische Mitarbeit im Volk zu verankern.

Es ist fraglich, ob die Parteienvielfalt in der Sowjetunion eine wesentliche Änderung bringen könnte, da es weder Unternehmer, Grundbesitzer, Bankiers noch den krassen Unterschied zwischen Arm und Reich gibt. Die Bevölkerungsstruktur ist nicht unterteilt in verschiedene Vermögens- oder Revenuegruppen in unserem Sinne. Auch eine religiöse Opposition gegen die Staatspartei hätte kaum Aussicht, im Volk eine solche Resonanz zu finden, daß sie eine tragende Partei stellen könnte.

Die Gesellschaftsordnung basiert auf dem »wissenschaftlichen Materialismus« und benötigt immanent nicht unbedingt eine Opposition, ebenso wenig wie unsere Universitäten. In der Naturwissenschaft ist das Kriterium der Forschung die Hypothese, das Kolloquium, Rede und Gegenrede. Es findet eine dialektische Evolution statt zur Weiterentwicklung und Angleichung der naturwissenschaftlichen Lehrmeinungen an die Wirklichkeit. Hauptaufgabe der Gesellschaftswissenschaft ist darüber hinaus, diese Realität ständig zu verbessern.

Nach Artikel 49 der Verfassung der UdSSR hat jeder Bürger das Recht,

»... den staatlichen Organen und gesellschaftlichen Organisationen Vorschläge für die Verbesserung ihrer Tätigkeit zu unterbreiten und Mängel in der Arbeit zu kritisieren.
Die zuständigen Mitarbeiter sind verpflichtet, die Vorschläge und Eingaben der Bürger in den festgesetzten Fristen zu prüfen, zu beantworten und die notwendigen Maßnahmen zu treffen.
Die Verfolgung wegen Kritik ist verboten. Personen, die jemanden wegen Kritik verfolgen, werden zur Verantwortung gezogen.«

Die Hauptrichtungen der wirtschaftlichen und sozialen Entwicklung werden bei den Zusammenkünften festgelegt. Dabei sollen die Leistungen seit dem letzten Parteitag analysiert und realistisch eingeschätzt werden und die zukünftigen Perspektiven der Innen- und Außenpolitik erörtert und kontinuierlich weitergeführt werden. Kontinuität heißt dabei Vorwärtsbewegung, Aufdeckung und Lösung neuer Probleme und Beseitigung all dessen, was die Entwicklung behindert. Nach Auffassung des sozialistischen Staates soll im Mittelpunkt der Erörterungen der arbeitende Mensch als Herr seines Landes und Gestalter seines Schicksals stehen. Eine Hauptforderung ist, beständig darauf zu achten, daß das Mitwirken der Werktätigen an der Leitung ihres Staates gefestigt wird.

Die Frau in der Sowjetunion

Bei allen Völkern unserer Geschichte führte die Arbeitsteilung nach Geschlechtern in der Regel zur ökonomischen Abhängigkeit der Frau vom Mann. Da sich ihre Tätigkeit in erster Linie auf die Kinder bezog, blieb ihr Arbeitskreis traditionell auf die Familie beschränkt. Sie konnte am gesellschaftlichen Leben kaum teilnehmen und war damit in ihrer Entwicklung und Geltung in der Öffentlichkeit zurückgesetzt. Die Frau erlangte nicht die Möglichkeit, sich persönlich zu entfalten. Der Mann nahm die dominierende Stellung in Familie, Religion, Wirtschaft und Staat ein.

Im Wirtschaftssystem des Kapitalismus änderte sich die Stellung der Frau im bestehenden Verhältnis zum Manne nur unwesentlich. Die ungleichen Rechte der Geschlechter wurden durch die ökonomische Differenzierung noch verstärkt. In der Industriegesellschaft wurde die Frau zwar teilweise in den Produktionsprozeß einbezogen, behielt aber größtenteils ihre untergeordnete Rolle bei und wurde für lange Zeit als gewinnbringendes Arbeitsobjekt eingesetzt. Ihre Aufstiegschancen waren gering.

Nur langsam konnten die Frauen ihre Wirkungsmöglichkeiten in der Männergesellschaft ausdehnen. Sie versuchten sich mit Hilfe von Emanzipationsbestrebungen (lat.: »Freilassung, Entlassung«) von rechtlicher und wirtschaftlicher Abhängigkeit freizumachen.

Die Französische Revolution bildete den Rahmen für die ersten frauenrechtlichen Forderungen, der »Rechte der Frau und Bürgerin« (Olympe de Gouge: »Les droits de la femme«, 1789). Der Emanzipationsgedanke spielte bei den Kolonialvölkern und in den Vereinigten Staaten im 19. Jahrhundert eine rassen- und sozialpolitisch entscheidende Rolle zur Befreiung der Negersklaven.

Betrachten wir den Entwicklungsprozeß der Emanzipation, so stellen wir fest, daß die Unterdrückung der Frau nicht ein biologisch-geschlechtlich unlösbares Problem darstellt, sondern historische, gesellschaftliche und ökonomische Gründe hatte und mit der Technisierung veränderbar wurde. Die Stellung der Frau konnte verbessert werden, als die Frauenfrage mit der sozialen Struktur der Arbeit in der Industriegesellschaft verknüpft wurde und die Frauen ihre Rechte zu nutzen begannen. In den westlichen Ländern ging die Entwicklung langsam voran, und von den Arbeiterbewegungen und Gewerkschaften wurden die geistigen Erneuerungen dem Establishment schrittweise abgerungen.

In Rußland konnten soziale Probleme der Gesellschaft und der Gleichstellung der Frau erst nach dem Sturz des Zaren offen ausgesprochen werden. Sie wurden zu Grundsatzfragen des Sozialismus und Kommunismus. Die eingetretenen sozialen Verbesserungen werden deshalb mit der Revolution verknüpft, und die Sowjetfrauen verbinden ihre heutige gleichberechtigte Stellung ausschließlich mit dieser Umwälzung.

Seit der Oktoberrevolution 1917 ist die Frau in der UdSSR rechtlich, wirtschaftlich und gesellschaftlich mit dem Mann gleichgestellt, soweit diese Verheißungen in der Aufbauphase nicht nur Lippenbekenntnisse sein konnten. Die bis dahin geltenden Vorrechte der Männer und die daraus resultierenden Gesellschaftsverhältnisse waren jahrtausendelang als selbstverständlich und als natürlich angesehen worden. Männer wie Frauen waren nicht in der Lage, der äußeren Umstellung ihre innere Einstellung anzupassen und ihr Verhalten zu ändern. Die Stellung der Frau als Dienerin wurde und wird teilweise noch heute, vor allem in orthodoxen kirchlichen Kreisen, als normale Ordnung in der Gesellschaft empfunden.

Nach Lenin kann sich

> »das Proletariat nicht endgültig befreien, ohne für die völlige Befreiung der Frau zu kämpfen« (Lenin, Werke, Band 30, »An die Arbeiterinnen«, Berlin 1961).

Seit der kommunistischen Umgestaltung verwirklichte die SU mit der Vergesellschaftung der Produktionsmittel gleichzeitig die Gleichstellung der Geschlechter. In Artikel 35 der Verfassung der UdSSR heißt es, ähnlich den Gesetzen vieler anderer Länder:

> »Die Frau und der Mann haben in der UdSSR die gleichen Rechte. Die Verwirklichung dieser Rechte wird dadurch gesichert, daß den Frauen bei Bildung und Qualifizierung, in der Arbeit, bei der Entlohnung und beruflichen Weiterentwicklung, in der gesellschaftlichen, politischen und kulturellen Tätigkeit gleiche Möglichkeiten wie den Männern gewährt werden ...«

Seit der Revolution sind die Frauen der Sowjetunion ebenso wie die Männer berechtigt und verpflichtet, ihren Lebensunterhalt selbst zu verdienen. Das »arbeitslose Einkommen« ist im Sozialismus verboten. Frauen ohne Arbeitseinkommen, die auf Kosten des Mannes leben, bezeichnete Lenin als Parasiten. Zu jener Zeit war Frauenerwerbsarbeit und wissenschaftliche Ausbildung der Frau im Bürgertum der kapitalistischen Länder noch verpönt. Dadurch blieb die Frau wirtschaftlich und in geistiger und rechtlicher Beziehung vom Manne abhängig.

Der im Gegensatz zum Kapitalismus geprägte Gedanke des

Sozialismus ermöglichte der Frau in der SU schon vor fast 70 Jahren die Einbringung ihrer Arbeitskraft und Persönlichkeit in den Produktionsprozeß der sozialistischen Gesellschaft. 1917 wurden mit Dekreten weitreichende und fortschrittliche Frauen- und Mutterschutz-Bestimmungen erlassen, die für viele Länder im Laufe der Jahrzehnte zum Vorbild wurden. Die gleichen sozialen Rechte aller Menschen in der Gesellschaft ohne Ansehen ihres Geschlechts wurden in der Sowjetunion gesetzliche Grundlage, und die Frauen wurden in den Bildungs- und Wirtschaftsprozeß eingegliedert.

Die ökonomische Gleichstellung wurde Voraussetzung im Kampf gegen Unterdrückung und Ausbeutung des Menschen durch den Menschen. Die Emanzipation im Osten umfaßte die doppelte Befreiung der Frau, sowohl aus ihrer wirtschaftlichen Abhängigkeit als auch aus ihrer geschlechtsspezifischen unterlegenen Rolle, wie sie im Westen von einigen intellektuellen Frauen in den Vordergrund ihrer Agitation gestellt wird. Voraussetzung zur Verbesserung der Stellung der Frau in der Gesellschaft ist eine soziale Einstellung und die Überwindung traditioneller, rückständiger Auffassungen über die Rolle der Frau vergangener Jahrhunderte.

> »Konservative Politik für Frauen läßt noch erhebliche Rollenklischees durchscheinen ... Während linke Verfechter ... die These vertreten, daß eine frauenemanzipatorische Veränderung der gegenwärtigen Verhältnisse nur durch die revolutionäre Überwindung der kapitalistisch-patriarchalischen Gesellschaft möglich sei. Der Kampf für die Gleichberechtigung der Frauen wird damit Teil eines umfassenderen und längerfristigen Ziels.« (Vgl. »Auf dem Weg zur Gleichberechtigung« von Katharina Focke, 1973)

Ähnlich wie bei uns soll sich im Kommunismus die Familie zu einer gleichberechtigten Gemeinschaft entwickeln, in der die Fähigkeiten und Eigenschaften der einzelnen Partner unterstützt und gefördert werden, so daß jedes Mitglied in der Gesellschaft bestmöglich mitwirken kann. Als Vorbereitung auf das Familienleben ist in der SU das Pflichtfach »Ethik und Psychologie des Familienlebens« in der Schule eingeführt worden. Es soll die jungen Menschen mit den sozialen, moralischen und ethischen Grundlagen der zwischenmenschlichen Beziehungen bekannt machen. Die Familie hat danach als »zentrale Basis der Orientierung im Alltag«, nach einem Ausspruch des sowjetischen Soziologen M. Ch. Titma (→ Treckenburg), die wesentliche Aufgabe, das Zusammenleben zu fördern und die einzelne Persönlichkeit frei zur Entfaltung zu bringen. Ihr Ziel bleibt, zu einer sozialen Lebensweise in der Gesellschaft zu erziehen und diese zu verwirklichen. Sowohl in den städtischen als auch in den ländlichen Gebieten ist im sowjetischen Staat die Familie eine wichtige und grundlegende Institution. Diese Wertschätzung findet staatlicherseits ihren Ausdruck in dem Familienrecht von 1968.

In »Artikel 1 der Grundlagen für die Ehe- und Familiengesetzgebung der UdSSR und der Unionsrepubliken« heißt es:

> »Die sowjetische Ehe- und Familiengesetzgebung hat folgende Aufgaben: weitere Festigung der sowjetischen Familie, ... Aufbau der Familienbeziehungen auf dem freiwilligen Ehebund von Mann und Frau, gegründet auf den von materiellen Berechnungen baren Gefühlen gegenseitiger Liebe, Freundschaft und Achtung aller Familienmitglieder.«

Das Gesetz verspricht den Frauen die vollständige Gleichstellung in der Familie, garantiert ihr Mitspracherecht in allen Fragen, einschließlich der Kindererziehung, schützt uneheliche Mütter und Kinder, bietet ihnen unentgeltliche Schwangerschaftshilfe, Entbindungsanstalten, Kindergärten und Bildungsinstitutionen, Arbeitsschutz und die Erhaltung ihres Arbeitsplatzes. Es sichert ihre Position bei einer Scheidung, wobei meistens den Frauen die noch nicht schulpflichtigen Kinder zugesprochen werden. Die Scheidung ist durch die ökonomische Unabhängigkeit der Ehepartner und durch die Garantie des Staates auf Beschäftigung seiner Bürger wesentlich erleichtert. Die Emanzipation der Frau ist wirtschaftlich und im Bereich der Bildung weitgehend vollzogen. Die Möglichkeit gleichberechtigter Ausbildung ist von Staats wegen zugesichert und ohne Unterschied gewahrt.

Die Frau wurde in den vergangenen Jahrhunderten von zahlreichen russischen Klassikern ebenso wie im Marienkult der katholischen und orthodoxen Kirche verehrt, insbesondere von dem in Rußland so geschätzten Nationaldichter Puschkin. Am 8. März jeden Jahres feiert die Sowjetunion den Volksfeiertag, den Internationalen Frauentag, der ein gesetzlich arbeitsfreier Tag ist.

Der Westen beurteilt die Frau in der Sowjetunion nach westlichen Maßstäben. In den Veröffentlichungen wird sie und ihr Leben im Kommunismus mit dem Frauenbild einer idealisierten kapitalistischen Wirklichkeit verglichen. Unser Kopiebild, wie wir es aus der Werbung, den Illustrierten, den Schönheitswettbewerben, aus »Dallas« oder »Denver« kennen, ist mit der sozialen Auffassung von der arbeitenden, meist ländlichen Frau in der Sowjetunion nicht identisch. Dort wird sie als Arbeitspartner und Mutter geschätzt und nicht als Objekt. Unser hochstilisiertes Idealklischee einer schlanken, modisch gekleideten und vom Friseur kommenden, parfümierten und für den Mann immer bereiten Frau kann nur subjektiv als Vorbild betrachtet werden, aber nicht den Anspruch erheben, für alle Rassen und Völker der Welt Idol zu sein.

Nach dem Zweiten Weltkrieg nahmen die Männer infolge der kriegsbedingten Verluste der heiratsfähigen Jahrgänge eine privilegierte Stellung auf dem Heiratsmarkt ein. Dies erschwerte es in der SU, in der Familie auf die bäuerlich fundierten patriarchalischen Geschlechterrollenvorstellungen zu verzichten. Die gleiche Tendenz existierte auch in den vom Krieg betroffenen westlichen Ländern. Hier war jedoch nicht nur das Bild der Frau als Mutter und Familienversorgerin, sondern der Typ der sexuell attraktiven Frau für die einsetzenden Emanzipationsbestrebungen erschwerend. Trotzdem muß man feststellen, daß das klassische westliche Bild der Frau sich zusehends dem Bild der »sozialistischen Frau« annähert, während mit der zunehmenden Konsumangleichung im Osten die sozialistische Frau äußerlich dem Typus der westlichen Frau nacheifert.

Es ist verständlich, daß eine unterschiedliche siebzigjährige Entwicklung in Ost und West kein gleiches Frauenbild schaffen kann. Das Bild im Osten wird geprägt von einer sozialistischen Gesellschaft von Arbeitern und Bauern. Die SU hat den Sprung vom feudalistischen Staat in die industrielle Gesellschaft innerhalb eines halben Jahrhunderts vollzogen. Die Umwälzung der

Stellung der Frau konnte in der kurzen Zeit nicht nach dem sozialistischen Gebot: »Keine Ausbeutung des Menschen durch den Menschen« bis in die Familiensphäre verwirklicht werden, obwohl die beabsichtigte wirtschaftliche und rechtliche Veränderung nicht nur das öffentliche, sondern auch das private Leben der Frau in der Familie umfassen sollte. Natürlich müssen die Frauen ihre ihnen seit Jahren zugestandenen Rechte auch wahrnehmen.

Viele sozialpsychologische Probleme wurden neu aufgeworfen und konnten in der arbeitsintensiven Spanne des Aufbaus der um ihre Existenz ringenden UdSSR nicht bewältigt werden. Durch den Vorrang der Schwerindustrie vor der Konsumgüterproduktion konnte die Ausstattung der Wohnungen mit Haushaltsgeräten nicht im gleichen Maßstab vorangetrieben werden wie im Westen und die Frauen in ihrer Doppelrolle entlasten. Andererseits liegen die Sozialleistungen für die Frau und die Kinder in der SU sowie ihre Ausbildung wie die der Gesamtbevölkerung seit langem in der Welt an erster Stelle, und die Frau wird für ihren jeweils selbst gewählten Beruf bestens vorbereitet.

Kein Staat kann auf Knopfdruck die private Situation in seinem Sinne verändern. Gerade in diesem Bereich fassen Reformen nur langsam Fuß. Ähnlich kann auch der Kampf gegen den Zigarettenkonsum oder Alkoholismus keine plötzliche Veränderung erzwingen. Menschen zu verändern ist weitaus schwieriger, als Industrieanlagen zu bauen. So bleibt bei dem festgefügten Familienverband in der SU, der sich meist über drei Generationen erstreckt, auch die patriarchalische Familie und die bisherige Stellung der Frau im Haushalt und damit ihre Doppelbelastung länger erhalten als die Gesetze es für sie vorsehen.

53,2 Prozent der Bevölkerung der SU sind Frauen, das sind heute fast 150 Millionen. 87 Prozent der Frauen im arbeitsfähigen Alter sind berufstätig. Der Anteil der Frauen an der Gesamtzahl der Fachleute mit Fach- und Hochschulausbildung betrug 1982 59 Prozent. Ein Drittel der Richter in der SU, 80 Prozent der Ärzte sind Frauen. In der SU gibt es mehr Ingenieurinnen als in der gesamten übrigen Welt, fast 90 Prozent der Oberschullehrer sind Frauen und zehn Prozent Leiter einer Industrieanlage.

Die Meinung, daß die sowjetische Frau zwar formell die juristische, politische und wirtschaftliche Gleichberechtigung erlangt hat, aber ihre faktische Stellung noch weit davon entfernt ist, mag im größten Land der Welt in einzelnen Fällen noch zutreffen. Auch hier kann gelten »je höher das Amt, desto weniger Frauen«. Doch dieses Privileg des Mannes, das auf dem jahrhundertelangen Ausbildungsvorsprung beruht, ist mehr und mehr im Schwinden begriffen.

Die Anzahl der Frauen, die sich in der UdSSR politisch betätigen und als Deputierte fungieren, ist imponierend:

Anzahl der weiblichen Deputierten in der SU		
	Frauen insgesamt	in Prozenten
Oberster Sowjet der UdSSR	487	32,5
Oberste Sowjets der Unionsrepubliken	2.417	35,9
Örtliche Sowjets	1.145.591	50,1
Delegierte zum XXVII. Parteitag	*1.352	27
Frauen in wählbaren Gewerkschaftsfunktionen		
Zentralrat der Gewerkschaften	211	35,8
Zentralräte der Branchen	2.332	43,5
Stadtkomitees der Gewerkschaften	423.225	61,5
Gewerkschaftskomitees in den Betrieben	4.623.848	65,4
Mitgliedschaft in der KPdSU		27,0

Zahlen veröffentlicht von der UdSSR 1983 für die gewählte Zeitspanne von 1979 bis 1982 und 1986*.

Die Zahlen belegen – bei der verhältnismäßig geringen Zahl der Frauen in der kommunistischen Partei –, daß nicht nur Parteimitglieder im öffentlichen Leben Einfluß ausüben können.

Auch die Frauen im Süden der UdSSR, die bis zur Revolution verschleiert dem Mann zu dienen hatten, und die in Rußland nur »die offene oder verhüllte häusliche Sklaverei« kannten, wie Engels (»Der Ursprung der Familie«, Bd. 21, Berlin 1972) und Lenin die Stellung der Frau genannt haben, sind heute voll gleichberechtigt. Sie genießen dieselbe Ausbildung wie die Männer und treten in der Öffentlichkeit als selbständige und unabhängige Partner auf. Diese neuen Freiheiten – wie Schulbildung und Gleichstellung mit dem Mann – erhalten im Kommunismus auch die bis heute verhüllten Frauen in Afghanistan, trotz des fanatischen Widerstandes der dortigen konservativen Männer einer vergangenen Generation des orthodoxen Islam, dessen Anhänger heute noch weder lesen noch schreiben können. Aus politischen Gründen wird das für unsere Begriffe frauenfeindliche und rückständige System der afghanischen Bergvölker von Pakistan und China und insbesondere von Amerika weitgehend unterstützt. Das trägt zur Konservierung der Versklavung der Frau und zur Erhaltung des Analphabetentums bei.

Allein zwei Drittel aller Analphabeten der Welt sind Frauen. Viel mehr Frauen als Männer sind arbeitslos. Obwohl die Frauen der Welt am härtesten arbeiten müssen, zählen sie zu den ärmsten, den von Krankheiten am meisten heimgesuchten und abhängigsten Menschen. Sie liefern zwei Drittel aller Arbeitsstunden und erhalten lediglich ein Zehntel des gesamten Lohns. Die Frauen besitzen weniger als ein Prozent des gesamten Einkommens (vgl. »Die Frauen und die Menschenzüchter«, Renate Duelli-Klein, 1985). In dem großen Völkergemisch der Sowjetunion dagegen bezieht jeder Mensch ohne Rücksicht auf den Ertrag oder Kargheit der Region in der er lebt, vom Kindes-, bis zum Rentenalter und unabhängig vom Geschlecht sein gesichertes Einkommen, Krankenpflege, Ausbildung und soziale Zuwendungen. Es gibt weder Analphabeten noch Arbeitslose.

An der rechtlichen und sozialen Befreiung der Frau hat die Sowjetunion seit der Oktoberrevolution in der ganzen Welt entscheidenden Anteil. Dies ist nicht zuletzt ein Verdienst der aufgekommenen sozialistischen Ideen, die schon frühzeitig die Forderung für völlige wirtschaftliche Gleichberechtigung aller Menschen, einschließlich der Frauen erkannten, herausstellten und zu ihrem politischen Programmpunkt erhoben.

Die Medien

Die *Tageszeitungen* der Sowjetunion haben für unsere Begriffe riesige Auflagen. Die »Prawda« (»Wahrheit«), von Lenin 1912 in Petersburg gegründet, konnte ab 1917 regelmäßig erscheinen. Sie ist die maßgebende Zeitung der Sowjetunion und gilt als Organ des Zentralkomitees der KPdSU, und mag mit ihren trockenen Meldungen zwar keine anregende Morgenlektüre sein, aber sie hat eine Auflage von über elf Millionen, die in der Welt ihresgleichen sucht. Die »Iswestija« (»Nachrichten«) mit der Sonntagsbeilage »Nedelja« (»Die Woche«) ist das Organ des Präsidiums des Obersten Sowjets und gilt als Sprachrohr der Regierung. Sie stellt fast neun Millionen Exemplare her, »Pionjerskaja Prawda« (Jungkommunisten) elf Millionen, »Kosmolskaja Prawda« (Jugendverband) zehn Millionen, »Trud« (»Arbeit«), die Tageszeitung des Allunions-Zentralrats der Gewerkschaft, 15,4 Millionen.

Die Zeitungen und Zeitschriften erscheinen in nicht weniger als 58 verschiedenen Sprachen, die in der SU gesprochen werden. Diese Riesenauflagen gibt es in einem Staat, der trotz größten Holzreichtums sehr sparsam mit seinem Papier umgeht und hauptsächlich grauweißes Recycling-Papier verwendet. Seit Jahrzehnten liefern die Sowjetbürger Altpapier in riesigen Mengen wieder ab und erhalten dafür neue Druckerzeugnisse, Bücher etc.

Die Zeitungsauflagen könnten noch weit höher sein, aber vom Staat wird nicht so viel Papier wie gewünscht zur Verfügung gestellt. Darüber beklagt sich die große Leningrader Papiervereinigung, die gerne noch weitere 100000 Tonnen jährlich produzieren würde. Für die zentralen Papierplaner der Sowjetunion wie auch für die westlichen Papierindustrien ist die Lieferung von *täglich* 350 Millionen Exemplaren Druckerzeugnissen,

Zeitungen und Zeitschriften gigantisch, eine Zahl, die in keinem Land der Erde auch nur annähernd erreicht wird, obwohl die russische Sprache wesentlich weniger verbreitet ist als z. B. die englische Sprache.

Verbreitung der Sprachen:

Muttersprache	Millionen	Zweitsprache	Millionen
Englisch	320	Englisch	150
Spanisch	210	Spanisch	40
Russisch	145	Russisch	125

Die westdeutsche Gesamtauflage der Tageszeitungen 1985 lag bei ca. 90 Millionen Exemplaren *im Jahr.*

Die *tägliche* Gesamtauflage der in großer Auswahl in der SU erscheinenden 8400 verschiedenen Zeitungen beträgt trotz des Papierengpasses fast 180 Millionen Exemplare, d. h. auf jeden arbeitsfähigen Sowjetbürger, ob Mann oder Frau, entfällt praktisch eine eigene Tageszeitung. In der Dritten Welt steht nur einem von 30 Erwachsenen eine Zeitung zur Verfügung.

Diese Riesenauflagen werden erzielt, obwohl alle sowjetischen Druckerzeugnisse kaum Inserate oder Sensationsmeldungen als Kaufanreiz bieten. Klatschspalten oder leicht lesbare Boulevardzeitungen gibt es nicht. Die Aufmachung, das Layout, ist monoton. Die Zeitungen bestehen ausschließlich aus dem redaktionellen Teil. Journalisten des Westens behaupten, daß die Sowjetbürger täglich nur ihre Köpfe in die Zeitung stekken, ohne den Sinn der Nachrichten zu begreifen, denn die Berichterstattung sei mehr wissenschaftlich und Fachjargon und für sie absolut unverständlich. Jeder westliche Tourist ist jedoch überrascht, mit welchem Interesse die Sowjetbürger ihre nüchternen Zeitungen studieren. Das Papier der Zeitungen wird manchmal zum Drehen einer »Papirossa« (»Zigarette«) verwendet, doch das ist sicher auch nicht der Grund, daß so viele Zeitungen gekauft werden.

Bei annähernd gleicher Einwohnerzahl wie in den USA ist die Lesefreudigkeit der Sowjetbürger unverhältnismäßig groß.

Obwohl den Vereinigten Staaten die ganze Welt zum Vertrieb ihrer Druckerzeugnisse offensteht, haben die dort täglich erscheinenden Zeitungen, also die Morgen- und Abendausgaben, eine Gesamtauflage von nur etwas über 62 Millionen, bei insgesamt 1710 verschiedenen Blättern. Die von den Amerikanern beherrschten Nachrichtenkartelle spielen jedoch bei der »freien Meinungsbildung« in der Welt die ausschlaggebende Rolle. Allein AP (Associated Press) und UPI (United Press International), die beiden größten Nachrichtenagenturen der Vereinigten Staaten mit insgesamt fast 30 Millionen Wörtern am Tag, publizieren über 85 Prozent der Auslandsnachrichten der gesamten Welt und beliefern und beeinflussen mit ihrem Nachrichtenmonopol entscheidend die internationale Presse und die öffentliche Meinung der »freien Welt«. Es ist der amerikanische »way of life« der mit Werbungen aus Hollywood überall verbreitet wird. Die USA konnten sich durch die Meldungen aus ihren Agenturen zum Schiedsrichter über das Völkerrecht, Politik und Wirtschaft, die moralischen und kulturellen Werte in allen Erdteilen aufwerfen.

Die beiden amerikanischen Agenturen veröffentlichen die maßgebenden Informationen für alle westlich orientierten Medien. Hinzu kommen noch die Agenturen der mit den USA befreundeten Länder wie Reuter, AFP (Agence France Press, Frankreich), dpa (Deutsche Presseagentur), Kyodo (Japan) ect., die ebenfalls westliches Gedankengut verbreiten. Die Dritte Welt wird fast ausschließlich von den amerikanischen Agenturen mit Nachrichten beliefert. Die Informationen werden von den reichen Ländern geschaffen, zusammengestellt, gespeichert und verteilt. Alle Bewertungen und Interpretationen der Nachrichten und Kommentare werden von den Monopolagenturen verbreitet und damit die Wertvorstellungen und wirtschaftlichen Interessen der westlichen Medien mit denen der Vereinigten Staaten gleichgeschaltet und der Dritten Welt aufgedrängt. So kommt es, daß wir nicht nur alle Nachrichten aus Amerika von amerikanischen Agenturen erhalten, sondern auch die Meldungen aus der Sowjetunion oder über Aufstände und Wirren in Ägypten, im Libanon, Flugzeugabsturz in Korea, Kriegsereignisse oder Machtwechsel wo immer, erhalten wir ebenfalls von den USA über AP oder UPI, die damit die Meinung der Welt ganz entscheidend in ihrem Sinne vorprägen. Sie liefern den Nachrichtenstoff politisch kanalisiert für unsere Rundfunk- und Fernsehanstalten, Zeitungen etc. So formt sich ohne jede Zensur für den Westen ein einheitliches Urteil über alle Tagesereignisse und ihre politische Einordnung. »Tass« (die Nachrichtenagentur der UdSSR) hat international dem nichts annähernd ähnlich Verbreitetes entgegenzusetzen.

Seit der offiziellen Gründung der Sowjetunion am 30.12.1922 herausgebrachte *Buchtitel* und Broschüren gehen in die Millionen. Sie erreichten bis 1982 eine Gesamtauflage von über 60 Milliarden Exemplaren. Nach einer Untersuchung der UNESCO ist die SU das bei weitem lesefreudigste Land der Geschichte. Jährlich erscheinen mehr als 80000 Bücher mit einer Auflage von zwei Milliarden Exemplaren.

Mögen wir auch über die »rückständigen« Druckereien der SU im Verhältnis zu unseren supermodernen Verlagshäusern lächeln, so werden trotzdem in der Sowjetunion in jeder Sekunde nicht weniger als 550 Bücher gedruckt. Die Jahresauflage von mehr als 20 Verlagen beträgt mehr als zwei Milliarden Exemplare. Jedes vierte Buch, das heute in der gesamten Welt erscheint, ist ein sowjetisches. Die Buchproduktion und der Umfang der herausgegebenen Literaturerzeugnisse werden ständig erweitert. Im Jahresdurchschnitt werden pro Kopf der Bevölkerung sieben Druckerzeugnisse hergestellt.

Jeder deutsche Autor muß vor Neid erblassen, wenn er hört, daß die Sowjetunion unter einer Auflage von 50000 Stück kein Buch auflegt. So ist es schon aus technischen Gründen nicht verwunderlich, daß einige Autoren mit geringer Resonanz nicht gedruckt werden. Es sind nicht immer politische Gründe, wenn sich Dichter, Schriftsteller, Dissidenten darüber beklagen, daß ihre Manuskripte nicht gedruckt werden und sie deshalb in den Westen ausweichen müssen.

Selbst während des Zweiten Weltkrieges, als Hitler mit seinen Armeen bis Stalingrad vordrang, edierte einer der vielen Verlage für Kinderbücher der Sowjetunion, »Detkis« (Kinderchen), über 500 Buchtitel mit einer Gesamtauflage von über 25 Millionen Exemplaren. Dieser Verlag gibt im übrigen die größte Universalreihe schöngeistiger Literatur heraus, z. B. eine 50bändige »Bibliothek der Weltliteratur für Kinder«. Die Literatur von 150 Staaten der Welt, fast alle Werke bedeutender Schriftsteller werden in der Sowjetunion gedruckt und eifrig gelesen. Nach UNESCO ist Lenin der Autor mit der weitesten Verbreitung in der Welt. Seine Werke wurden in über 220 Sprachen übersetzt.

Auf jeden Sowjetbürger vom Säugling bis zum Greis entfällt umgerechnet eine Privatbibliothek von ca. 150 Büchern, zusammengenommen beläuft sich die Anzahl der Bücher schätzungsweise auf ungefähr 50 Milliarden Exemplare. Jedem Gast wird mit Stolz als erstes die geliebte Hausbibliothek gezeigt. Sie enthält keine Krimis, keine Comics, keine Pornos, keine Trivialliteratur, sondern gehobene Kulturbücher aller Nationen. Die SU ist stolz darauf, daß ihre Arbeiter und LKW-Fahrer in den Arbeitspausen und in der Freizeit naturwissenschaftliche und literarische Werke lesen. »Sage mir was du liest und ich sage dir, was du bist.«

Jährlich erscheinen Werke ausländischer Autoren aus über 100 Staaten mit durchschnittlich 2000 Titeln und einer Gesamtauflage von mehr als 160 Millionen Exemplaren. Das sind fünfmal mehr als in Großbritannien und doppelt so viele wie in den USA, Frankreich und Japan. Das bedeutet einen lebhaften und bereitwilligen Austausch von kulturellen Werten mit der ganzen Welt. Die Auflagen der Klassiker, der modernen Poesie und Prosa sind besonders hoch. Die Bücher erscheinen in 150 Sprachen, darunter in 89 Sprachen der Völker der UdSSR.

Es müßte uns zu denken geben, wenn der verstorbene Sowjetkenner Klaus Mehnert schrieb:

»Aus zahlreichen früheren Aufenthalten in der Sowjetunion wußte ich von der Liebe der Russen zum Buch, aber wie groß diese tatsächlich ist, erkannte ich erst im Verlauf dieser Untersuchung. Die Russen – bis hin nach Ostsibirien – kennen Thomas Mann, Heinrich Böll fast so gut wie die Schwarzwälder oder Hamburger, sie lesen Jack London und Ernest Hemingway wie die Amerikaner, Alexandre Dumas und Jules Verne wie die Franzosen, und zwar nicht, weil dies von ihnen verlangt wird, sondern aus Interesse.«

»Der außerordentliche Lesehunger der Russen besteht trotz Fernsehen auch heute noch. Ihre Lesegewohnheiten sagen daher über sie mehr aus

als über Völker, die einen geringeren Teil ihrer Freizeit dem Lesen einräumen.«
(Klaus Mehnert, »Über die Russen heute«, 1983)

Im englischen Sprachbereich gibt es ein geflügeltes Wort:

»Derjenige, der liest, denkt nach.«

Für jeden Touristen ist es beeindruckend, wenn er erleben kann, wie die Sowjetbürger an den Denkmälern sowjetischer Schriftsteller täglich frische Kränze und Blumen aufhäufen. Irgend jemand aus der großen Menge beginnt spontan und mit lauter Stimme Zitate vorzutragen, und die Umstehenden hören mit größter Aufmerksamkeit den Versen zu. Wenn der Sprecher stockt, dann rezitieren zur Überraschung der Touristen andere weiter oder versuchen zu soufflieren. Jeder scheint die Werke auswendig zu kennen. Die Gedichte werden mit großer Zustimmung und spontanem Beifall aufgenommen. Unverhältnismäßig viele junge Menschen beteiligen sich aktiv oder hören hingerissen zu. In welchem Land ist es möglich, daß in großen Fußballstadien Dichterlesungen abgehalten werden? In Wohnküchen versammeln sich junge Menschen, um in der Nacht bei Kerzenlicht literarische Werke zu deklamieren und sich mit dem Inhalt auseinanderzusetzen.

In den *Fernsehprogrammen* liegt das Schwergewicht auf naturwissenschaftlichen Sendungen. Außerdem wird den Sowjetbürgern ein reichhaltiges Kulturprogramm mit Ballett- und Opernaufführungen geboten. Eine beliebte Serie ist der »Filmreiseclub« mit der Sendung »Fenster der Welt«. Es werden ausländische Naturschönheiten gezeigt aus Süd- und Nordamerika bis Europa. Mit 9 Millionen Fernsehapparaten, die die Sowjetunion jährlich herstellt, steht sie mit an der Spitze der Weltproduktion. Die Apparate mit großem farbigen Bildschirm sind qualitativ mit den unseren zu vergleichen.
Über die Hälfte aller *Lichtspieltheater* der Welt befindet sich in der SU. Bei einem Eintrittspreis von ungefähr einer Mark ist es kein Wunder, daß wöchentlich fast 100 Millionen Karten verkauft werden. Auch hier handelt es sich keineswegs um Sensa-

tionsfilme. Die Filme der »Goskino« der SU mit jährlich ca. 150 Streifen stehen anerkanntermaßen auf einem hohen künstlerischen Niveau. Davon zeugen auch die bei uns bekannten Regisseure wie Sergei Eisenstein, Alexander Dowschenko, Wsewolod Pudowkin, Pjotr Todorowskij, Tatjana Loginowa usw. Ausländische Filme stellen ca. ein Drittel der Gesamtherstellung. Die Produktion umfaßt mehr als 1300 dokumentar- und populärwissenschaftliche Filme. Ihre Grundtendenz bezieht sich meist auf den historischen und zeitgeschichtlichen Hintergrund des Volkes und der wissenschaftlichen Auseinandersetzung des einzelnen mit seiner Wirklichkeit.

Trotz der Zeit, die die Sowjets mit Fernsehen und Lesen verbringen, gehen täglich 17 Millionen in die Kinos und 80 Millionen besuchen Sportplätze, Turnhallen oder Schwimmbäder. Jeden Tag besteigen 300000 Sowjetbürger Verkehrsflugzeuge, zehn Millionen nehmen die Dienste der Eisenbahn in Anspruch, und 150000 Menschen fahren mit den Fahrgastschiffen.

IX. Schlagwörter

1. Das wirtschaftliche Leben

Unfähigkeit der SU zur Selbstversorgung

»Die USA erlauben in diesem Jahr der Sowjetunion eine höhere Getreideeinfuhr ...« »Die SU kann sich nicht selbst ernähren und ist gezwungen, Getreide in den US einzukaufen.« Solche Informationen und Schlagzeilen können wir immer wieder in unseren Medien lesen.

Wir sollten uns von einer einseitig eingestellten Presse nicht täuschen lassen. In der UdSSR hungern die Menschen nicht, sie sind kräftig und korpulent. Der Kaloriengehalt der Nahrung ist heute höher als der im Westen. Selbst im Zweiten Weltkrieg verhungerte die Bevölkerung der Sowjetunion nicht. Ohne wesentliche ausländische Hilfe, abgeschnitten von der Kornkammer der Ukraine, besiegten gut ausgerüstete und genährte Rotarmisten die faschistischen Armeen.

Bei den Getreideeinkäufen der UdSSR handelt es sich um überschüssiges und deshalb billiges Futtergetreide, das auf dem Weltmarkt angeboten wird. Es ist fraglich, welches Land besser wirtschaftet, dasjenige, welches Getreide im Überschuß anbaut, es auf Halde legen oder vernichten muß, oder das Land, das diese Überschüsse billig einkaufen kann. Die USA sind ständig bestrebt, ihren Agrarprodukten neue Exportmärkte zu öffnen, die mit einem Wert von 40 Milliarden Dollar gegenwärtig ungefähr ein Fünftel der Gesamtexporterlöse des Landes einbringen. Sie setzen dabei vor allem beim Export ihres Getreides auf die SU, ihren besten Abnehmer, nachdem die bisherigen Märkte verlorengingen. Die Wichtigkeit dieser Handelsbeziehung unterstreichen die regen Besuche des amerikanischen Landwirtschaftministeriums in der SU, mit Minister John Block. Das importierte Futtergetreide wird an das Vieh verfüttert. Dadurch konnte der Viehbestand der Sowjetunion trotz des bestehenden Mangels an Anbaugebieten für Futtermittel kontinuierlich vergrößert werden. Die erhöhte Fleischproduktion der SU wird durch das billige Futtergetreide der Amerikaner ermöglicht.

Auch das Fleischvieh der Bundesrepublik kennt in seinen Stallsilos nicht die weiten Weiden von Texas, auf denen der Mais wächst. Der deutsche Viehbestand für die ständig steigende Fleischversorgung der Bevölkerung würde ohne den Import von Mais aus den USA zugrunde gehen. Die Abnahme der Futtermittel ist durch langjährige Selbstverpflichtungen seitens der BRD gesichert.

Die SU möchte wie alle Staaten internationalen Handel treiben. Nur kriegsorientierte Völker wie einst Deutschland unter Hitler strebten Autarkie, insbesondere Selbstversorgung im Lebensmittelbereich, an. Handel zu treiben, auch mit Nahrungsmitteln, sollte für ein Industrieland nicht als diskriminierend angesehen werden. Welchen Sinn hätte Überproduktion, z. B. der Vereinigten Staaten oder von Plantageländern mit Monokulturen, wenn die Abnehmer dieser Produkte verächtlich gemacht werden.

Wenn der Sowjetunion die Maisimporte zur Verfütterung an die Rinder verwehrt werden, wird sie das Angebot an Fleisch einschränken oder sich unabhängig machen müssen. Dies würde die hochverschuldeten Farmer in den Vereinigten Staaten am empfindlichsten treffen. Bereits jetzt ersteigern eine Handvoll US-Konzerne auf den alltäglichen Auktionen wertvolles Land zu Spottpreisen, die die Konkursschulden bei weitem nicht dekken. Die Farmer waren 1984 mit nicht weniger als 215 Milliarden Dollar höher verschuldet als Brasilien und Mexiko zusammengenommen. Es herrscht ein regelrechter nationaler Notstand.

Lange Zeit schienen die USA für Jahrhunderte konkurrenzlos an der Spitze der Produktion der wichtigsten Agrar- und Industriegüter zu stehen. Seit dem Zweiten Weltkrieg hat die UdSSR durch außerordentliche Leistungen zu den führenden Industrienationen aufgeschlossen. Auch bei der Getreideernte von Weizen, Roggen, Gerste, Hafer steht sie heute jeweils unbestritten an der ersten Stelle der Weltproduktion.

Angesichts dieser Tatsache erscheint es unverständlich, warum die westlichen Medien lapidar behaupten, die Wirtschaft der Sowjetunion habe vollkommen versagt. Es gehört schon viel Unkenntnis und böser Wille dazu, die in der Geschichte einmaligen Erfolge im Auf- und Ausbau auch ihres internationalen Handels zu ignorieren.

»There is an iron curtain across Europe«, sagte St. Vincent Troubridge, und Winston Churchill wies auf die Teilung Europas hin: »From Stettin in The Baltic to Trieste in Adriatic – an iron curtain has descended across the continent« – (The Oxford Dictionary of Quotations, London 1953). Dieses Schlagwort wurde in der Nazipropaganda gerne benützt (Goebbels in: »Das Reich« vom 26. Februar 1945).

Der sogenannte Eiserne Vorhang, der mitten in Europa den Westen vom Osten trennt, scheint für den Westen ein willkommenes Alibi zu sein, sich von dem Geschehen im Osten abzuschließen und von der dortigen Wirtschaft nur verzerrte Informationen zu verbreiten. Dadurch wird die bestehende Unwissenheit über das sowjetische System konserviert. Die SU versucht den durch Embargos und Wirtschaftsbeschränkungen künstlich aufgebauten »Eisernen Vorhang« mit Handels- und Kulturbeziehungen zu durchbrechen und nicht als autarkes und weltfremdes »Monstrum« zu erscheinen. Sie versucht Beziehungen aufzunehmen, wo immer der Westen eine Bereitschaft signalisiert, ohne z. B. die eingegangenen Lieferverpflichtungen zur politischen Erpressung zu benutzen.

Was die Sowjetrepubliken anstreben, ist Welthandel und beständiger Frieden, um ihre eigenen Leistungen ernten zu können. Sie wollen und brauchen keine Abschottung nach außen und keine Ausplünderungen oder Eroberungen anderer Länder.

Von vielen Reisenden, die sich das erstemal in den Osten wagen, wird alles, vom Teelöffel bis zur »Iliouchine« oder zur »TU 144« skeptisch und jeder Sowjetrusse argwöhnisch als KGB*-Mann betrachtet. Alle aus dem »überlegenen« Westen mitgebrachten Vorurteile und Vorverurteilungen werden als verbindliche Richtlinien bei der Beurteilung des Gastlandes zugrunde gelegt. Es gilt der simple Grundsatz, daß alles, was von unseren Normen abweicht, schlecht, falsch und hoffnungslos rückständig ist. Die SU erscheint den meisten als zurückgebliebenes Entwicklungsland, ohne Kultur, Recht, Wissen und Moral.

* KGB = seit 1953 Komitee für Staatssicherheit beim Ministerrat

Für jeden Westeuropäer sind Waren mit der Aufschrift »made in Japan« oder »Made in Germany« etc. in der ganzen Welt selbstverständlich. In Rußland dagegen ist der Hinweis auf ein nichtrussisches Herstellungsland für Westtouristen der Beweis dafür, daß die große Sowjetunion nicht einmal Tassen oder Löffel selbst herstellen kann. Handel zu treiben erscheint ihnen bei der SU als Ausdruck des Nicht-Könnens. Es ist eigenartig, daß gerade diese Beckmesser aus Ländern kommen, die selbst den größten Anteil am Im- und Export der Welt haben. Die BRD importiert aus Japan, den USA und der ganzen Welt, auch aus der SU und der DDR Uhren, Fotoapparate, Rechner, TV-Geräte, Textilien, Lederwaren, Keramiken etc. Niemand denkt deshalb, daß die Deutschen diese Produkte nicht selbst herstellen könnten und besonders rückständig seien, da sie Waren aus dem Ausland beziehen. Ebenso ist es für die UdSSR nicht sinnvoll, alles – von der Stecknadel bis zum Auto – selbst zu produzieren.

Arbeitseffektivität

»Ein Amerikaner leistet soviel wie vier Russen.« Mit diesem statistischen Vergleich beweist der Westen, daß die freie Wirtschaft der Planwirtschaft weit überlegen ist. Wenn wir nachdenken, merken wir, daß selbst dieses so einleuchtende Argument nicht haltbar ist.

1. Ein Arzt oder Lehrer kann als effektiver angesehen werden, wenn er eine größere Zahl Patienten behandelt oder mehr Kinder unterrichtet. Das würde bedeuten, daß ein Lehrer für 30 Kinder effektiver ist als ein Lehrer für nur 15 Kinder. Die SU verfügt insgesamt über mehr Lehrer, die pro Schulklasse weniger Kinder unterrichten. Legt man den herkömmlichen Effektivitätsbegriff zugrunde, wäre ein solches Bildungssystem hoffnungslos unrentabel. Sowohl Pädagogen als auch Eltern wissen jedoch am besten, daß diese »Milchmädchenrechnung« nicht stimmt, denn je geringer die Anzahl der Kinder in einer Klasse ist, um so intensiver kann der Lehrer den einzelnen Schüler betreuen. Sein Einsatz ist also im Verhältnis zum »Ertrag«, viele Schüler gut ausgebildet zu haben, effektiv.

2. Sucht man aus einigen Bautrupps die kräftigsten Arbeiter heraus, dann ist in der neugebildeten Gruppe die Arbeitsleistung pro Mann wesentlich höher als in Bautrupps, in denen alle ohne Ansehen ihrer Körperkräfte mitarbeiten.

Um kostengünstig zu arbeiten, sucht sich der Privatunternehmer die für ihn wertvollsten Kräfte aus und hat keine Fürsorgepflicht gegenüber denen, die er nicht einstellt. Der soziale Staat muß dagegen seine Aufgabe darin sehen, allen Arbeitswilligen Arbeit anzubieten und die weniger Qualifizierten nicht auszuschließen. Dazu ist die Sowjetunion auch nach ihrer Verfassung gesetzlich verpflichtet. Diese soziale Verantwortung des Staates in ein Verhältnis zu der statistisch errechneten Effektivität pro Arbeitseinheit zu setzen, sollte ernstlich niemand befürworten. Die Konsequenz einer ungehemmten privatwirtschaftlichen Effektivitätsrechnung lautet: Arbeitslose und Hungernde lohnen sich für die Betriebe.

Der Westen läßt Millionen Arbeiter nicht arbeiten und behauptet dann, die Arbeitsleistung pro tätigen Arbeiter ist effektiver als in der SU, die dauerhafte Vollbeschäftigung garantiert. Nach Artikel 40 der Verfassung der SU haben alle

> »... Bürger ... das Recht auf Arbeit, das heißt das Recht auf garantierte Beschäftigung ... einschließlich des Rechts auf die Wahl des Berufs, der Art der Beschäftigung und einer Arbeit entsprechend ihrer Veranlagung, ihren Fähigkeiten, ihrer Berufsausbildung und ihrem Bildungsstand ...«

3. Solange die Babuschka (= Oma) an Stelle einer Reinigungsmaschine, Spülmaschine etc. mitarbeitet und keine Maschine für sie eingesetzt werden muß, ist natürlich die Arbeitsleistung der Babuschka für den Betrieb wenig effektiv. In der gesamten »sowjetischen Arbeitsfamilie« ist die Babuschka aber eine wertvolle und geachtete Mitarbeiterin, die nicht verdrängt werden soll. Im Westen denkt man weniger an den Menschen, sondern an die Unkosten und die Leistungseinheiten, die kostengünstig sein müssen, um Profit zu erbringen.

Wenn Menschen in einem durchrationalisierten, d. h. »arbeitssparenden« Produktionsprozeß von Maschinen verdrängt werden, so kann man die Produktion als effektiver bezeichnen, aber dieser Vorgang führt nicht unbedingt zu höherer Lebensqualität. Das Lebewesen Mensch wird zum Anhängsel der Maschine degradiert, und auch das Tier wird in der landwirtschaftlichen Produktion zur Maschine, z. B. Hühner zu Legemaschinen usw.

Die neuen Maschinen, die die Arbeit erleichtern und die Produktion vergrößern und dadurch Quellen des Reichtums sein könnten, verwandeln sich bei uns zu Quellen der Not und Armut für Millionen Menschen unserer Gesellschaft.

Bei dem Überangebot an Arbeitnehmern müßten wir uns die Frage stellen, ob es gesamtwirtschaftlich nicht sinnreicher wäre, die Arbeiter in ihrer bisherigen traditionellen Produktionsweise weiterzubeschäftigen, obwohl rationellere Fertigungsmethoden zur Verfügung stehen. In solchen Fällen würde der Wettbewerbsmechanismus nicht die bestmöglichste Erfüllung der ökonomischen Zielsetzung gewährleisten.

»Man hat sich aber in der Abwehr marxistischer Strömungen in der Bundesrepublik immer weniger Gedanken darüber gemacht, wo die Schwächen unserer Wirtschaftsordnung liegen.«
(Professor Walter Kerber, Institut für Gesellschaftspolitik, München)

Es ist bezeichnend, daß jede Kritik an unserer »heiligen marktwirtschaftlichen Ordnung«, die zum Dogma unseres Wirtschaftssystems wurde, politisch verketzert wird. Nach Professor Kerber müßte das »Gemeinwohl« als wesentlicher Bestandteil in den Katalog der Unternehmensziele einbezogen werden.

4. Weder Arbeitslosigkeit noch Arbeitshetze oder die Jagd nach Geld ist menschlich gesund und wünschenswert, aber sicher kapitalistisch effektiv. Das weiß jeder Akkordarbeiter und jeder Unternehmer, die das Geld als ein höchst erstrebenswertes Gut ansehen und ihre Gesundheit im Streß des Gelderwerbs aufs Spiel setzen.

Die kapitalistische Industrie bürdet die Lasten des verbrauchten Arbeiters der Allgemeinheit auf, den Krankenkassen, Berufsgenossenschaften, Rentenkassen, die der Arbeiter mitfinanzieren muß, und nennt seinen Betrieb dann effektiv. In der SU müssen die Betriebe ihre Arbeitsbedingungen über das bei uns bekannte Maß hinaus sozialattraktiv gestalten. Sie sorgen neben den Gewerkschaften für Wohnung, Kinderbetreuung, Ferien- und Dienstleistungen usw.

Der niederländische Elektrokonzern Philips hat 1983/84 alle Wissenschaftler und Techniker seines Forschungszentrums Redhill bei London, die älter als 49 Jahre waren, entlassen. Für den Betrieb waren sie zu alt und zu teuer. Philips stellt nur junge Universitätsabgänger ein, deren Gehälter wesentlich niedriger sind. Natürlich arbeitet die Firma jetzt kostengünstiger, d. h. effektiver.

Hitachi stellte im Dezember '84 den Antrag, alle Mitarbeiter seiner walisischen Fernsehgerätefabrik entlassen zu dürfen, die älter als 35 Jahre waren. Begründung: Sie sind in der Arbeit zu langsam, neigen zu Krankheiten, haben bereits schlechte Augen und wehren sich gegen betriebliche Umstellungen. Die unbrauchbaren »älteren Menschen« werden ausgebootet, der Allgemeinheit »zur Verfügung« gestellt, und der Konzern arbeitet profitabler und effektiver.

Die Firmen, die sich in unserem Wirtschaftssystem um die Ausgestoßenen nicht zu kümmern brauchen, arbeiten billiger und gewinnbringender.

5. Wie wir z. B. in der Holzindustrie (→Holzreichtum) gesehen haben, wird den Fabriken der SU die kostspielige Aufforstung für den Kahlschlag gesetzlich vorgeschrieben. In der UdSSR sind die sozialen Aufgaben und der Umweltschutz in weit höherem Maße als bei uns vom Verursacher wahrzunehmen. Das reicht von der Kinderbetreuung in der Industrie bis zur Schadstoffbeseitigung. Durch diese soziale und ökologische Einstellung, Verpflichtung und Fürsorge sind die Betriebe vergleichsweise uneffektiv. Die Beseitigung des Abfalls, den die Fabriken hervorbringen, verbrauchte Schmieröle, Einwegflaschen, Gase oder Gifte, die in den nächsten Fluß, ins Meer oder in die Luft abgeleitet werden, Lärmbelästigungen usw. bürden die westlichen Firmen der Allgemeinheit auf, ohne die von ihnen verursachten Unkosten selbst zu tragen, und arbeiten damit wesentlich effektiver.

6. Die Wirtschaft der SU lebt kaum von Krediten und Schulden oder auf Kosten der Ersparnisse anderer Länder. Sie ist mit

ihren Investitionen sparsamer, krisenfester, und die Erneuerung des Maschinenparks und der Fortschritt der Produktion etc. vollzieht sich daher schleppender.

Alle diese Tatsachen dürfen aber nicht darüber hinwegtäuschen, daß die Effektivität der Wirtschaft der Sowjetunion wesentlich gesteigert werden kann. So ist die gesamte Wirtschaft technisch neu zu konstruieren, und die Produktionsmittel sind auf den letzten Stand der Technik zu bringen. Die wissenschaftlich-technischen Errungenschaften müssen, wie es das neue Programm des XXVII. Parteitags der KPdSU und der neue Fünfjahresplan vorsehen, in den Produktionsapparat übernommen werden. Das gilt für die Industrie, im Dienstleistungsbereich, bis zum täglichen Leben, so daß das gesamte Arbeitsleben technisch revolutioniert und straffer organisiert werden muß. Mit der beschleunigten Indienststellung der geplanten technologischen Neuerungen kann die Arbeitsproduktivität wesentlich angehoben werden. Die sowjetische Wirtschaft hat durch die jahrelange Minderleistung der bestehenden Anlagen gegenüber dem erreichbaren Soll ein gesellschaftliches Arbeitsklima geschaffen, das weniger auf Leistung und Verbesserung der Produktion bedacht ist als auf die einseitige Ausnutzung der sozialen Errungenschaften zugunsten der Werktätigen. Dadurch ist die Arbeitsmoral beträchtlich gesunken. Auf Grund dessen sind in der sowjetischen Wirtschaft einerseits erhebliche Leistungsreserven im Arbeitsprozeß vorhanden und andererseits in der Modernisierung des Maschinenparks und der Arbeitsmethoden, die zu einer wesentlichen Erhöhung der Produktionsmenge und der technischen Qualitätsverbesserung aktiviert werden können. Neuinvestitionen für die bestehende Wirtschaft sind in allen Industrienationen eine Notwendigkeit, um den technisch-wirtschaftlichen Fortschritt in die Praxis umzusetzen. Alle Industrienationen machen mit neu entwickelten Techniken und der Elektronik eine neue Investitionsphase durch. Dieser Vorgang wurde in der SU unverhältnismäßig lange hinausgezögert, und die Produktion konnte ständig nur mittels aufwendiger Neubauten erhöht werden.

Wie überall ist die Produktions- und Arbeitsweise auch in der SU ständig neu zu überdenken und neu zu strukturieren. Der

Sozialismus hat keine Patentrezepte zur Lösung der vielen anstehenden Probleme gefunden, die für immer und überall gelten müßten. Laufend muß verbessert und reformiert werden. Alles unterliegt einem fortschreitenden Entwicklungsprozeß. Das Wirtschaften folgt keinem Dogma, sondern entwickelt sich nach dem Grundsatz des dialektisch wirkenden »trial und error«, Versuch, Irrtum und Erfolg. In der Sowjetunion werden Fehler und auftretende Mängel in aller Öffentlichkeit scharf kritisiert und diskutiert. Dieses Vorgehen steht im Widerspruch zu unserer These, die Sowjetunion sei eine Diktatur. Selbstkritik ist aber auch nicht unbedingt Ausdruck der Krise eines Systems, sondern ein wichtiger Hinweis, Fehlkalkulationen und menschliches Versagen schnellstmöglich abzustellen. Das bedeutet kein Aufgeben der Planwirtschaft oder das Eingeständnis ihrer Unwirksamkeit. Es beweist aber, daß Planwirtschaft keinem starren Glaubenssatz folgt, sondern sich wechselnden Bedingungen und Möglichkeiten anpassen muß. Zur Weiterentwicklung benötigt die Wirtschaft in der Sowjetunion Kritik und Modifizierung. Dem auf dem XXVII. Parteitag deutlichgemachten Fehlverhalten stehen im Westen Pleiten, Konkurse, Entlassungen, subventionierte Lagerhalden, unverkäufliche Ware etc. gegenüber, mit denen wir seit vielen Jahrzehnten leben.

Wenn die SU aber für alle sichtbar effektiv arbeitet, z. B. die Fünfjahrespläne übererfüllt, oder die BAM, die Pipelines und die vielen Großbauten trotz des Wirtschaftsembargos des Westens selbständig und vorfristig fertigstellt, so heißt es im Westen: Hier müssen Strafbataillone, Häftlinge und politisch Verfolgte Zwangsarbeit geleistet haben, da bei den klimatischen Verhältnissen in Sibirien die Fertigstellung in so kurzer Zeit als unmöglich angesehen wird. Die Straflager, die es einst unter den Zaren und unter Stalin gab, von Solschenizyn im »Archipel Gulag« beschrieben, werden in der westlichen Öffentlichkeit lautstark als Beweis für die Existenz von aus Strafgefangenen bestehenden Arbeitskolonnen noch in der heutigen SU zitiert. Damit soll ein unbestreitbarer Erfolg der sowjetischen Wirtschaft, der von den Großbauten eindrucksvoll dokumentiert wird, zumindest politisch-moralisch abgewertet werden.

Niemand wird die Leistungen der BRD in Zusammenhang

bringen mit Konzentrationslagern und Zwangsarbeitsbataillonen einer früheren Zeit. Die Verhältnisse in der heutigen Sowjetunion werden aber von uns stets mit denen des ausgehenden 19. und der ersten Hälfte des 20. Jahrhunderts identifiziert, obwohl inzwischen viele Jahrzehnte der Entwicklung vergangen sind und die Nachkriegswirtschaft Stalins von einer modernen und fortschrittlichen Verfassung und Arbeitsgesetzgebung, die mit jeder sozialen Gesetzgebung der Welt konkurrieren kann, ersetzt wurde und sich die Verhältnisse weitgehend normalisiert haben.

Es hat noch nie ein Land der Erde gegeben, das in einer Generation so effektiv ein riesiges Territorium über zwei Kontinente, trotz Krieg, Interventionen, Diffamierungen, Handelsbeschränkungen und weltweitem Haß, von einem rückständigen, armen Bauernstaat zu einer Weltmacht mit einem neuen Wirtschaftssystem und einer neuen gesellschaftlichen Ordnung entwickelt hat, wie die Union der sozialistischen Sowjetrepubliken.

Schlangestehen

In all den Jahrzehnten seit der Revolution traten in der Sowjetunion in der Produktion und der Verteilung der Waren immer wieder Mangelerscheinungen auf. Es gibt viele Engpässe, auch in der Versorgung der Bevölkerung mit Nahrungsmitteln. Obwohl das Land ausreichend Lebensmittel produziert und bei Getreide, Eiern, Milch, Butter etc. an der Spitze der Welt liegt, treten in den einzelnen Regionen und Städten immer wieder Verknappungen auf.

Das ist zu einem großen Teil bedingt durch die Weiträumigkeit des Landes und die darauf zurückzuführenden Transportschwierigkeiten. Während wir im Süden ein riesiges Angebot an Gemüsen, Obst, Eiern usw. feststellen, ist gleichzeitig im Norden, z. B. in Omsk oder Leningrad, ein Mangel an Obst anzutreffen, oder in Kiew sind Eier knapp. Die Schienenkapazität ist beschränkt, und die Güterwagen auf den Strecken nach dem Norden sind überlastet, ebenso der Laderaum der Flugzeuge. Es wird kaum ein anderer Wirtschaftszweig in der Sowjetunion so massiv kritisiert wie das Transportwesen.

Wie wir aus der Geschichte wissen, gab es in Rußland zu allen Zeiten chronische Engpässe im Eisenbahnwesen, und solche bestehen auch heute noch. Die Schienenlänge ist auf 143 000 Kilometer angewachsen. Das sind elf Prozent des Weltnetzes, auf das die Hälfte des gesamten Güterumschlags entfällt. Die Sowjetunion befördert das Dreifache der USA, sowohl an Nettotonnennutzlast als auch an Passagieren pro Kilometer. Mit dem unverhältnismäßig großen Personenverkehr und Güteraufkommen des sich rasch entwickelnden Industrielandes konnte das bestehende Streckennetz und »rollende Material« nicht Schritt halten. Das SU-Eisenbahnmaterial wird gegenüber den europäischen Industrieländern acht- bis zehnmal so intensiv genutzt. Dementsprechend hoch ist der Verschleiß. Die Modernisierung der gesamten Eisenbahnindustrie, die Reparaturen und die Einführung von EDV-Anlagen wurden immer wieder zugunsten bedeutender und spektakulärer Neubauten hinausgeschoben, obwohl der Bau der BAM für die Entwicklung Sibiriens und damit der ganzen UdSSR von entscheidender Bedeutung ist.

Mit der Transsib und der BAM und ihren Nebenstrecken und insbesondere durch die Beförderung vieler Rohstoffe in den Pipelines hat sich jedoch die Sowjetunion ein großes Transportpotential geschaffen, so daß nunmehr der Ausbau und die technische Modernisierung des gesamten Eisenbahnnetzes verstärkt in Angriff genommen werden kann.

Die SU ist ein ausgedehntes zentralkontinentales Territorium, ohne Häfen an den Weltmeeren außer weit im Osten am Stillen Ozean und den wenigen Häfen im Westen an der Ostsee, während sie im Norden durch das Eismeer und im Süden durch Wüsten und Gebirge weitgehend abgeschlossen ist. Wir kennen die Schwierigkeiten z. B. der Welthungerhilfe mit ihren Transporten nach Zentralafrika, die die aufgestapelten Lebensmittel lediglich mit teurer Flugfracht einfliegen konnte. Die Verteilung der Nahrungsmittel scheiterte immer wieder auch an den mangelnden Beförderungsmöglichkeiten.

Warenverknappung in der Sowjetunion ist auch auf den Ausschluß vom Welthandel und auf eine Preisgestaltung zurückzuführen, die nicht den Kosten der Ware entspricht, sondern vom Staat reguliert wird. Als Folge der Subventionierung der Lebensmittel hatten z. B. Kleinbauern das billig erhältliche Brot an ihre Schweine verfüttert, anstatt die teuren, nicht mit öffentlichen Geldern unterstützten Futtermittel zu kaufen.

Sicher liegt beim »Schlangestehen« eine Unzulänglichkeit der Organisation und Verteilung vor und immer auch eine Mißachtung der den Menschen zur Verfügung stehenden Freizeit. »Schlangen« oder Mangelerscheinungen dürfen nicht gerechtfertigt werden, die angeführten Gründe sollen die Mängel nur verständlich machen.

Überall in der Sowjetunion, sogar im fernen Sibirien, werden von den Touristen und Medien Käuferschlangen ausfindig gemacht und als Indiz für den allseitigen Gütermangel in einer realsozialistischen Gesellschaft verwendet. »Nicht einmal genügend Farbe gibt es beim Kommunisten, sogar dafür müssen sich hier die Menschen anstellen.« Solche oder ähnliche Argumentationen kann man Berichten aus der SU immer wieder entnehmen.

Der Preis der Waren ermittelt sich nicht aus Angebot und Nachfrage, sondern wird zum großen Teil unter Kosten festgesetzt, damit nicht die Preishöhe des Verbrauchsgutes die Käufer selektiert. Der Preis bewirkt keinen automatisch wirksamen Ausgleich zwischen Angebotsmenge und Nachfragewünschen. Das gilt für alle lebenswichtigen Güter, von der Miete bis zum Brot, vom Kinoplatz bis zur Flugkarte. Dafür muß der Konsument in Kauf nehmen, daß Waren und Dienstleistungen immer wieder nicht ausreichend verteilt werden können bzw. zur Verfügung stehen. Wir kennen ähnliche Zustände aus eigener Erfahrung beim Anstehen für subventionierte Theater- und Opernkarten, für billige »Weihnachtsbutter« usw. In der Region Krasnodar sind in den Vergnügungsparks der früheren Kosakensiedlungen und heutigen Kolchosen Fahrten mit dem Riesenrad oder der Schiffschaukel kostenlos. Natürlich bilden sich davor immer wieder lange Menschenschlangen, insbesondere von Jugendlichen. Je teurer ein Gut aber angeboten wird, um so geringer die Nachfrage, und je niedriger der Preis, um so länger die Schlange, dies gilt vor allem für billige Waren hoher Qualität.

Für wirklich knappe Luxusgegenstände bilden sich auch in

der Sowjetunion keine Schlangen, da diese Preise Angebot und Nachfrage entsprechen. Es handelt sich meist um hochwertige Waren, wie sie in den Beriozkaläden (beriozk = Birke = Holzschnitzerei, Andenkenladen), die in der ganzen Sowjetunion zu finden sind, angeboten werden. Sie können von jedermann gekauft werden, sofern er über die notwendigen Rubel oder Devisen verfügt.

Ursache für die meisten »Schlangen« sind zu billige und verbilligte Waren, die ohne Gewinn abgegeben werden, wie bei uns echte Sonderverkäufe. Häufig werden transportgeschädigte Produkte, z. B. eingedrückte Blechdosen oder Kartons verschiedensten Inhalts, direkt vom Lastwagen aus für wenige Kopeken verkauft.

In Moskau gibt es täglich irgend etwas günstig zu kaufen, seien es Zuteilungen von Restposten, die aus der regulären Verteilung genommen wurden, beschädigte Waren, Auslaufmodelle, leicht verderbliche Waren, Gemüse, Früchte usw. Die Menschen freuen sich, billig einzukaufen, und manche wissen wirklich nicht, was sie am Ende der Schlange erhalten. Sicher ist, daß die Waren günstig sind und sich das Anstehen lohnt.

In vielen Fällen fehlt es bei Käuferschlangen in den Kaufhäusern und Gaststätten der Sowjetunion nicht unbedingt an Waren, sondern hauptsächlich an Arbeitskräften. So ergibt sich zwangsläufig ein Anstehen, je nach der Organisation an der Kasse (der Käufer muß erst die Ware bezahlen und kann mit dem Bon die Ware bei der Verkäuferin aussuchen und erhalten), beim Abwiegen, Abmessen, Verpacken usw.

Bemerkenswert ist ein Prozeß in der Rostower Korruptionsaffäre in der SU gegen den Verwaltungschef für Handel der Stadt Rostow und den Leiter der Betriebskaufstelle im Traktorenwerk »Rostselmasch« am Don. Die beiden und weitere 76 Angeklagte hatten in der Versorgung einen »künstlichen Mangel« erzeugt, »gute Butter abgezweigt«, die für Krankenhäuser vorgesehen war und »statt Fleisch Knochen« verkauft, nach der Methode: »... Wir teilen ›Rostselmasch‹ 44 Tonnen Fleisch zu und du wirst dann 2200 Rubel abkassieren. Die eine Hälfte bringst du mir, die andere gehört dir ...« So wurden von den Hauptangeklagten insgesamt 220.000 Rb Bestechungsgelder ergaunert. Die für den

Handel verantwortlichen Funktionäre in Moskau erklärten dazu, daß gerade der Handel »entschlossen von unehrenhaften Leuten gesäubert« werden müsse, damit es nicht »ständig irgend etwas nicht gibt« (SZ, Nr. 31, vom 6.2.1986).

Obwohl diese Korruptionssummen für die Sowjetunion sensationell sind und bis zur Todesstrafe geahndet werden, stehen sie in keinem Verhältnis zu den sehr vielen Korruptionen, Bestechungen und Steuerhinterziehungen in Millionenhöhe in den westlichen Ländern, von der BRD über die USA bis nach Japan.

Bei sparsamem Wirtschaften und bei auftretenden Verknappungen kommen die Menschen in Versuchung, Mangelerscheinungen zu ihrem persönlichen Vorteil auszunützen. Gerade wenn das Regulativ des Preises in der Wirtschaft fehlt, vollzieht sich der Warenaustausch nicht reibungslos. Da kein entsprechendes Regelsystem anstelle der ungewünschten Marktbeziehungen, die auf Profitbasis und privater Kapitalwirtschaft beruhen, aufgebaut wurde, scheinen Engpässe unvermeidlich. In einem planenden und wirtschaftlich sparsam arbeitenden System treten im Gegensatz zu einer Überfluß produzierenden Gesellschaft immer leicht quantitative und qualitative Mängel auf. Trotzdem liegt es am Käufer selbst, Unzulänglichkeiten und Knappheit nicht einfach hinzunehmen. Am 23. Oktober 1985 veröffentlichte z. B. AP:

> »Zeitweise kein Brot gab es in zwei Kaufhallen in Ostberlin. Die DDR-Konsumgesellschaft wurde deshalb mit einer Wirtschaftsstrafe von 10.000 Mark belegt.«

Eine angebliche Verknappung von Lebensmitteln stellt nicht unbedingt einen Warenmangel dar, sondern eine Nachlässigkeit, die sicher auch systembedingte Ursachen hat.

»Schlangestehen« darf aber auch nicht, wie in Großbritannien nach dem Krieg, beschönigend als »Disziplin der Bürger« betrachtet werden.

Sind die Mieten gleichbleibend billig, so ergeben sich Wartelisten, da das Wohnungsangebot nicht identisch ist mit der bestehenden großen Nachfrage. Auch unsere Wohnungsmieten richten sich nicht allein nach Angebot und Nachfrage, sondern müssen sozial erträglich sein. In der Sowjetunion widerspricht es der sozialen Grundeinstellung, mittels Preissteigerung einen Teil der Bevölkerung vom Wettbewerb um das Produktionsgut auszuschließen. Im Westen dagegen werden durch Preiserhöhungen die ärmeren Kaufinteressenten ausgeschlossen. Die Auslagen der Geschäfte spiegeln die Nachfrage der zahlungsfähigen Kunden wider und sind dementsprechend attraktiv.

In der SU sind die Preise kein Instrument der Wirtschafts- und Sozialpolitik. Um eine wirksame Rechnungsführung und Steuerung der Produkte zu ermöglichen, ist es erforderlich, das bisherige Preisgefüge umzugestalten. Die Preise müßten eine größere Flexibilität erhalten und vor allem die Gebrauchseigenschaften der Waren, die Effektivität der Herstellung der Erzeugnisse, die gesellschaftlichen und sozialen Erfordernisse und die Nachfrage berücksichtigen.

Es gibt in der Sowjetunion auch Menschenschlangen vor Verkaufsständen, wenn Waren, z. B. Jeans, angeboten werden, die aus Importen stammen und selten sind. Solche Mangelerscheinungen sind die Folge der Handelsembargos und der aus ihnen resultierenden ständigen Devisenknappheit sowie der Durchführung der Industrialisierung der Sowjetunion und des kostspieligen Ausbaus Sibiriens, wofür alle verfügbaren Devisen verwendet werden. Sind z. B. westliche Jeans im Osten bekannt geworden und in Mode gekommen, so setzt dort fast schlagartig eine Millionennachfrage ein. Die Fabriken in der Sowjetunion sind gar nicht in der Lage, dem Trend in diesem Ausmaß nachzukommen. In den Kaufhäusern der Großstädte werden zwar Tausende dieser modernen Kleidungsstücke angeboten, aber es bilden sich trotzdem noch lange Schlangen vor den Häusern, da die Produktion der riesigen Nachfrage nicht standhält und Importware – vor allem mit der Herstellungsmarke – bei Jugendlichen, ebenso wie bei uns, beliebt ist. Es werden deshalb »Wartenummern« ausgegeben, um den Kundenandrang zu bewältigen. Diese »Organisationsform« gibt es auch in den Wartezimmern der Bundesrepublik in Krankenhäusern, staatlichen Dienststellen, Banken, in Arztpraxen etc..

Im Westen leben wir mit schnell wechselnden Modetrends, trotzdem sind die vielen Verkaufsläden mit Waren vollgefüllt, selbst wenn hin und wieder eine bestimmte Marke nicht greifbar ist. Im Westen stellen nicht nur die EG und die USA z. B. Jeans her, sondern die Billiglohnländer von Korea bis Zypern arbeiten fleißig an der Produktion dieser Textilien. Die geringe Lohnhöhe ist mit ein Grund, warum Jeans hier billiger hergestellt werden können als im Ostblock.

In den westlichen Industrienationen gehören Schlangen vor den wenigen mit Personal besetzten Kassen im Supermarkt, trotz Millionen Arbeitsloser, zum »Feierabendvergnügen« der arbeitenden Bevölkerung. Weitere Schlangen bilden sich bei uns, z. B. von Arbeitslosen vor den Arbeitsämtern oder in Chicago vor den Suppen- und Wärmestuben. Ebenso in den Einwohnermeldeämtern, Ausländerämtern, den Ämtern für Arbeitsgenehmigung, bei der Post etc., überall, wo zu wenige Schalter besetzt sind.

In der SU dagegen haben die Ämter bis 20 Uhr geöffnet, die Kaufhäuser bis 21 Uhr, in einigen Republiken bis Mitternacht. Arbeitslose gibt es keine, das letzte Arbeitsamt wurde im Jahre 1930 geschlossen.

Planwirtschaft im Alltag

In der SU fehlen immer wieder Ersatz- und Einzelteile, und viele Bauvorhaben können nicht fertiggestellt und Produktionsprozesse nicht zu Ende geführt werden. Oft mangelt es an Beschlägen, ein riesiger Kran kann nicht bedient werden, da das Zugseil für die Laufkatze gerissen ist, es fehlt an Kleinmaterial, Werkzeugen. Die Zeitpläne können nicht eingehalten werden usw. Wir lachen über die bürokratische Verteilung, schlechte Organisation, über das schwerfällige und unmögliche Wirtschaftssystem. Trotzdem wurden mit Hilfe der Planwirtschaft die riesigsten Bauvorhaben in kurzer Zeit verwirklicht.

Die Planwirtschaft steht im Gegensatz zu unserer sogenannten freien Marktwirtschaft, in der Gütererzeugung und Verbrauch entsprechend Angebot und Nachfrage den Entscheidungen des einzelnen und seinen wirtschaftlichen Organisationen überlassen ist. In der sozialen Marktwirtschaft soll mit der Wettbewerbsordnung der Konkurrenzkampf geregelt und Verzerrungen durch die Monopole ausgeschlossen werden. Die ganze Wirtschaftspolitik ist auf Wachstum ausgerichtet. In der Praxis ist sie von Gewinnstreben und Überproduktion gekennzeichnet. Jeder westliche Unternehmer versucht möglichst viel herzustellen und mittels Werbung umzusetzen, um seinen Gewinn zu erhöhen. Wir können gar nicht alles verbrauchen, was im Überfluß angeboten wird. An dem Überangebot, den Wegwerfprodukten, den riesigen Vorratslagern seiner Großabnehmer verdient der Produzent. Jeder kennt die subventionierten Butter- und Getreideberge, die Milchseen, die Vernichtung von zu billigem Obst oder anderer Agrarprodukte, die Kohlehalden, die rostenden Schiffe, die nicht abgesetzt werden können, die konjunktur- und konkurrenzbedingten Lagerbestände und Heere von Arbeitslosen. Das sind Konsequenzen einer »freien« und teilweise durch öffentliche Mittel gestützten und verzerrten Marktwirtschaft.

Absatzkrisen, Pleiten, Konkurse, Vergleiche, Skandale, Korruption und Bestechung sind ebenfalls Bestandteile unseres Wirtschaftssystems, bei dem letztlich die Kleinen die Schulden der Großen bezahlen. Die verursachte Arbeitslosigkeit, die in die Millionen geht, wird bis zu einem gewissen Grad als Normalität der freien Marktwirtschaft angesehen. In den Marktwirtschaftsländern besteht eine offiziell angegebene Arbeitslosigkeit von weit über 30 Millionen, in der Dritten Welt rund 500 Millionen, wie das internationale Arbeitsamt in Genf (Francis Blanchard) am 9.9.1985 bekanntgab. Das kapitalistische Wirtschaftssystem mit seinen vielen Imponderabilien, seiner labilen Marktlage und seinem nicht mehr funktionierenden Angebot- und Nachfragesystem lebt seit seinem Bestehen ständig mit zirkulären Krisen. Dieses System, zunächst entwickelt auf einem überschaubaren »Markt«, kann bei dem Bevölkerungsanstieg, dem ausgeweiteten Katalog der Bedürfnisse, den unterschiedlichen Zoll- und Devisenvorschriften, den Geldschwankungen, dem Effekten- und Rohstoffhandel an den Börsen und den ungeheuren Spekulationsgewinnen nicht mehr wirksam sein. Die »Anarchie der kapitalistischen Produktionsweise« des antiquierten Wirtschaftens verspricht auch für die Zukunft keine längerfristige Abhilfe. Die Verschwendung an Material, Umwelt, Arbeitskraft ist gigantisch.

Diese Entwicklung steht im Gegensatz zu den Erkenntnissen der auf die freie Marktwirtschaft eingeschworenen Nationalökonomen, wie z. B. des Nobelpreisträgers für Wirtschaftswissenschaften von 1974, Professor Friedrich August Hayek, oder des unter vielen anderen an vielen Universitäten der USA lehrenden Professors Joseph M. Bochenski, der in seinen zahlreichen Vorlesungen im Rundfunk 1973 überzeugt behauptete, daß »Krisen und Arbeitslosigkeit in Verbindung mit dem Kapitalismus« endgültig der Vergangenheit angehören (vgl. »Marxismus Leninismus, Wissenschaft oder Glaube«, J. M. Bodenski).

Die Marktwirtschaft ist bei uns zum unfehlbaren Dogma geworden, an dem nicht gerüttelt werden darf. Sie ist das Aushängeschild für Überangebot und Konsummentalität.

In der Realität gibt es eine wirklich freie Marktwirtschaft bei uns schon lange nicht mehr. Gerade in den Zusammenschlüssen der Konzerne und Wirtschaftsverbände wird nichts mehr dem Zufall oder dem freien Spiel der Kräfte überlassen. Von der Herstellung bis zum Absatz wird alles geplant. Jedes größere Vorhaben wird heute von den Managern der Konzerne gründlich und exakt bis ins Detail vorbereitet und bis zum Konsumentenpreis vorher festgelegt.

Die von General Motors in Verbindung mit IBM entwickelte Manufacturing Automation Protocol (MAP) kann von der Marktwirtschaft direkt zur Planwirtschaft führen. Die allmächtigen Manager dirigieren die Informationsflut und setzen die Planung durch. Der Rest der Angestellten ist »ein Heer von ausführenden Sklaven« ohne Eigenverantwortung. Neben dieser fast totalen Kommunikation besteht bei MAP ein automatisch ablaufendes Produktionssystem. Eine »Anordnungsschiene« der Serienfertigung stellt das her, was geplant wurde, und die selbsttätig wirkende Verkaufsapparatur verkauft die Ware zum vorweg festgesetzten Preis. Durch den Einsatz der Computer und der Kybernetik wird der Verbrauch von der Herstellung bis zum Konsum erfaßt und konsequent geplant, so daß die frühere Marktfunktion entfällt und einer Computeranalyse weicht. Mit MAP wird ein von äußeren Faktoren unbeeinflußbares und menschlichen Stimmungen entrücktes Lösungssystem vorbereitet. Mit der immer allumfassenderen Kybernetik werden die Bestände, Kapazitäten, Verwaltungs- und Steuerungssysteme entwickelt, um Auftragsschwankungen, Produktionsunterbrechungen, Qualitätsprobleme und Mängel des Logistiksystems aufzufangen.

Von all den Sorgen und Problemen der Marktwirtschaft und ihren Auswüchsen ist die SU nicht betroffen. Es ist selbstverständlich, daß bei einer Planwirtschaft, die versucht sparsam zu arbeiten, Engpässe vorkommen. Jeder Auftraggeber, der aus wirtschaftlichen Gründen nur das Notwendigste bereitstellt, muß hin und wieder einen auftretenden Mangel an Arbeitskräften und Material hinnehmen. Bauplanungen und Terminabsprachen sind in jedem System, vor allem bei angespannter Wirtschaftslage, schwer zu koordinieren. Viele Bauvorhaben auch in der sogenannten »freien« Wirtschaft werden nur geplant, halb ausgeführt, bleiben in den Anfängen stecken oder werden nach ihrer Fertigstellung nicht mehr in Betrieb genommen. Jedes Jahr hören wir von Bauskandalen und Fehlplanungen, wie z. B. Neue Heimat, Ohu-Bauten, AKH-Krach in Österreich, Streit um Zwentendorf und viele andere. Gerichtlich erfaßte Vergleichs- und Konkursverfahren stiegen in der BRD 1985 auf die gigantische Zahl von 19000. 14000 insolvente Firmen mußten für immer schließen. Das ist ein Pleitenrekordergebnis innerhalb eines Jahres, der Beweis von Fehlkalkulationen, Verschwendung von Arbeit und Material trotz oder gerade wegen der Marktwirtschaft.

Die meisten der großen Bauvorhaben in der SU werden vorterminlich fertiggestellt, ähnlich unseren U-Bahn-Bauten mit den routinierten Planungsstäben des Staates oder der Städte.

Kann es als Versagen eines Wirtschaftssystems bezeichnet werden, wenn seine Industrien ohne Rückschläge ständig weiter ausgebaut werden und seine Produktion ohne Flauten und Einschränkungen stetig steigt? Obwohl zur Zeit des wirtschaftlichen Ausbaus Sibiriens die ausgedehnten Investitionen dort noch keinen Gewinn abwerfen, verbessert der Staat kontinuierlich seine Sozialleistungen und erhöht sukzessive die Löhne, wie es die Verfassung der Sowjetunion garantiert. Gleichzeitig bietet der Staat die Grundnahrungsmittel, Personenbeförderung, Mieten und Bildung fast zum Nullpreis an. Die U-Bahn kostet seit Inbetriebnahme in allen Städten und auf allen Strekken konstant fünf Kopeken. Ebenso blieben die Preise für Bus, Eisenbahn usw. seit Jahrzehnten nahezu unverändert niedrig.

Die UdSSR kennt keine Krisen und keine Inflation. Jeder einzelne, besonders die Jugend, kann ohne Sorge in die Zukunft sehen mit der Gewißheit, morgen für ihr Geld mehr zu haben als heute. Der Westen wäre froh, wenn sein so begehrtes industrielles »Wachstum« vergleichbare Fortschritte ohne die vielen Krisen, inflatorischen Abwertungen und Rückschläge erzielen könnte.

Das statistisch berechnete Bruttosozialprodukt (BSP) ist nicht identisch mit dem gesellschaftlichen Gesamtprodukt der SU oder ihrem Nationaleinkommen. Eine internationale Normierung des Kostenschemas für eine volkswirtschaftliche Gesamtrechnung wird erst mit dem Standardsystem der OECD (Organisation für Wirtschaftliche Zusammenarbeit und Entwicklung der westlichen Industrieländer) für westliche Länder angestrebt. In unseren Statistiken wird das BSP in Dollar angegeben, und die Werte der UdSSR werden ebenfalls nach Dollar eingesetzt, was, allein durch die Dollarschwankungen und die unterschiedliche Wertfestsetzung, eine objektive Berechnung erschwert. Vergleiche zwischen den Lebensstandards sind insbesondere deshalb so schwierig, da zu den verhältnismäßig niedrigen monatlichen Entlohnungen von durchschnittlich 190 Rubel beträchtliche örtliche und arbeitsabhängige Zuschläge hinzukommen. In der Sowjetunion sind außerdem noch die vom Konsumtionsfonds finanzierten Vergünstigungen für alle Bürger zu berücksichtigen. Nach einer statistischen Berechnung handelte es sich hierbei 1985 um einen Betrag von ungefähr 530 Rubel pro Kopf der Bevölkerung. Der Bevölkerung war es möglich, beträchtliche Sparguthaben anzusammeln, und sie verfügt heute über eine ansehnliche Kaufkraft.

Nach der westlichen Statistik wächst der Reichtum pro Kopf der Bevölkerung jährlich an. Das sagt aber nichts über die Höhe des tatsächlichen Wohlstands des einzelnen Bürgers aus. Wenn z. B. 15 von der Statistik erfaßte und ausgewiesene Milliardäre der USA ihr Vermögen um beträchtliche Milliarden steigern und Millionen Arbeitslose im gleichen Jahr kein »Vermögen« ansammeln konnten, so weist die Statistik trotzdem ein gestiegenes Durchschnittseinkommen »pro Kopf der Bevölkerung« nach. Das Vermögen dieser Milliardäre ergibt statistisch gesehen für jeden arbeitslosen Amerikaner ohne jedes Einkommen ein fiktives Mehr von annähernd 16.000 Dollar. In der Sowjetunion dagegen, in der es keine Millionäre, geschweige denn Milliardäre gibt, erhöht sich tatsächlich das Vermögen jedes einzelnen, wenn sich das Volksvermögen erhöht.

Sparsames, planendes Wirtschaften ist sicher für ein Land gesünder, ökologischer und ökonomischer als unser aufgeblähtes Wirtschaftssystem mit all seinen chaotischen Folgen für die Betroffenen. Vergeudung von Material, Arbeitskraft, Zeit, Fehlplanungen und Krisen, hervorgerufen durch Mangel an Marktorientiertheit, durch neue über den Bedarf hinaus produzierende Konkurrenzunternehmungen, durch Devisenschwankungen, Dollarverfall bzw. -anstieg, und durch politische Umorientierungen und Stagnationen durch Importe des Großhandels, auf die der Einzelunternehmer keinerlei Einfluß hat und sie auch nicht voraussehen kann.

Wann hat eine Wirtschaft wirklich versagt, bei 20, 30 oder 40 Millionen Arbeitslosen? Der Westen hat ein Heer von Arbeitswilligen, die keinen Arbeitsplatz finden können. Hinzuzuzählen sind noch die Kurzarbeiter, alle diejenigen, die nicht mehr registriert werden, Frauen und Jugendliche, die noch keinen Anspruch auf Arbeitslosengeld erworben haben, Heere von Fremdarbeitern, die abgeschoben werden, da sie ohne Arbeit sind. Hat nicht unser Wirtschaftssystem für all diese Menschen versagt?

Aber wir haben ein probates Ablenkungsmittel: den Osten mit seiner angeblich so katastrophalen Wirtschaft und seiner ungeheuren militärischen Bedrohung. Bei allen auftretenden Schwierigkeiten oder vor jeder Wahl hatte bereits Adenauer immer wieder stereotyp und mit allem Ernst im Hinblick auf den Osten darauf hingewiesen: »Die Lage war noch nie so ernst wie heute.«

Als Schlußfolgerung kann man sagen, daß bei der gewinnorientierten Wirtschaft die Marktwirtschaft mit ihren Regulatoren von Angebot und Nachfrage Grundpfeiler des Systems ist. Andererseits können bei einer nicht auf Profit ausgerichteten Wirtschaft Angebot und Nachfrage keine treibenden Kräfte sein, die die Wirtschaft leiten können.

Ohne eine echte Geldwirtschaft in unserem Sinne bildet die Planwirtschaft die Alternative des dortigen Systems, das heißt, Planwirtschaft oder Marktwirtschaft hängen ab von der Profitorientierung und sind für beide Systeme die jeweilige folgerichtige und notwendige Grundlage. Trotzdem können und müssen beide nebeneinander wirken.

Systembedingter Konsumverzicht

Wenn wir über die SU von heute sprechen, dann müssen wir auch auf den Konsum eingehen. Hier besteht zu unserem Verkaufsangebot eine ganz erhebliche Diskrepanz. Nach unserer Meinung sollte ein sozialistisches Land seinen Mitbürgern den höchstmöglichen Konsum zuteil werden lassen. Andererseits gibt es bei uns bereits Bewegungen, die gegen den hemmungslosen Konsum, gegen Umweltverschmutzung und Ausbeutung der Natur etc. angehen.

Wir im Westen leben in einer profitorientierten Gesellschaft. Eine Menge überflüssiger Waren wird produziert, die durch eine hochstilisierte Werbung in uns ein Prestigegefühl hervorrufen sollen, um zum Kauf dieser Produkte anzureizen. Jeder Unternehmer versucht durch die Bereitstellung und den Absatz von Gütern und Dienstleistungen den höchstmöglichen Profit zu erzielen. Ein anderes Ziel verfolgt er nicht. Das ist der Sinn unseres Wirtschaftens, dafür wird Reklame und Manipulation eingesetzt. Jede Zeitung versucht mit dem gleichen Prinzip ihre Ware ›Nachricht‹ zu verkaufen, mit Sensationen und Balkenüberschriften auf sich aufmerksam zu machen, um ihre Auflagen zu erhöhen.

Die Ware ist zum Fetisch unserer Gesellschaft geworden. Wir leben für unseren Konsum, den wir uns unter Streß erarbeiten. Diese Anspannungen machen uns krank und rufen eine psychische Konsummanie hervor. Wir entwickeln eine Unsumme von Waschmitteln, Zahnpasten und Produkten aller Art, um zu verkaufen, was Gewinne bringt und wofür der Käufer angestrengt arbeitet. Der Konsum dieser vielen Dinge wird ihm dann zum Sinn seines Lebens.

Die Profite der Unternehmer werden wieder wirtschaftlich günstig angelegt, und dadurch können sich die Konzerne ständig auf Kosten anderer ausdehnen, die von ihnen verdrängt oder aufgekauft werden. Gewinne erzwingen letztlich immer Expansionen. Das ist das Prinzip unserer Geldwirtschaft. Die Konzerne investieren ihre Gelder dort, wo sie den höchsten Gewinn versprechen. Mit dem Geld, das die Konzerne einnehmen, bestimmen sie Wirtschaft und Politik. Sind ihren Expansionen nationale Grenzen gesetzt und haben sie genügend Kapital angehäuft, so stoßen sie in Billigrohstoff- und Billiglohnländer vor, um weitere und bessere Profite machen zu können.

Die Mutterstaaten der Konzerne fördern mit ihren Auslandsvertretungen, ihrer militärischen Macht und ihrem Ansehen den wirtschaftlichen Aufstieg ihrer eigenen Unternehmungen in den fremden Ländern. Sie bieten ihnen jeden möglichen Schutz. Je stärker ihre Schutzmacht, um so wirkungsvoller kann auch der Einsatz für ihre Konzerne sein. Die Konzerne florieren, die Gastländer nicht. Die Trusts errichten ihre Zweigbetriebe und Tochtergesellschaften in Ländern, in denen sie extrem niedrige Arbeitslöhne bezahlen. Das Lohnniveau ist zum größten Teil um 80 bis 90 Prozent unter dem der US-Stammunternehmen. Dadurch ist die Profitrate vier- bis fünfmal so hoch wie die des Mutterlandes. Es ist daher nur natürlich, daß immer mehr arbeitsintensive oder die Umwelt belastende Betriebe in die Entwicklungsländer verlagert werden. Wir hören von Katastrophen wie der Giftgasexplosion in Indien, die sich in einer Tochterfirma des US-Konzerns Union Carbide mit Tausenden Toten und Hunderten Millionen Sachwertschäden ereignet hat.

Die erzielten hohen Gewinne werden zur weiteren Ausdehnung der Multis verwendet. Die Konzerne expandieren imperial, während die Arbeitslosigkeit in ihrer Heimat anwächst. Die Entwicklungsländer geben lediglich das Umfeld für den Gewinn der Unternehmer ab.

Profit des einen geht auf Kosten des anderen. Das kennen wir von jedem Lotteriebetrieb: Tausende verlieren, damit einer gewinnt. Sichere Gewinner dabei sind der Staat und die Gesellschaft des Lotterieunternehmens oder der staatlichen Spielbanken, die die Spekulationen fördern und überwachen.

Das kapitalistische Wirtschaftssystem ist aufgebaut auf der Grundlage des Wettbewerbs und der Ellbogenfreiheit seiner Unternehmer zugunsten des eigenen Profits. Es ist aggressiv gegenüber jedem Konkurrenten. Unsere Politik, die darauf abzielt, Reichtum, Ansehen und Macht des Staates und seiner Bürger zu mehren, geht in den Fußstapfen der Wirtschaft und muß, um die eigenen Konzerne zu protegieren, ebenfalls aggressiv sein.

Alle diese Gedankengänge und Verhaltensweisen sind der sowjetischen Gesellschaft und ihren Bürgern weitgehend fremd. Eine Profitwirtschaft gibt es nicht. Konsum ist kein Lebensziel. Die SU geht mit den Schätzen und Rohstoffen ihres Landes sorgsamer um. Sie ist keine Wegwerfgesellschaft, die durch Neuproduktion und Reklame Profite erzielen möchte. Im Gegenteil. Jedes Wegwerfen wird als volkswirtschaftlicher Verlust am »Eigentum des Volkes« angesehen. Trotzdem verlangt auch dort der Kunde Qualität, und es gibt in der SU z. B. 43 Kühlschrankmodelle der einzelnen Kombinate, fast ebensoviele verschiedene Waschmaschinen, TVs etc. Der Staat ist seit einiger Zeit dazu übergegangen, »Gütesiegel« für die unterschiedlichen Produkte zu verleihen, um die Qualität seiner Waren zu steigern. Autos, die die Umwelt belasten, nahmen in der SU nicht den ersten Rang als Wunschziel des Konsums für den »Bauern- und Arbeiter«-Staat ein, da die Städte und Gemeinden dafür sorgten, daß ausreichend Massenverkehrsmittel wie Busse, U-Bahnen und sogar Hubschrauber und Flugzeuge zur Verfügung standen. Weitgehendes Verständnis für Konsumverzicht wurde durch die beispiellose Industrialisierung unter Stalin erzielt sowie durch den notwendigen Wiederaufbau des europäischen Teiles der SU nach dem Krieg und die weiteren Großinvestitionen zum Ausbau Sibiriens unter seinen Nachfolgern.

Für einen sozial ausgewogenen Staat, der sich nicht in Reiche und Arme gliedert, ist es nicht notwendig, durch auffallende

Modetrends die unterschiedliche Struktur seiner Bevölkerung zum Ausdruck zu bringen, obwohl jeder versucht, sich geschmackvoll und individuell zu kleiden.

Trotzdem dürfen wir nicht verkennen, daß die nicht am Markt orientierte Konsumproduktion gelegentlich Waren lediglich zur Planerfüllung herstellt. Diese Produkte werden in zunehmendem Maße von der Bevölkerung abgelehnt, da sie nicht gewünscht werden und nicht ihren Qualitätsanforderungen entsprechen. Durch die Trägheit und die Bürokratisierung des Wirtschaftsapparates wird am Verbraucher vorbeigeplant, und die Betriebe stellen noch immer Dinge her, die keiner mehr braucht oder will. Die Zentrale in Moskau weiß nicht so genau, was die Menschen am Ural oder in der Ukraine an Maschinen, Konsumartikeln oder Lebensmitteln benötigen. Die Detailbestimmung der Zentrale erscheint nach den Richtlinien des XXVII. Parteitags nicht mehr zeitgemäß. Die Kontrolle über die Festlegung der Ziele für die lokale Produktion soll den Planungsbehörden am jeweiligen regionalen Sitz übertragen werden, wodurch die einzelnen Gebiete für die entscheidenden Vorhaben Eigenbefugnisse erhalten.

Der geringere Konsum hat auch Nachteile, z. B. in der langsameren Modernisierung der Industrie und Wirtschaft, der Haushalte und kulturellen Einrichtungen für Schule und Studium. Die effektive Nutzung der wissenschaftlichen Erkenntnisse wird nicht optimal eingesetzt, was für eine dynamische Entwicklung und Flexibilität gegenüber den anderen Ländern entscheidend wäre. Dieses Manko wird heute weitgehend erkannt, und der neue Fünfjahresplan ist darauf abgestellt, Erkenntnisse aus den Fehlern der Vergangenheit zu berücksichtigen (→ Ausblick).

2. Die Sowjetunion und das Ausland

Reisebeschränkungen

Die BRD ist eines der führenden Welthandelsländer der Erde. Sie wird nur von den USA übertroffen, hat aber im Gegensatz zum Handelsbilanzdefizit der Vereinigten Staaten einen relativ hohen Außenhandelsüberschuß. Wenn wir von der Reisefreudigkeit der Deutschen ausgehen, so müssen wir berücksichtigen, daß die BRD den größten Devisenüberschuß aller übrigen Länder aufweist. Dadurch sind Auslandsreisen keinerlei Devisenbeschränkungen unterworfen. Im Gegenteil, die Deutsche Bundesbank ermuntert geradezu die Bundesbürger, ihre Devisen im Ausland auszugeben, um damit den hohen Überschuß zu verringern. Der deutsche Tourist trägt mit seinem Konsum im Ausland gleichzeitig dazu bei, Anerkennung als potenter Käufer bei den Gastländern hervorzurufen und die Weltgeltung Deutschlands zu festigen.

Dieser Devisenüberschuß resultiert aus der Wertschätzung deutscher Waren im Ausland und daraus, daß die BRD uneingeschränkt in alle Welt exportiert und mit allen Ländern Handel treiben darf und kann.

Die westlichen, devisenstarken Industrieländer stehen sowohl als Verkaufs- als auch als Käuferländer mit großem Abstand an der Spitze der Außenhandelspartner der BRD. Durch diesen multilateralen Handel auf Devisenbasis ist es der Bundesrepublik möglich, in den Besitz von Auslandsguthaben und ausländischen Zahlungsmitteln zu gelangen.

Nicht immer konnte Deutschland diesen freien Devisenverkehr seinen Bürgern für Auslandsreisen gewähren. Auch in den EG-Ländern gelten strenge Devisenbeschränkungen. Die Devisenausgaben ihrer reisewilligen Staatsbürger und die Importe ihrer Unternehmen sind in der Regel kontingentiert.

»Lerne deine Heimat kennen – Urlaub im eigenen Land – Verbrauche dein Geld, wo du es verdient hast«, lauten einige Parolen, um die Bürger von Auslandsreisen abzubringen. Erst Anfang 1986 konnte die französische Regierung eine Heraufsetzung der Devisenkontingente pro Person und Auslandsreise ankündigen und machte damit Auslandsreisen leichter möglich. Bei schlechter Umtauschquote der Reisedevisen werden Reisen ins Ausland von jedem einzelnen drastisch eingeschränkt, was für uns, bei der valutastarken D-Mark, seltener zutrifft.

Die hohe Verschuldung und Devisenknappheit der meisten Entwicklungsländer führte dazu, daß sie am Weltmarkt nicht auftreten können und den Tauschhandel bevorzugen müssen. Die Im- und Exportgeschäfte werden also praktisch nur im Gegengeschäft kompensiert und verrechnet, wobei kaum Devisen anfallen. Ihren Staatsbürgern können die Regierungen devisenarmer Länder keine Auslandsvaluten zur Verfügung stellen, wodurch Reisen ins Ausland unterbunden werden. Die wertvollen, aber knappen Devisenbestände unterliegen einer sehr strengen Restriktion.

Die Reisebeschränkungen in der SU gelten nicht nur für den Reiseverkehr in den Westen, sondern auch in die sozialistischen Staaten selbst, die alle in Verrechnungsabkommen untereinander stehen.

Die Vereinigten Staaten haben den Warenaustausch mit der SU, dem größten Land der Welt, auf ein Volumen gedrosselt, das dem Handel mit Finnland gleichkommt. Im Westhandel der SU steht die BRD immer noch an erster Stelle, gefolgt von Finnland, Italien und Frankreich, während die USA und England noch geringere Bedeutung haben. Nur wer Handel treibt, kann über Devisen verfügen. Die SU ist vom Welthandel aus politisch-ideologischen Gründen gegen die westlichen Devisenländer zwangsweise abgeschottet, da der Westen hofft, mit Embargos, Handelsbeschränkungen, Cocom-Listen (→ Moskau blickt nach Osten) etc. die wirtschaftlichen Erfolgsaussichten der sozialistischen Staaten wirkungsvoll zu dämpfen und dadurch auf lange Sicht auf das dortige System einwirken zu können. Andererseits kommt es der führenden westlichen Industriemacht sehr gelegen, unter dem Vorwand der mißliebigen Weltanschauung Konkurrenzländer vom Welthandel auszuschließen und selbst verstärkt zu exportieren.

Um den Devisenabfluß durch Reisen ins Ausland zu verhindern, wurde z. B. von der Knesseth, dem israelischen Parlament, in Jerusalem am 15.2.1985 beschlossen, daß alle Israelis vor jeder Auslandsreise eine Sonderabgabe von 200 Dollar zu leisten haben. Die Flugtickets wurden zusätzlich mit einer Steuer von 15 Prozent belastet. Diese Maßnahmen sollen der Reiselust der Israelis entgegenwirken, selbst wenn sie durch die Hilfe ihrer Verwandten im Ausland keine Devisen benötigen.

Der Warenexport Israels zur Erlangung von Auslandsvaluten

wird mit allen Mitteln gefördert. So besteht für Israel, was sonst keinem anderen Land der Welt zugestanden wird, Zollfreiheit für den gesamten Warenverkehr in die Vereinigten Staaten. Eine ähnliche Vereinbarung hat Israel auch mit der EG abgeschlossen. Gegenüber der SU hingegen wurde ein weitgestaffeltes westliches Handelsembargo verhängt, die Meistbegünstigungsklausel der USA gegenüber der SU aufgehoben, was den Auslandshandel der Sowjetunion erheblich erschwert. Der Devisenzufluß für die Sowjetunion wird künstlich eingeschränkt und mit allen Mitteln auf einem Minimum gehalten. Die wenigen Devisen werden von der SU für den Ankauf von für sie wertvollen technischen Einrichtungen verwendet.

In einem kapitalistischen Land wie Israel sind Steuerauflagen und Geldabgaben ein Mittel, Reisen ins Ausland zu verhindern, d. h. Reiche und Privilegierte können trotzdem reisen, die anderen nicht. Diese Regelung ist nach unserer Auffassung humaner als das Zuteilungsprinzip in den östlichen Ländern. Sozialer ist sie bestimmt nicht.

Reisebeschränkungen gibt es aus vielerlei Gründen. Sie werden von manchen Ländern ihren Bürgern auferlegt, um zum Beispiel dem »Brain Drain« (→ Operation Paperclip), dem Ausverkauf der eigenen Intelligenz entgegenzuwirken. Durch die starke Abwerbung von qualifizierten Facharbeitern und Wissenschaftlern aus Entwicklungsländern mit Hilfe des Dollars ist die Bewältigung der ökonomischen, wissenschaftlichen und technischen Probleme in den betroffenen Ländern sehr erschwert. So arbeiten vor allem Ärzte, Ingenieure, Wissenschaftler etc. außerhalb ihres Heimatlandes in den USA und Großbritannien. Über die Hälfte aller Mediziner der Vereinigten Staaten kommt aus Drittweltländern. Neben den Billigrohstoffen und den billigen Arbeitskräften »liefern« die armen Länder auch ihre Intelligenz den reichen Industrieländern.

Die ehemalige indische Ministerpräsidentin Indira Gandhi beklagte die Auswanderung der gebildeten Fachleute aus Indien. Seit vielen Jahrzehnten gehen indische Akademiker, Ärzte, Ingenieure, Wissenschaftler, die mit indischem Geld studieren konnten, ins Ausland, um ihre erworbenen Kenntnisse zu verkaufen. Die indische Bevölkerung, die dringend Ärzte benötigt, ist dadurch fast ohne medizinische Versorgung. Indische Wissenschaftler arbeiten in den Labors der USA, während Indien einen Stillstand in der Entwicklung erlitt. Mit dem Auszug der ausgebildeten Spitzenkräfte wird gleichzeitig die Erlangung und Wahrung der politischen Unabhängigkeit des Landes erschwert. »Bevor die Weißen kamen, waren wir ein reiches und geachtetes Kulturvolk, heute sind wir ein Entwicklungsland«, beklagte Frau Gandhi. Ähnliche Abwanderung ihrer Intelligenz erleben alle Entwicklungsländer.

Die unterschiedlichen Einkommensverhältnisse im Westen mögen manchen Sowjetbürger dazu verleiten, dort sein Glück zu versuchen und zu Reichtum zu gelangen. Dies kann nur für diejenigen gelten, die über Wissen und Spezialkenntnisse verfügen, die in der Welt gefragt sind. Die Masse der Bevölkerung wird von diesen Verheißungen kaum zu einer Übersiedlung motiviert werden.

Sozialistische Staaten verhindern Grenzübertritte, da die auf Staatskosten ausgebildeten Akademiker und Facharbeiter aus politischen oder sonstigen Gründen in für sie lukratives Ausland überwechseln und dort bald gut dotierte Stellungen einnehmen können, wodurch ihre Kenntnisse und ihr Wirken dem Heimatland verlorengehen. Fluktuationen von Bevölkerungsschichten sind nicht allein politisch bedingt, sondern erfolgen meist aus wirtschaftlichen Gründen. Geld, Konsum, Ansehen sind Magneten, die Menschen aller Rassen und Weltanschauungen anziehen. Es erscheint nicht sinnvoll, Sportler, Künstler, Akademiker, Wissenschaftler oder Geheimnisträger auszubilden, um sie dann an Übersee zu verlieren. Kein verantwortlicher Staat kann zusehen, wenn seine Reichtümer oder seine Intelligenz ins Ausland abwandern und das eigene Land dadurch materiell verarmt und geistig verödet.

Reiseerschwerungen ins Ausland erfolgen unter verschiedensten Voraussetzungen und sind meist wirtschaftlich bedingt. So haben z. B. amerikanische Behörden, wie der ADAC Anfang März 1986 mitteilte, Einreisen mit dem eigenen PKW so gut wie unmöglich gemacht. Dies wurde ohne größere Restriktion bewerkstelligt. Die US-Zollbehörden verlangen lediglich für alle im Ausland zugelassenen Wagen eine Barkaution. Diese Garantiesumme beläuft sich einschließlich der Zollgebühren auf das Dreifache des Neuwertes des Autos. Außerdem werden noch spezielle Haftpflichtversicherungen für die USA verlangt. Die Vereinigten Staaten sprechen kein Verbot aus, zwingen aber den Bürger mit untragbaren Kosten und Gebühren, sich der vom Staat vertretenen Politik zu beugen. Der Machtanspruch vieler demokratischer Staaten auf verschiedenste individuelle Entscheidungen wird durch entsprechende Geldauflagen erzwungen.

Die Sowjetunion erstreckt sich über zwei Kontinente und ermöglicht Reisen seiner Bürger von der Arktis bis zum Pamir und von der Küste Japans, der Mongolei bis nach Leningrad und den Wüsten des Südens. Die Mongolen, Usbeken, Georgier, Armenier, Sibirier usw. sehnen sich nicht so sehr nach den Weltmetropolen Paris oder London, die nach dem Zweiten Weltkrieg viel Glanz und Einfluß eingebüßt haben, sondern ihr großer Reisewunsch führt sie zum Kreml in der Landesmetropole Moskau, die viele Tausende Kilometer von ihrer engeren Heimat entfernt ist und in der die von ihnen aufgestellten Abgeordneten für die Sowjetunion und die eigene Republik arbeiten. Wir dürfen nicht glauben, daß die Reisewünsche der Sowjetbürger mit den unseren identisch sind. Die sehr hohen Preise im Westen für Nahrungs- und Verkehrsmittel, Unterkunft usw. können nicht den Wunsch aufkommen lassen, in diese Länder zu reisen. Auch wir wählen größtenteils unser Urlaubsziel nach den Preisen des jeweiligen Ferienlandes. Außerdem sind Flugreisen über Hunderte von Kilometern innerhalb der SU für alle Passagiere billig und eventuell zu vergleichen mit Taxitarifen innerhalb einer westdeutschen Großstadt.

Die SU hat auch kein Interesse daran, ihren Bürgern den goldenen Westen als Schaufenster des Konsumparadieses vor Augen zu führen. Ohne die notwendigen Valutamittel wird die Ohnmacht des verhinderten Konsumenten deutlich, und Aggressionen gegen die bestehenden konträren Verhältnisse werden geweckt.

Die Einreise- und Zollbestimmungen unterscheiden sich nicht wesentlich von den Bestimmungen anderer Länder. Die Abwicklung erfolgt zügig, und die Beamten sind meist freundlich und wie überall kaum beeinflußbar. Es ist müßig, sich Gedanken darüber zu machen, weshalb in diesen oder jenen Staat zum Beispiel keine Lebensmittel, nicht einmal Proviant oder Obst eingeführt werden dürfen wie in die USA, keine Tiere oder sogenannte Rauschgifte, keine Zahlungsmittel des Besuchslandes oder begrenzte Mengen Devisen, Zigaretten, Kaffee, Butter usw. oder Zeitschriften und Rubel in die Sowjetunion – die Bestimmungen jedes Landes müssen fraglos eingehalten werden. Andernfalls hat man ein schlechtes Gewissen und läuft Gefahr, bestraft zu werden. Wenn der Rubel zu einem lächerlich billigen Schwarzmarktpreis im Ausland angeboten wird, der den international festgelegten Wechselkursen widerspricht, so ist es verständlich, daß die Sowjetunion besonders darauf achtet, daß dieser »Billigrubel« nicht ihr Land überschwemmt.

Billiglohnländer
Der reiche Westen

Die SU hat keine Billigarbeits- oder Rohstoffländer. Sie muß jede Arbeitsstunde in der ganzen UdSSR gleich teuer bezahlen. Das Lohngefälle der reichen Industrievölker zu den Dritt- und Viert-Weltländern, die für den Westen arbeiten, ist eines der Geheimnisse des Reichtums der kapitalistischen Länder.

Als Ende der sechziger Jahre der Einzelhändler der BRD z. B. Korbsessel in Lichtenfels oder Coburg, den Zentren des deutschen Korbmacherhandwerks, einkaufte, kostete ein Sessel um die 100,– DM. Findige Geschäftsleute versuchten diese Modelle im Osten billiger herstellen zu lassen. Die Sessel, nach Modellen und Wünschen der BRD gefertigt, kosteten damals mit Material und Arbeitslohn im östlichen Ausland den unvorstellbaren Spottpreis von fünf D-Mark. Ganze Familien mit ihren Kindern arbeiteten für den Billig-Transfer dieser Waren nach Deutschland.

Bei einem Verkauf in der BRD wurde für den importierten Sessel, der mit dem Korbstuhl in Lichtenfels identisch war, ein Preis von ca. 60,– DM verlangt. Die Stühle konnten reißend abgesetzt werden. Statt stückweise wurden sie nun waggonweise umgesetzt. Güterzüge mit Korbwaren fuhren in die Bundesrepublik. Die Gewinne der Händler waren dementsprechend hoch. Die Handwerksbetriebe um Lichtenfels konnten mit der billigen Auslandsware nicht konkurrieren, und ein Betrieb nach dem anderen mußte schließen. Die Gewinne für die Importeure waren aber so hoch und reizvoll, daß sie auf den Kollaps der deutschen Korbhandwerker keine Rücksicht nahmen. Das Grundprinzip des Wirtschaftens heißt billig einkaufen, um selbst den höchsten Profit zu erwirtschaften; ethische Normen haben in der Gewinn- und Verlustrechnung der Unternehmer keinen Platz.

Die Weidenflächen für die Korbwaren im Osten wurden regelrecht abgegrast. Von Jugoslawien gingen die deutschen Unternehmer nach Polen, Ungarn, immer wieder in ein anderes Land, um zu Niedrigstpreisen einzukaufen und den Importstrom der Waren auszuweiten und zu sichern. Heute sind die Händler in den Billiglohnländern Asiens gelandet, und die Waren werden auf Containern in die BRD verschifft. Die früheren Handwerker in Deutschland wurden arbeitslos, ehemalige Handwerksmeister wurden zu Händlern. Die Waren, die heute aus Lichtenfels, den ehemaligen deutschen Korbhandwerksbetrieben kommen, sind Handelsware, »Made in Asia«. – Das gleiche gilt für fast alle Konsumwaren. Durch diese Suche nach billigem Handelsgut setzte das Sterben vieler deutscher Industrien und Handwerksbetriebe ein, und als Folge davon wuchs die Arbeitslosigkeit. Die kapitalstarken Handelsunternehmungen, die Großunternehmen und Konzerne konnten ihre Gewinne erhöhen und den deutschen Markt mit ihren Billigexporten überschwemmen, zum Vorteil des Konsumenten. Der Konsum wurde weit über den Bedarf hinaus ausgedehnt, und unvermeidliche Absatzstockungen führten zu neuen Krisen.

In Asien werden Hemden für eine DM, Maßseidenhemden für 15 DM angefertigt, die in unseren Geschäften dann für das Vielfache verkauft werden.

Von den Waren, die in der BRD im Einzelhandel verkauft werden, sind 45 Prozent importierte Güter, die wesentlich billiger hergestellt werden als bei uns. Die untersten Preisklassen werden bestimmt von den Einfuhren aus der Dritten Welt. Diese setzen sich zusammen aus:

Importe aus der Dritten Welt

Artikel	Prozent
Damenoberbekleidung	46
Haushaltswaren	55
Rundfunk-TV-Geräte	70
Sport und Camping	77
preiswerte Kinderbekleidung	100
preiswerte elektr. Haushaltsgeräte	100

Für diese Artikel lohnt sich die Herstellung in der BRD nicht mehr.

Fällt der Dollarkurs, dann werden diese Waren für uns noch billiger. Die Importe dieser Warengruppen aus Japan sind fast vollständig eingestellt worden, da alles aus den zur Zeit am billigsten produzierenden Ländern wie Korea, Taiwan, Philippinen, Hongkong-China, Malaysia, Thailand etc. bezogen wird.

Millionen Billigarbeitskräfte, die Armen der Welt, und deren billige Rohstoffe stehen dem Westen zur Verfügung. In Indonesien und Thailand arbeiten schmächtige Näherinnen, fast Kinder, die Nacht hindurch. Die Arbeiterinnen schlafen in Wechselschicht neben der Nähmaschine auf dem Bretterboden, eine neben der anderen, während in Manchester mit der billigen Importware Rekordgewinne erzielt werden. Bei diesen Importen dreht sich alles um den billigsten Preis, soziale Probleme berühren den Aufkäufer nicht. Vielleicht denkt er an die eigenen Kinder, an die Kinder in Asien denkt er nicht.

Die UdSSR hat keine ehemaligen Kolonialvölker oder Billiglohn- und Rohstoffländer, die sie für sich arbeiten lassen könnte. Dieses Wirtschaften entspricht auch nicht ihrer Auffassung. Die Sowjetunion zahlt ihren Arbeitern im europäischen Teil des Landes den gleichen Arbeitslohn je Stunde wie in Ostsibirien oder im Fernen Osten. Auf Grund der klimatischen Erschwernisse östlich des Ural werden dort sogar noch beträchtliche Zuschläge bezahlt. Die Preise der Konsumwaren sind zwar stabil, aber kostenmäßig teurer als unsere Handelsware aus den

Billiglohnländern Asiens. Die UdSSR kann nur durch die Ausschaltung des Zwischenhandels, durch die planmäßige Erfassung und Verteilung ihrer Produkte und durch die Verhinderung einer Profitwirtschaft innerhalb ihres Wirtschaftssystems konkurrieren.

Wenn der Westen den Asiaten den gleichen Arbeitslohn zahlen müßte wie seinen heimischen Arbeitern mit all den sozialen Sicherungen, würde der Billigkonsum und die sich darauf gründende Profitausweitung der Unternehmen und unser Warenreichtum bald zusammenbrechen. Allerdings hätten wir dann auch kein Heer von Arbeitslosen.

X. Ausblick

Verspätete technische Innovationen

Die SU hat sich seit der Revolution gegen den Widerstand der ganzen Welt zu einer großen unabhängigen Weltmacht entfaltet. Ihre Wirtschaft entwickelt sich kontinuierlich aufwärts und hat eine ausgeglichene, sich ständig verbessernde Sozialstruktur. Nach der Voraussage der ECE, der UNO-Wirtschaftskommission für Europa, kann für Osteuropa und die Sowjetunion in den kommenden 15 Jahren, einer Zeitspanne, für die Wissenschaftler noch glauben, Voraussagen treffen zu können, ein wirtschaftlicher »Boom« erwartet werden. Diese Feststellung wurde bereits Mitte 1985 getroffen, also vor dem Parteitag 1986, der ebenfalls für die kommenden 15 Jahre einen wirtschaftlichen Aufschwung voraussagt, der dem aller bisherigen Jahre gleichkommen soll, d. h. das Nationaleinkommen soll dabei fast verdoppelt werden, ebenfalls das Produktionspotential.

Es kann jedoch nicht übersehen werden, daß die SU insbesondere in den letzten Jahren Anpassungsschwierigkeiten an die allgemeine Wirtschaftsentwicklung hatte. In den vergangenen Jahrzehnten hat sie nicht gelernt, einen Mechanismus zu entwickeln, der die Produktion rückständiger Waren ausmustert und Betriebsorganisationen verändert. Die Eigeninitiative der Betriebe wurde nicht gefördert, die den Einbau moderner wissenschaftlich-technischer Apparate, Geräte, Maschinen automatisch erzwungen hätte, um damit eine erhöhte Effektivität der bestehenden Produktion zu erzielen. Die sowjetische Wirtschaft hat in allen Zweigen stets auf teuren Neubau und quantitative Ausweitung der bestehenden Anlagen gesetzt, statt ihre vorhandene Produktionskapazität qualitativ zu erneuern. Die extensiv ausgerichtete Wirtschaft orientierte sich darauf, in herkömmlicher Weise ständig zusätzliche Arbeitskräfte und neue materielle Ressourcen für die Produktionsausweitung einzubeziehen. Dadurch verringerte sich insgesamt die Arbeitsproduktivität und die Effektivität der Industrien. Trotz der riesigen Ressourcen entstanden durch die verstärkte Neubautätigkeit immer wieder Mängel, und die Produktionsziele wurden nicht mehr erreicht. Rationalisierung hätte in der Sowjetunion dem bestehenden Arbeitskräftemangel wirkungsvoll entgegengearbeitet.

Die technische Umstellung gelang nur äußerst langsam, gegen den Widerstand alteingesessener Funktionäre, die den bisherigen Planungsmethoden und Vorschriften, dem ideologisch fest verwurzelten und festgefahrenen Traditionsverhalten verhaftet sind. Dies beruhte auf dem dogmatischen Glauben an die einmal stattgefundene Revolution und dem geschichtsbewußten Festhalten an den Lehren der vergangenen Epoche und ihrer Bürokratie.

Mit den eigenen Erfolgen im Zweiten Weltkrieg, der weltpolitischen Entspannung und dem schnellen Wiederaufbau fühlte sich die Führung stark genug, den bisherigen Leistungsdruck, der seit 1917 über dem Land und seiner arbeitenden Bevölkerung lag, zu lockern und sich einem wohlgefälligen Schlendrian hinzugeben.

Die Arbeit wurde zu einer sozialen Begegnung von Menschen. Die Pausen, Beginn und Ende der Arbeitszeit wurden den persönlichen Wünschen der Produzierenden mehr und mehr angepaßt. Soziale Gesichtspunkte wurden in den Vordergrund gestellt, die vom einzelnen entsprechend ausgeweitet wurden. Disziplin, Ordnung und Verantwortungsbewußtsein ließen nach. Das unumstößliche Prinzip der sozialistischen Wirtschaft, daß Planerfüllung das Gesetz des Wirtschaftslebens sei, hatte keine politische Bedeutung mehr. Es bestand nicht mehr der vordringliche Wunsch irgendeine Norm zu erfüllen, sondern man arbeitete in der angenehmen Gesellschaft unter Gleichen. Dementsprechend verlangsamte sich im letzten Jahrzehnt der stürmische Produktionsanstieg früherer Jahre. Nicht nur die Produktionshöhe litt, sondern vor allem auch die Qualität. So wurden die Auflagen eines Fünfjahresplans nicht mehr erfüllt, obwohl insgesamt das Nationaleinkommen in den letzten fünf Jahren noch um weitere 17 Prozent und die Industrieproduktion insgesamt um 20 Prozent steigen konnten. Doch wichtige Sektoren wie das Bauwesen, die Kohle-, Erdöl-, Walzgut- und Maschinenproduktion und die ganze Konsumgüterindustrie etc. blieben vor allem qualitativ hinter den Planzielen zurück.

Unter dem äußeren politischen Druck, dem Zusammenbruch der Entspannung, der Hochrüstungspolitik, der Akutgefahr eines Atomkrieges hat die Sowjetunion ihr bereits antiquiertes, bürokratisch verkrustetes System »der alten Männer« ausgewechselt und führt eine wirtschaftliche Umstellung größten Ausmaßes durch. In der Zeit akuter Gefahren will sie sich nicht mehr damit begnügen, eine zweitrangige Stellung in der Welt einzunehmen. Mit Hilfe der neuen Wissenschaft und Technik hofft sie, auf allen wirtschaftlichen, sozialen, rechtlichen und die Macht entscheidenden Gebieten an der Spitze der Welt zu stehen und ein Beispiel der Leistungsfähigkeit des Kommunismus zu geben.

Der bereits unter Breschnew um sich greifende »konservative und dogmatische Geist«, der im Widerspruch zum dialektischen Denken stand, wird von der neuen Führung der Sowjetunion scharf gebrandmarkt. Die seit Andropow angedeuteten Reformen gehen in eine technisch-wissenschaftliche Revolution Gorbatschows über. Die überalterte Hierarchie der Sowjetführung tritt ab, um einer Generation, die den Krieg nicht mehr aktiv mitgemacht hat, Platz zu machen.

Anders als ein amerikanischer Präsident, der nach seiner Wahl mit Hunderten von loyalen Parteifreunden ins Weiße Haus einzieht und alle Schlüsselpositionen seiner Administration neu besetzt, hat der Generalsekretär des ZK der KPdSU die Kader seines Vorgängers zu übernehmen. Er ist zunächst darauf angewiesen, mit dem festgefügten Erbe einer vorhergehenden Generation zu arbeiten. Trotzdem ist es Gorbatschow in wenigen Monaten gelungen, ohne erkennbare Erschütterung die größte Umbesetzung und Erneuerung der gesamten Struktur in der nachstalinistischen Ära durchzuführen.

Es besteht kein Zweifel daran, daß die SU mit dem Jahre 1986 den Weg einer tiefgreifenden Umgestaltung ihrer Wirtschaft und ihres Systems mit all seinen gesellschaftlichen Beziehungen antritt. Die späte Erkenntnis der Realität und ihrer notwendigen Veränderung, die sich bereits 1983 andeutete, wirkt mit der Eile und Präsenz, die nunmehr geboten sind, revolutionär. Sie bedeutet aber deshalb keine Abwendung oder Abweichung von der Planwirtschaft, sondern eine qualitative Weiterentwicklung

der ökonomischen Basis mit Hilfe modernster Produktivkräfte in neuen und fortschrittlicheren Produktionsverhältnissen. Dies soll erreicht werden durch möglichst viel Selbständigkeit der Arbeitenden, die durch eigene Gestaltung und Diskussion mit der Leitung die sozialökonomischen notwendigen Neuerungen und Beschlüsse durchsetzen. Sie sollen autonom verantwortlich sein für den Arbeitsrhythmus, die zeitliche Erfüllung der eingegangenen Verpflichtungen, die Qualität der Produktion und die Sparsamkeit im Betrieb hinsichtlich Zeit, Material und Kosten. Der Aussonderung veralteter Methoden und der Einführung einer ökonomisch modernen Technik kommt dabei größte Bedeutung zu. Die wirtschaftlichen Verbesserungen der Gesamtgesellschaft und damit des einzelnen Arbeiters sollen intensiviert werden, und der Werktätige soll vom ausführenden Objekt zum selbständig denkenden und verantwortlichen Subjekt werden. Es wird versucht, den einzelnen mit Hilfe der verfassungsmäßigen Rechte in die Lage zu versetzen, die staatlichen Organe einer direkten Kontrolle durch das Volk zu unterziehen und »die strikte Einhaltung der sowjetischen Gesetze durch alle Amtspersonen und Bürger« zu gewährleisten. (Referat von Michail Gorbatschow vom 12.12.1984 auf der wissenschaftlichen Unionskonferenz in Moskau.)
Der Fortschritt soll nicht allein durch evolutionäre Vervollkommnung der bisherigen Technologien erfolgen, sondern revolutionär überholte Methoden beseitigen, die der Entwicklung im Wege stehen, um eine größtmögliche Effektivität in kürzester Zeit zu erreichen. Dies ist auch innenpolitisch notwendig, um die wachsende kaufkräftige Nachfrage nach hochwertigen und vielfältigen Waren befriedigen und großangelegte soziale und wirtschaftliche Aufgaben lösen zu können. Neben der vordringlichen Sicherung der ausgedehnten Grenzen des Landes soll auch das wissenschaftliche und technische Spitzenniveau der Welt erreicht werden. Die Devise heißt: Tempo, Beschleunigung.

Vernachlässigung von Investitionen für die Industrieanlagen konnten wir in den Jahren nach dem Zweiten Weltkrieg bis in die siebziger Jahre besonders in Großbritannien feststellen. Dadurch sank die Konkurrenzfähigkeit der Industrieproduktion.

In der BRD wurde nach 1945 die wissenschaftliche Forschung auf vielen Gebieten ungenügend gefördert, wodurch die Wissenschaftler nach Übersee abwanderten und die führende technische Position auf vielen Gebieten verlorenging. Sie mußte teilweise an die USA und Japan abgetreten werden. Die neuentwikkelte Elektronik mit ihrem gesamten Anwendungsbereich zwingt uns heute, mit großem Kapitaleinsatz den Anschluß an das Weltniveau zu erarbeiten.
In der Sowjetunion kam zur Stagnation des Einsatzes von moderner High-Tech die Jagd nach importierter Technologie hinzu, was die eigenen wissenschaftlichen Entwicklungsinstitute weiter zurückwarf. Je mehr technische Ausrüstung auf einfache Weise im Ausland erworben werden konnte, um so mehr wurde die eigene Entwicklung vernachlässigt, und die Wissenschaftler und Techniker resignierten bei auftauchenden Schwierigkeiten und schauten sich im Westen um. Diese Art der internationalen »Arbeitsteilung« bestärkte die SU, sich nicht um eigene Produkte zu bemühen und ließ den Wert der Grundlagenforschung in den Hintergrund treten. Dank Reagans Embargopolitik für technisch-wissenschaftliche Produkte ist nun die Sowjetunion gezwungen und herausgefordert, ihr wissenschaftliches Potential zu aktivieren.

Trotz der vielen Erfindungen und maschinellen Verbesserungen, die in der Sowjetunion laufend gemacht werden, blieben die Produktionsstätten von diesen Neuerungen weitgehend »verschont«. Bei dem Tempo des wissenschaftlich-technischen Fortschritts sind selbst neue Erfindungen in wenigen Jahren schon wieder überholt, noch bevor sie in der SU in die Produktion aufgenommen wurden. Nach amerikanischen Erhebungen gilt im allgemeinen, daß die Einführung eines neuen technischen Produkts am Ende des 19. Jahrhunderts 40 Jahre gedauert hat. Bis zum Anfang des Zweiten Weltkriegs betrug diese Frist fast 25 Jahre, und zwischen 1945 und 1965 verringerte sie sich auf ca. 15 Jahre. Bis 1985 hat sich die Generationsdauer der Produkte auf nur noch fünf Jahre verkürzt und wird heute auf drei Jahre geschätzt. Bevor das Erzeugnis auf dem Markt erscheint, wird bereits die neue Produktserie geplant.

Durch die bisherige Methode der Sowjetunion, veraltete Produktionsweisen beizubehalten und neue Maschinen nur auf dem Reißbrett zu entwickeln bzw. zu importieren, stagnierte der Fortschritt. Die Veränderungen und technischen Umgestaltungen der Industrieanlagen wurden nicht durchgeführt, und alles verharrte auf dem bisherigen Entwicklungsstand. Um die Produktion zu erhöhen, war die Sowjetunion gezwungen, ihre veralteten Arbeitsweisen flächenmäßig ständig auszudehnen.

Die Gewinne für die erzielten Produkte wurden von den Unkosten für die Neuanlagen aufgezehrt, so daß sich keine wirkliche Erhöhung der Effektivität der Betriebe mehr ergab.

Die Kosten zur Steigerung der Produktion standen nicht mehr im Verhältnis zu der aufgewendeten Arbeit. Wie Besucher der Sowjetunion immmer wieder feststellen konnten, wurden Reparaturarbeiten, z. B. für Wohnungen und Hotels, jahrelang hinausgezögert. Die Armaturen, Installationen usw. werden nicht erneuert. Lieber werden neue Hotels gebaut oder teure Generalreparaturen vorgenommen. Mit diesen Praktiken soll jetzt gebrochen werden.

> »Immer galt das Hauptaugenmerk dem industriellen Neubau zur Erweiterung der Produktion, während zahlreiche bestehende Betriebe viele Jahre technisch nicht neu ausgerichtet wurden ... Es wurde sozusagen das letzte herausgeholt, aber sehr wenig investiert ... In 15 Jahren erhielt z. B. das Eisenhüttenwesen Investitionen in Höhe von 50 Milliarden Rubel. Der Großteil davon wurde für neues, dazu nicht einmal komplexes Bauen verwendet, die technische Umrüstung der Betriebe jedoch vernachlässigt.« (Michail Gorbatschow, Rede anläßlich der »Beratung zu Fragen des wissenschaftlich-technischen Fortschritts« in Moskau vom 11. Juni 1985)

Die Kritik und die Veränderung der sowjetischen Wirtschaft wird sich in Zukunft insbesondere auf die technische Intensivierung und auf die Umgestaltung der Planung und Leitung des gesamten Wirtschaftsmechanismus konzentrieren.

Dadurch hofft man, den Mangel an Arbeitskräften mit Hilfe der neuen Maschinengeneration überwinden und die Arbeitsproduktivität wesentlich steigern zu können, ohne damit befürchten zu müssen, eine Arbeitslosigkeit wie im Westen heraufzubeschwören. Die neuen Erkenntnisse in der Informatik, Mikroelektronik, Rechner- und Robotertechnik sind wirksame

Mittel, den Engpaß zu überwinden. Damit erlangen der Maschinenbau und die Elektronik eine entscheidende Bedeutung für die Intensivierung und Modernisierung der Produktionsanlagen.

Das Wesen der Veränderung der Produktion wird darin gesehen, nicht mehr den Schwerpunkt auf das quantitative Soll oder Ist zu legen, sondern auf die Qualität und die Wirtschaftlichkeit des Gesamtergebnisses. Dieser Grundsatz kommt der Zielsetzung einer gewinnorientierten Wirtschaft gleich.

Im Westen wird die »wissenschaftlich-technische Revolution« allerdings mit Millionen Arbeitslosen erkauft. Mit dem elektronischen Fortschritt, mit dessen Hilfe die Kräfte der Natur beherrscht und für den Menschen genützt werden und eine kostengünstigere Produktionsweise erreicht wird, könnten die Lebensbedingungen aller Menschen wesentlich verbessert werden. Dies trifft allerdings nur für einen kleinen Teil zu, während viele Millionen an der Arbeit und dem Gewinn nicht beteiligt werden. Die Maschinen ersetzen im Westen die Menschen, und diese bezeichnen ihren Beruf mit »arbeitslos«. Dadurch steigen die Produktiongewinne der Firmen noch mehr an. Die Bilanzen der Konzerne weisen die höchsten Gewinne in ihrer Geschichte aus. Macht und Reichtum konzentrieren sich noch mehr in den Händen weniger. Die Profite sind so groß, daß Investitionen selbst in der Rüstungsindustrie auf der Erde nicht mehr untergebracht werden können.

Ein verbessertes Produktionsergebnis soll dagegen im Osten allen zugute kommen. Kein Mensch muß befürchten, durch Maschinen arbeitslos zu werden. Vermehrte Produktion bei weniger Arbeit führt folgerichtig dazu, ein Land reicher zu machen und bei gleichmäßiger Verteilung die gesamte Gesellschaft und jeden einzelnen.

Der Kommunismus wurde immer lediglich als ein System zur Veränderung der Verteilung angesehen. Eine nivellierte Verteilung allein kann aber auf Dauer nicht zu Reichtum führen. Nicht die Konsumtion ist entscheidend, sondern die Produktion, damit konsumiert werden kann. Nicht die stattgefundene Revolution der Produktionsverhältnisse allein kann eine nachhaltige Veränderung bringen, sondern die Revolution der Wirtschaft.

Diese Revolution soll nun unter Gorbatschow ausgelöst werden.

Für die nächsten fünf Jahre sind allein für die Modernisierung und technische Ausrüstung 200 Milliarden Rubel vorgesehen. Damit sollen die Betriebe modernisiert und technische Neuausrüstungen bereitgestellt werden. Mit dieser Investition sollen zwölf Millionen Arbeitskräfte sowie mehr als 100 Millionen Tonnen Brennstoff eingespart werden, was einen Nutzeffekt von vielen Milliarden Rubel ergeben wird.

Es wird angestrebt, die Planung der Wirtschaft noch stärker zu zentralisieren. Das Management der westlichen Großindustrien hat dieses System mit Hilfe der Datenbanken seit langem praktiziert. Es hat sich herausgestellt, daß die zentrale Erfassung aller Daten am wirtschaftlichsten ist. Für IBM werden die Personalkonten ihrer über die Erde verzweigten Filialbetriebe in Amerika geführt, so daß der dortige Manager über den Krankheitsstand seiner Arbeiter in einem anderen Land genauso gut informiert ist wie der örtliche Vorgesetzte. Die Multis haben heute einen Planungsstab, der sich von dem staatlichen sowjetischen in seiner Wirkung kaum unterscheidet, aber durch den Einsatz der Elektronik wesentlich effektiver ist als die schwerfällige Administration im Osten, die noch Akten und Folianten wälzen muß, wo in Washington ein Knopfdruck genügt.

Neben den verstärkten zentralistischen Bestrebungen Moskaus wird gleichzeitig versucht, die Selbständigkeit und Eigenverantwortlichkeit der einzelnen Betriebe entscheidend zu erhöhen. Dadurch soll eine flexiblere Form des Wirtschaftens und der Kostenerfassung ermöglicht werden.

Gorbatschow hat besonders den Ministern und Funktionären der Betriebe, die für ihr Arbeitsgebiet möglichst hohe Budget-Summen und dadurch »mehr Ressourcen und Investitionen vom Staat erlangen, ohne der Gesellschaft mehr geben zu wollen«, den Kampf angesagt. Er prangert die Beharrlichkeit in den Ministerien an, zusätzliche Mittel herauszuschlagen und gleichzeitig die Plankennziffern herabzusetzen und nennt als schlechte Beispiele u. a. die Minister des Maschinenbaus K. N. Beljak und der Baustoffindustrie A. I. Jaschin.

»Ich denke, von Leitern, die darauf aus sind, das Land erneut in riesige ungerechtfertigte Ausgaben zu stürzen, müssen wir uns trennen ...«
Minister Viktor Fjodorow [Minister für erdölverarbeitende und petrochemische Industrie der UdSSR] hat wiederholt versichert, die Mängel zu beseitigen, aber wie man sieht, hält er sein Wort nicht. Das ZK der KPdSU hat das Politbüro beauftragt, sich damit gründlich zu befassen und darüber Bericht zu erstatten ...
Alles Überlebte muß beseitigt werden, damit ein aufwandsenkender Wirtschaftsmechanismus voll wirksam wird.« (Rede Michail Gorbatschows, ebenda)

Gleichzeitig haben diese Wirtschaftsleiter ein Interesse an einem möglichst niedrigen Plansoll, um dann zu ihrem eigenen Ansehen die Planziffern leichter übererfüllen zu können.

Wie wir sehen, scheuen sich heute die Verantwortlichen der SU nicht, öffentlich Namen zu nennen und Fehler der Leitung, Planung und Ausführung bloßzustellen. Die Reden und Rechenschaftsberichte sind keine Lobhudeleien des Systems, keine schönfärbenden Parteireden, die alle die »Unfehlbarkeit« der eigenen Partei bezeugen und Mängel nur beim Gegner sehen, wie wir sie von Regierungsreden und der Opposition vor dem Bundestag gewohnt sind. In der Sowjetunion werden mit Deutlichkeit Fehlleistungen und die Namen der Administration und der Parteimitglieder genannt, und dies beinhaltet eine ernstzunehmende Kritik an der eigenen Führung. Die Absicht, die Wirtschaftsführer zu kritisieren und sie auf ihre Fehler deutlich hinzuweisen, ist sinnvoll und kann die Leistungskraft der Wirtschaft fördern.

Im Westen kennen wir die Budget-Reiterei, bei der jeder Institutsleiter für sein Arbeitsgebiet möglichst hohe Zuwendungen vom Staat herausschlagen will. Besonders am Ende jeden Jahres werden die nicht verbrauchten Mittel schnell für nicht unbedingt notwendige Maschinen ausgegeben, die dann ein langes Kellerdasein fristen müssen. Aufträge werden vergeben, deren Ergebnisse vielleicht nicht realisiert werden können. In den Krankenhäusern werden die teuersten Geräte angeschafft, die der Leiter nur gelegentlich benutzen kann. Der Rechnungshof veröffentlicht eine Reihe von Beanstandungen über Steuergelder in Millionenhöhe – nur diese Spitzenfälle können bei der Fülle des Materials gerügt werden –, die vergeudet wurden. Wir kennen die ständigen Skandale, Bestechungen, Korruptionen im Westen und brauchen nicht schadenfroh nach dem Osten zu blicken.

Die SU versucht den wissenschaftlich-technischen Fortschritt zu beschleunigen und ist damit beschäftigt, die wirtschaftliche und soziale Entwicklung für das Planjahr 1996 bis zum Jahre 2000 vorzubereiten.

Auch der Westen motiviert seine Wirtschaft, um neue, erhöhte Investitionen durchzusetzen. Aber eine Kürzung der Sozialprogramme, wie sie das konservative Großbritannien unter Margaret Thatcher, die rechtsgerichteten USA unter Ronald Reagan und die BRD unter Helmut Kohl eingeschlagen haben, ist in Moskau nicht diskutabel. Um eine Umgestaltung der Investitions- und Strukturpolitik zu erreichen, wird die technische Neuausrüstung, Einsparung von Ressourcen, die Hebung der Erzeugnisqualität und die Senkung des hohen Anteils der manuellen Arbeit angestrebt. Dies sind wichtige Vorhaben, da der Arbeitskräftemangel in der SU beängstigende Formen annimmt.

Bei der allgemein bedrohlichen Weltlage und den erhöhten Rüstungsausgaben ist es sicher, daß die SU ihre Großbauten- und Erschließungspolitik im bisherigen Umfang nicht fortsetzen wird. Wenn wir die gewaltige Ausdehnung des sowjetischen Industriepotentials insbesondere in Sibirien betrachten, so wird die Rationalisierung dieses Wirtschaftsvolumens eine ungeheure Steigerung der ökonomischen Macht der Sowjetunion bedeuten.

Die Erneuerung der veralteten Grundfonds der Betriebe muß mit dem Einsatz der modernsten Technik einen größtmöglichen wirtschaftlichen und sozialen Vorteil bringen. Obwohl die SU die größten noch ungenützten Rohstoffbasen der Welt besitzt, werden in erster Linie nicht mehr Neuinvestitionen zur Produktionssteigerung getätigt, sondern man versucht die Material- und Energieverschwendung einzuschränken und das bisher Erreichte effektiver zu nutzen. Diese Einsparungen werden als Hauptreserve zur Erhöhung der Effektivität angesehen und bieten gleichzeitig die Möglichkeit, ökologische Probleme erfolgreich zu meistern. Technologien zu entwickeln, die abfallfrei arbeitende Industrien hervorbringen, ist eine für die Ökologie und

Ökonomie revolutionäre Idee. Katalysator des Fortschritts ist die gesamte Informatikindustrie mit der modernen Rechnertechnik, der Elektronik und dem Roboterbau. Damit hofft man, die bisherigen Schwachstellen im technischen Stand der Erzeugnisse und insbesondere ihre mindere Qualität auf Weltniveau zu heben.

»Das Wichtigste, was uns Kommunisten die entstandene Situation diktiert, sind hohe Anforderungen und nochmals hohe Anforderungen. Die Prüfung durch das Leben ist die strengste und kompromißloseste ...« Und auf Lenin zurückgreifend sagte Gorbatschow:
»Wir werden herauskommen, denn wir beschönigen unsere Lage nicht. Wir kennen alle Schwierigkeiten. Wir sehen alle Krankheiten, wir kurieren sie systematisch, beharrlich, ohne in Panik zu verfallen.« (Gorbatschow, ebenda)

Gorbatschow kann sich als Parteisekretär auf ein Kader von ca. 19 Millionen geschulter und gebildeter Mitglieder stützen, die aufgerufen sind, die Innovationen in den Fabriken, Betrieben, Schulen und sogar in den Familien in die Tat umzusetzen.

Die Sowjetführung hat die Wichtigkeit der technischen Entwicklung erkannt und behandelt diese als wesentlichen Punkt auf dem XXVII. Parteitag: »Über die Hauptrichtungen der wirtschaftlichen und sozialen Entwicklung der UdSSR für die Jahre 1986 bis 1990 und für den Zeitraum bis zum Jahre 2000.« Etwas spät, aber noch früh genug, um entscheidende Fehlplanungen zu vermeiden, versucht sie auf breiter Basis den Computer in die Gesellschaft einzuführen. Zum Schuljahr im September 1985 wurde das neue Fachgebiet »Grundlagen der Informatik und der Rechnertechnik« für den Elektronikunterricht als Pflichtfach an allen Ober- und Berufsschulen eingeführt.

Die mit der Weltraumforschung entwickelten Computer, die mit einer Schnelligkeit von mehreren Millionen Operationen pro Sekunde arbeiten, wie z. B. der PS 2000, sollen in Kürze serienmäßig eingesetzt werden. Sie werden noch auf eine höhere Schnelligkeit von mehreren Milliarden Operationen pro Sekunde erweitert. PS bezeichnet ein neuartiges paralleles System, das von den im Westen entwickelten Systemen abweicht. Es zeigt an, daß die Forschung der Sowjetunion auf dem Gebiet der Elektronik leistungsfähig ist, wenn auch die Produktionsaufnahme, z. B. des Personalcomputers, bisher kaum verwirklicht wurde.

Sicher ist die amerikanische Forschung und Produktion an erster Stelle der Welt, insbesondere die Firma »Texas Instruments«, die als Labormuster einen Halbleiter-Speicherchip von mehr als vier Millionen Bit fertigstellen konnte. Neben seinen ungeheuren Speicherfähigkeiten besitzt er Schaltzeiten von weniger als einer milliardstel Sekunde.

Die sowjetischen großen und supergroßen Schaltkreise können mit den japanischen und amerikanischen in der Qualität konkurrieren. Die automatischen Steuerungssysteme für technologische Prozesse (ASUTP, sowjetische Abkürzung) werden zur Steuerung von Hochöfen und Walzwerken und für die großen Aggregate der Zement- und Chemieindustrie benutzt. Es handelt sich bei ihnen um automatisierte Leitungssysteme (ASU), die selbständig eigene Programme abwickeln können.

Die SU experimentiert in großem Umfang, und viele sozialistische Länder haben durch eine Arbeitsteilung innerhalb der Ostblockstaaten neue dynamische Wege beschritten, um optimale Modelle der Planung, Wirtschaftlichkeit, Leitung und Arbeit zu schaffen. In den RGW-Ländern ist ein entscheidender Umschwung zur Intensivierung eingetreten.

Am 18. Dezember 1985 unterzeichneten die Leiter der Mitgliedsländer des Rats für Gegenseitige Wirtschaftshilfe (Bulgarien, Ungarn, Vietnam, DDR, Kuba, Mongolische Volksrepublik, Rumänien, Tschechoslowakei, Polen, UdSSR) in Moskau ein »Komplexprogramm des wissenschaftlich-technischen Fortschritts«, in dem die Elektronisierung der gesamten Volkswirtschaften vorgesehen ist. Unter anderem werden entwickelt: »Super-EDV-Anlagen einer neuen Generation mit einer Geschwindigkeit von mehr als zehn Milliarden Operationen pro Sekunde unter Nutzung von Prinzipien des künstlichen Intellekts und moderner Mittel des Mensch-Maschine-Dialogs ...« Weiter werden Personalcomputer mit entsprechender Software für das tägliche Leben, eine Digital-Informationsübertragung, neue Hochgeschwindigkeits-Lichtleitertechnik für die Nachrichtenübertragung, eine neue Generation von Satellitensystemen und eine breite Pallette verschiedenartigster wissenschaftlich-technischer Geräte einheitlich für alle Länder entwickelt werden. Nur so erscheint es möglich, das Wachstumstempo der Arbeitsproduktivität in allen Bereichen wesentlich zu erhöhen unter gleichzeitiger Verringerung des Material- und Energieaufwandes. Die Effektivität von Lehrprogrammen, Aus- und Weiterbildungsprozessen wird mit der Einführung der Elektronik auf eine neue Grundlage gestellt.

Sämtliche Volkswirtschaftszweige der Mitgliedsländer sollen weitgehend automatisiert und gleichzeitig die Kernenergetik beschleunigt entwickelt werden, um den Verbrauch organischer Brennstoffe zu senken. Gemeinsam werden Kernkraftwerke durch Druckwasserreaktoren mit höherer technisch-ökonomischer Effektivität errichtet.

Die Volkswirtschaftspläne werden koordiniert, um die Zusammenarbeit auf dem Gebiet der Planungstätigkeit zu gewährleisten. Die RGW-Mitgliedsländer haben weiter beschlossen, die Phasen Wissenschaft – Technik – Produktion – Absatz in konkrete Abkommen und Verträge umzusetzen, so daß sie in die jeweiligen Fünfjahrespläne von 1986 bis 1990 aufgenommen werden konnten.

Neue Techniken und die Kybernetik eröffnen Möglichkeiten zur besseren Arbeitsorganisation und zur Überwindung des Arbeitskräftemangels durch Einführung der neuen Mikroelektronik mit Computern und Robotern, deren Anzahl in der SU nahezu 40000 beträgt. Die Arbeitsproduktivität kann dadurch ganz wesentlich gesteigert werden. Das wissenschaftlich-technische Potential der sozialistischen Länder, das durch die hohe Schulausbildung mit an der Weltspitze steht, kann so optimal und effektiv genutzt werden. Gerade der praktische Einsatz des vorhandenen theoretischen Wissens in der volkswirtschaftlichen Produktion wurde bisher hinausgezögert.

Mit der Überleitung der neuesten Erfahrungen und der wissenschaftlichen Erkenntnisse in die Praxis wird die Wirtschaft unter der neuen Führung in ihrer Organisation und Leitung umstrukturiert. Alle neuen Planungen berücksichtigen eine Steigerung der Elektronik und Indienststellung moderner Maschinen für die Industrie. Dieser Investitionseinbau stellt einen entscheidenden Umschwung zur Intensivierung der Produktion in der SU dar.

Das Ziel, den Westen quantitativ auf dem Elektroniksektor zumindest einholen zu wollen, ist aber auch gleichzeitig ein Eingeständnis dafür, daß es versäumt worden war, rechtzeitig den für die Entwicklung entscheidenden Trend der neuen Technik zu erkennen und in die Produktion einzuführen. Andererseits hat die SU heute die Möglichkeit, die ausgereifteren Systeme, die wesentlich kleiner, schneller und billiger sind, zu verwenden und damit die Industrie sprungartig auf den modernsten Stand zu bringen.

Im Gegensatz zur sowjetischen Koordination der RGW-Länder zur Entwicklung von EDV-Anlagen, Computern, Automation usw. haben die Vereinigten Staaten die besten Wissenschaftler der Welt im SDI-Programm zur Beherrschung des Weltraums unter Führung des Militärs und ihrer Konzerne zusammengekoppelt. Hierzu werden unvorstellbare Kapitalsummen bereitgestellt. Bei dem qualitativen und quantitativen Vorsprung der Vereinigten Staaten in der Mikrotechnik erscheint es für die SU schwierig, dieses Manko schnell auszugleichen. Man sieht sich in Moskau zurückversetzt in eine Zeit, da die Sowjetunion nach dem Zweiten Weltkrieg die hochindustrialisierten Vereinigten Staaten mit zäher eigener Arbeit in der Produktion einzuholen sich anstrengte.

Da der Bildungsstand der Gesamtbevölkerung überdurchschnittlich ist, ist es möglich, die neue Elektronik auf breitester Basis einzuführen. Es ist vorgesehen, die Schulplätze mengenmäßig und in ihrer technischen Ausrüstung um 40 Prozent anzuheben und die Hoch- und Fachschulen zu reorganisieren, damit die Qualität der Ausbildung von Fachkräften auf jede erdenkliche Weise verbessert wird. Gleichzeitig soll die Hochschule in engere Verbindung mit der Produktion gebracht werden und wechselseitig aktiver an der Entwicklung von Wissenschaft und Technik mitwirken. Der »Akademie der Wissenschaften« mit ihrem sehr dichten Netz von Forschungsinstituten wird eine entscheidende Rolle nunmehr auch auf dem Gebiet vernachlässigter Grundlagenforschungen beigemessen, nachdem es bisher leichter war, die neuesten technischen Modelle einfach im Westen einzukaufen.

Bei all den negativen Begleiterscheinungen und Versäumnissen, denen eine Wirtschaft unterliegt, darf man nicht vergessen, daß auch in den letzten fünf Jahren von 1980 bis 1985 das Nationaleinkommen in der SU kontinuierlich angestiegen ist, ebenso wie der durchschnittliche Monatsverdienst, die Renten, das Beförderungsvolumen, die Fertigstellung von Wohnraum usw.

Kein Land der Welt kann alles selbst herstellen und auf Handel verzichten, ebenso kann kein Land alle Forschungsarbeiten und Erfindungen aller Fachrichtungen überall mit gleichem Einsatz und Erfolg selbst ausführen. Was sich die Menschheit zu allen Zeiten erarbeitet hat, war immer das gemeinsame Werk der Wissenschaftler der Erde, und der Austausch an Information ist ein Teil der Weltgemeinschaft der Wissenschaftler.

Die SU hat die Gefahren der Zeit erkannt. Je mehr die politische und wirtschaftliche Bedrohung durch die ungeheuren Rüstungsausgaben zur Aufrechterhaltung des Gleichgewichts wächst, um so mehr werden die Anstrengungen der sowjetischen Bevölkerung, der neuen Männer und Frauen zunehmen, um eine gefährliche Bedrohung abzuwenden. Die SU wird trotz aller Engpässe und Umstellungsschwierigkeiten bei der Intensivierung ihres ausgedehnten Wirtschaftspotentials einen gigantischen Aufschwung erleben. Sie hat alle Voraussetzungen an Rohmaterialien, Organisation und Planung. Sie verfügt über eine hochleistungsfähige, allseitig entwickelte Wirtschaft mit qualifizierten Arbeitern, Spezialisten, Wissenschaftlern. In vielen Bereichen der Produktion und auch in der Wissenschaft und der Technik hat sie sich eine Spitzenstellung erarbeitet. Sie wird alle die überraschen, die die Wirklichkeit nicht sehen, wie einst die »großen« Feldherrn in unserer europäischen Geschichte oder die vielen Sachverständigen, die den Untergang Rußlands vorausgesagt haben.

Bei der ständigen Verdrängung von Tatsachen und Erfolgen der UdSSR besteht die Gefahr, daß die Welt ein Stalingrad an wirtschaftlich-wissenschaftlichen Überraschungen erleben wird.

1. Von westlicher Kolonialherrschaft befreite Länder

Jahr der Selbständigkeit		Land
1945	17. August	Indonesien
	15. August	Korea
	2. September	Vietnam
1946	22. März	Jordanien
	4. Juli	Philippinen
1947	15. August	Indien
	14. August	Pakistan
1948	4. Januar	Burma (Birma)
	4. Februar	Ceylon (seit 1972 Sri Lanka)
1949		Buthan
1951	24. Dezember	Libyen
	Januar	Nepal
1953	9. November	Kambodscha (Kamputschea)
	23. Oktober	Laos
1956	2. März	Marokko
	1. Januar	Sudan
	20. März	Tunesien
1957	6. März	Ghana
	31. August	Malaysia
1958	2. Oktober	Guinea
1960	5. August	Burkina Faso
	1. August	Dahome (seit 1975 Benin)
	7. August	Elfenbeinküste
	17. August	Gabun
	1. Januar	Kamerun
	15. August	Kongo-Brazzaville (seit 1969 Kongo)
	30. Juni	Kongo-Leopoldville (seit 1971 Zaire)
	29. Juni	Mali
	26. Juni	Madagaskar

Jahr der Selbständigkeit		Land
	28. November	Mauretanien
	3. August	Niger
	1. Oktober	Nigeria
	5. August	Obervolta
	20. August	Senegal
	1. Juli	Somalia
	27. April	Togo
	11. August	Tschad
	13. August	Zentralafrikanische Republik
	16. August	Zypern
1961	19. Juni	Kuwait
	27. April	Sierra Leone
	9. Dezember	Tanganjika (1964 vereinigt mit Sansibar zu Tansania)
1962	3. Juli	Algerien
	1. Juli	Burundi
	6. August	Jamaika
	1. Juli	Ruanda
	31. August	Trinidad
	31. August	Tobago
	9. Oktober	Uganda
	1. Januar	Samoa
1963	12. Dezember	Kenia
	10. Dezember	Sansibar (1964 vereinigt mit Tanganjika zu Tansania)
1964	6. Juli	Malawi (Südostafrika)
	21. September	Malta
	24. Oktober	Sambia
1965	18. Februar	Gambia
	26. Juli	Malediven
1966	30. November	Barbados
	30. September	Botswana
	26. Mai	Guyana
	4. Oktober	Lesotho
1967	30. November	Südjemen
1968	12. Oktober	Äquatorial-Guinea

Jahr der Selbständigkeit		Land
	12. März	Mauritius
	31. Januar	Nauru
	6. September	Swasiland
1970	4. Juni	Tonga
	10. Oktober	Fidschi
1971	14. August	Bahrein
	26. März	Bangladesh
	1. September	Katar (Vorderasien)
		Oman
	9. Dezember	Vereinigte Arabische Emirate
1973	10. Juli	Bahamas
	24. September	Guinea-Bissau
1974	7. Februar	Grenada
1975	11. November	Angola
	5. Juli	Kapverden
	25. Juni	Moçambique
	12. Juli	Sao Tomé
	12. Juli	Principe
	16. September	Papua-Neuguinea
	6. Juli	Komoren
	25. November	Surinam
1976	29. Juni	Seychellen
	27. Februar	Sahara-West
1977	27. Juni	Djibouti
1978	7. Juli	Salomonen
	3. November	Dominica
1979	22. Februar	Saint Lucia
	12. Juli	Kiribati (Gilbert-Inseln)
	27. Oktober	St. Vincent
1980	18. April	Simbabwe
	30. Juli	Vanuatu (Neue Hebriden)
1981	21. September	Belize
	1. November	Antigua
	1. November	Barbuda (Karibik)
1983	15. November	St. Christopher Nevis
1984	1. Januar	Brunei (Südostasien)

Anhang 2

Länder, die noch unter der Hoheit der Vereinigten Staaten stehen

United States Trust Territory of The Pacific Islands u. a.:
Marshall-Inseln,
Mikronesien,
Belau

Karibik:
Puerto Rico
Amerikanische Jungferninseln, unterstehen dem US-Innenministerium
Panama-Kanal-Zone (Hoheitsrecht und Verteidigungsgewalt)

Pazifik:
Guam, untersteht dem US-Department of the Interior
Nördliche Marianen
Midway-Inseln, unterstehen dem US-Navy Department
Wake – Baker – Howland – Jarvis, unterstehen dem Navy Department
Kingman Reef und Palmyra – Inseln der Äquator-Sporaden
Canton – Enderbury
Samoa-Inseln, unterstehen dem US-Department of the Interior
Navassa bei Kuba
Guantanamo Bay, Militärstützpunkt auf Kuba, (1903 gepachtet)

Die Inseln wurden für die Vereinigten Staaten militärisch ausgebaut als Flotten und Flugzeugstützpunkte, Kontrolleinrichtungen zur Satelliten-Beobachtung als meteorologische Stationen, Kabelstationen etc. Die USA unterhalten über 1.500 Militärstützpunkte außerhalb des Mutterlandes, die ihrem Hoheitsrecht unterstehen.

Anhang 3

Anzahl der Kernexplosionen
bis zum 31. Dezember 1985

k-m-rai

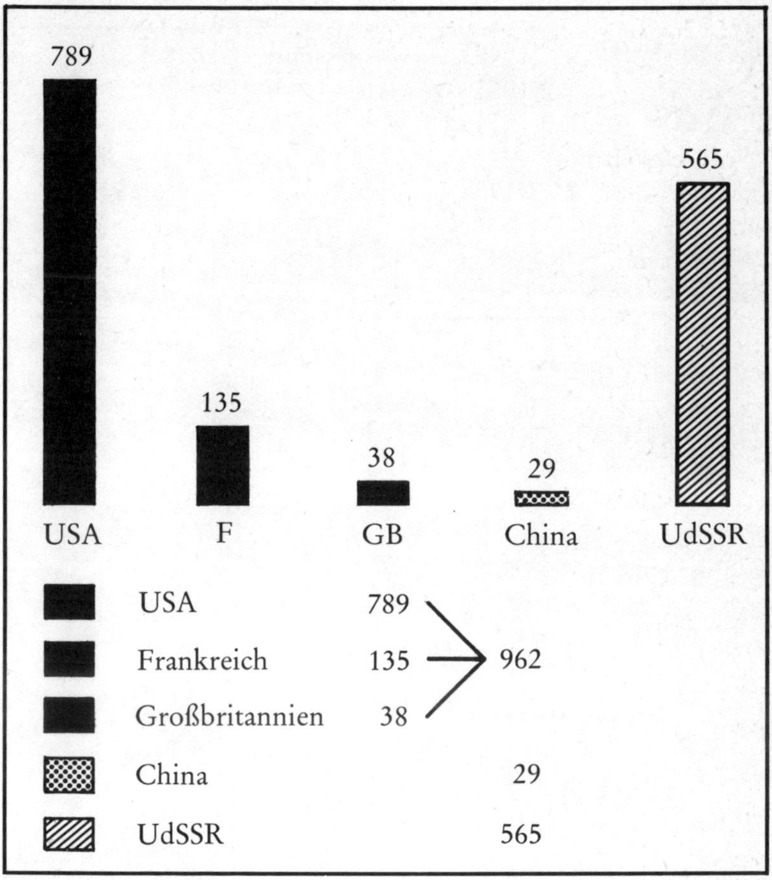

1986
Die **USA** und **Frankreich** führen weitere Kernexplosionen durch. Nach Angabe der Regierung Reagan bestehe ein großer Nachholbedarf und Rückstand atomarer Erprobungen gegenüber der SU. Die **UdSSR** verkündeten am 6. August 1985 ein Atomstop-Maratorium, das bis 1. Januar 1987 verlängert wurde. In dieser Zeit führen sie keine Kernexplosionen durch.
Strategisch sind Nuklearwaffen und deren Erprobungen in der Welt gegen die Sowjetunion gerichtet.

ANHANG 4

Militärpakte

West		Ost	
NATO	4.4.1949	Warschauer Pakt	14.5.1955
ANZUS*	1.9.1951	–	
SEATO**	8.9.1954	–	
Wiederbewaffnung der BRD	21.7.1956	DDR	6.6.1968
CENTO-Pakt*** seit	18.8.1958	–	
ANZUK****	1971	–	

* ANZUS (Australien, Neuseeland, USA)

** SEATO (South-East Asia Treaty Organization, aufgelöst am 30.6.1977 durch Austritte)

*** CENTO (Central Treaty Organization, aufgelöst am 30.4.1979 durch Austritte)

**** ANZUK (Australien, Neuseeland, Großbritannien – Malaysia, Singapur)

Anhang 5

Die Rüstungsspirale mit Vor- und Nachrüstung

Waffensystem	Jahr der Einführung USA	UdSSR
Atombombe	1945	1950
Wasserstoffbombe	1953	1954
Langstreckenbomber	1953	1957
Mittelstreckenraketen	1953	1959
Interkontinentalraketen	1955	1957
Atom-U-Boote	1956	1962
U-Boot-Rakete für Unterwasserabschuß	1959	1968
Anti-Raketen-Raketen	1960	1961
Raketen mit Mehrfach-sprengköpfen	1964	1972
Raketen mit mehrfachen, einzel lenkbaren Sprengköpfen	1970	1975
Neutronenwaffen	1981	–
Flugzeugträger	13 Stück	1 Stück, Dez. 1985
im Bau	3	1

Anhang 6

Anzahl der weiblichen Deputierten in der SU

	Frauen insgesamt	in Prozenten
Oberster Sowjet der UdSSR	487	32,5
Oberste Sowjets der Unionsrepubliken	2.417	35,9
Örtliche Sowjets	1.145.591	50,1
Frauen in wählbaren Gewerkschaftsfunktionen		
Zentralrat der Gewerkschaften	211	35,8
Zentralräte der Branchen	2.332	43,5
Stadtkomitees der Gewerkschaften	423.225	61,5
Gewerkschaftskomitees in den Betrieben	4.623.848	65,4
Mitgliedschaft in der KPdSU		27,0

Zahlen veröffentlicht von der UdSSR 1983 für die gewählte Zeitspanne von 1979 bis 1982.

Anhang 7

Lebenshaltungskosten

Grundbedürfnisse können für jeden Bürger in der ganzen Sowjetunion von Polen bis zum Pazifik und vom Eismeer im Norden bis zu den Wüsten des Südens und den Bergtälern des Himalaya zu *Minimalkosten oder ganz frei* befriedigt werden:

Wohnen	Mieten in der ganzen SU 13,3 Kopeken pro Quadratmeter umbaute Wohnfläche
Grundpacht	max. 0,4 Kopeken pro Quadratmeter und Jahr
Kreditzinsen	0,5–1,5 Prozent, ohne weitere Gebühren
Gas	1,70 DM (ca. 0,5 Rubel) pro Monat und Person, unabhängig vom Verbrauch
Essen	Nahrungsmittel: Brot (1 kg 30 Kopeken), Zucker, Fisch usw. seit 1955 gleichbleibend billig Fleisch, Eier, Milch seit 1965 Preise unverändert. Portion Speiseeis (Maroshenoje) 20 Kopeken
Fahrten	U-Bahn, Bus, Obus oder Straßenbahn, beliebige Entfernung einheitlich 5 Kopeken (= 15 Pfennig, bisher 5, 4 und 3 Kopeken) Flugzeug (→ Aeroflot)
Kultur	Theater, Kino (30 Kopeken), Bücher, Museen
Bildung	Schulen, Universitäten, Bibliotheken
Kommunikation	Zeitung (4 Kopeken), Telefon (insgesamt ca. 8,– DM monatlich, Ortsgespräche und Gesprächsdauer frei), Radio, Fernsehen
Gesundheit	Arzt, Krankenhaus, Arzneimittel

---

1 Rubel (Rb) = 100 Kopeken = DM 3,07

Anhang 8

Entwicklung der Industrieproduktion in der SU
(absolut und indiziert; 1940 = 100)

	1913	1928	1932	1937	1940	1945	1950	1960	1970	1980
Elektroenergie										
– Mrd. kw/h	2,0	5,0	13,5	36,2	48,3	43,3	91,2	292,3	740,9	1295
– Index	4,1	10	28	75	100	90	189	605	1534	2681
Erdöl										
– Mio. t	10,3	11,6	21,4	28,5	31,1	19,4	37,9	147,9	353,0	603,0
– Index	33	37	69	92	100	62	122	476	1135	1939
Kohle										
– Mio. t	29,2	35,5	64,4	128,0	165,9	149,3	261,1	509,6	624,1	716
– Index	18	21	39	77	100	90	157	307	376	432
Roheisen										
– Mio. t	4,2	3,3	6,2	14,5	14,9	8,8	19,2	46,8	85,9	109,0*
– Index	28	22	42	97	100	59	129	314	577	732
Stahl										
– Mio. t	4,3	4,2	5,9	17,7	18,3	12,3	27,3	65,3	115,9	148
– Index	24	23	32	97	100	67	149	357	633	809
Werkzeugmaschinen										
– 1000 Stück	1,8	2,0	19,7	48,5	58,4	38,4	70,6	155,9	202,3	230*
– Index	3	3	34	83	100	66	121	267	346	394
Kraftwagen										
– 1000 Stück	0,1	0,8	23,9	199,9	145,4	74,7	362,9	523,6	916,1	2199
– Index	0	0	16	138	100	51	250	360	630	1512
Traktoren										
– 1000 Stück	–	1,3	48,9	51,0	31,6	7,7	116,7	238,5	458,5	555
– Index	–	4	155	161	100	24	369	755	1451	1756
Baumwollstoffe										
– Mio. lfd. m	2672	2678	2694	3448	3954	1616	3899	6387	7482	8027*
– Index	68	68	68	87	100	41	99	162	189	203
* 1979										

Narodnoe Chozjajstvo 1922–1972 gg. Moskau (Statistika) 1972; Narodnoe Chozjajstvo 1979 Moskau (Statistika) 1980;

ANHANG 9

Wirtschaftszahlen für das Jahr 1985/1986

	Liniennetz in Kilometer	Beförderung Personen	Fracht in Tonnen
Aeroflot			
	über 1 Million	112 Mill.	3,1 Mill.
	im Inland 840.000		
Eisenbahn			
	144.100	4.155 Mill.	3.960 Mill.
Binnen-Schiffahrt			
	137.000	136 Mill.	632 Mill.
davon auf Kanälen			
	21.500		
Hochseeflotte			
	7.658 Schiffe mit	50,6 Mill.	235,4 Mill.

Energiewirtschaft		
Erzeugung von E-Energie in Milliarden KW/Stunden		
	1983	1449
	1984	1493
	1985	1545

Weizenkäufe in den USA

Die SU lag mit 152.600 Tonnen an 29. Stelle der Welt hinter Südkorea, Algerien, Marokko, Nigeria, Pakistan. Jedes dieser Länder bezog im abgelaufenen Marktjahr 1985/1986 mehr Weizen von den USA als die Sowjetunion. Mit 3,24 Millionen Tonnen war Japan der wichtigste Weizenkunde der Vereinigten Staaten.

Anhang 10

Staatsaufbau der UdSSR

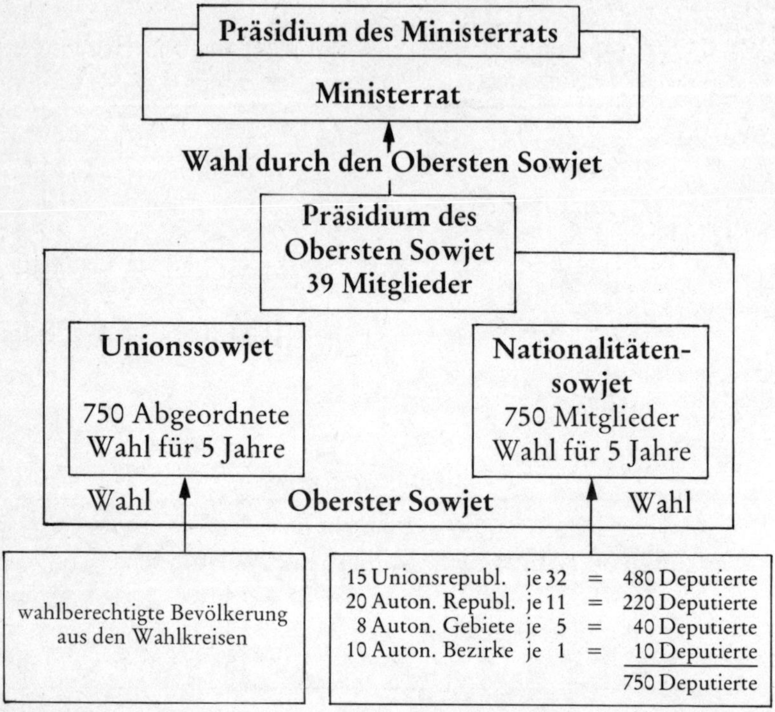

Die UdSSR ist ein einheitlicher multinationaler Bundesstaat auf den Grundlagen des Prinzips des sozialistischen Föderalismus und der freiwilligen Vereinigung gleichberechtigter sozialistischer Sowjetrepubliken.
Der Oberste Sowjet bildet mit seinen beiden gleichberechtigten und gleichzeitig, getrennt oder gemeinsam tagenden Kammern (Unions- und Nationalitätenrat) formal das höchste Organ der Staatsgewalt. Die Legislaturperiode beträgt 4 Jahre. Der Oberste Sowjet wählt das Oberste Gericht und verabschiedet den Haushaltsplan.
Im Unionsrat ist ein Abgeordneter auf 350 000 Einwohner vorgesehen. Das Präsidium des Obersten Sowjets ist kollektives Staatsoberhaupt und das höchste Organ der staatlichen Macht. Der gewählte Vorsitzende des Präsidiums des Obersten Sowjets vertritt die UdSSR als Staatsoberhaupt.

Anhang 11

Die Republiken der UdSSR mit ihren Hauptstädten

Zur Union der Sozialistischen Sowjetrepubliken zählen zur Zeit die folgenden Unionsrepubliken:

Republik	Hauptstadt
1. Russische Sozialistische Föderative Sowjetrepublik (RSFSR)	Moskau
2. Ukrainische SSR	Kiew
3. Belorussische SSR	Minsk
4. Usbekische SSR	Taschkent
5. Kasachische SSR	Alma-Ata
6. Georgische SSR	Tbilissi
7. Aserbaidshanische SSR	Baku
8. Litauische SSR	Vilnius
9. Moldauische SSR	Kischinjow
10. Lettische SSR	Riga
11. Kirgisische SSR	Frunse
12. Tadshikische SSR	Duschanbe
13. Armenische SSR	Jerewan
14. Turkmenische SSR	Aschchabad
15. Estnische SSR	Tallinn

Autonome Republiken, Gebiete und Bezirke sind jeweils Bestandteil einer Unionsrepublik bzw. einer Region. Sie sind nationale und ethnische Minderheiten, die sich selbständig verwalten, so weit nicht die Rechte der Union beeinträchtigt werden. Zu ihnen gehören u. a.:
die Baschkirische Autonome Sozialistische Sowjetrepublik (ASSR), die Burjatische ASSR, die Kalmyken, Tataren, Jakuten, das Autonome Gebiet Gorno-Altai, das Jüdisch Autonome Gebiet, die Tscherkessen, die Chakassen, die Tschuktschen, die Chanten und Mansen und viele andere, alles autonome Gebiete, die sich auf dem russisch-sibirischen Territorium der Russischen Föderativen Sowjetrepublik befinden. Auch die anderen Unionsrepubliken haben auf ihren Gebieten autonome selbständig verwaltete Enklaven.

k-m-rai

ANHANG 12

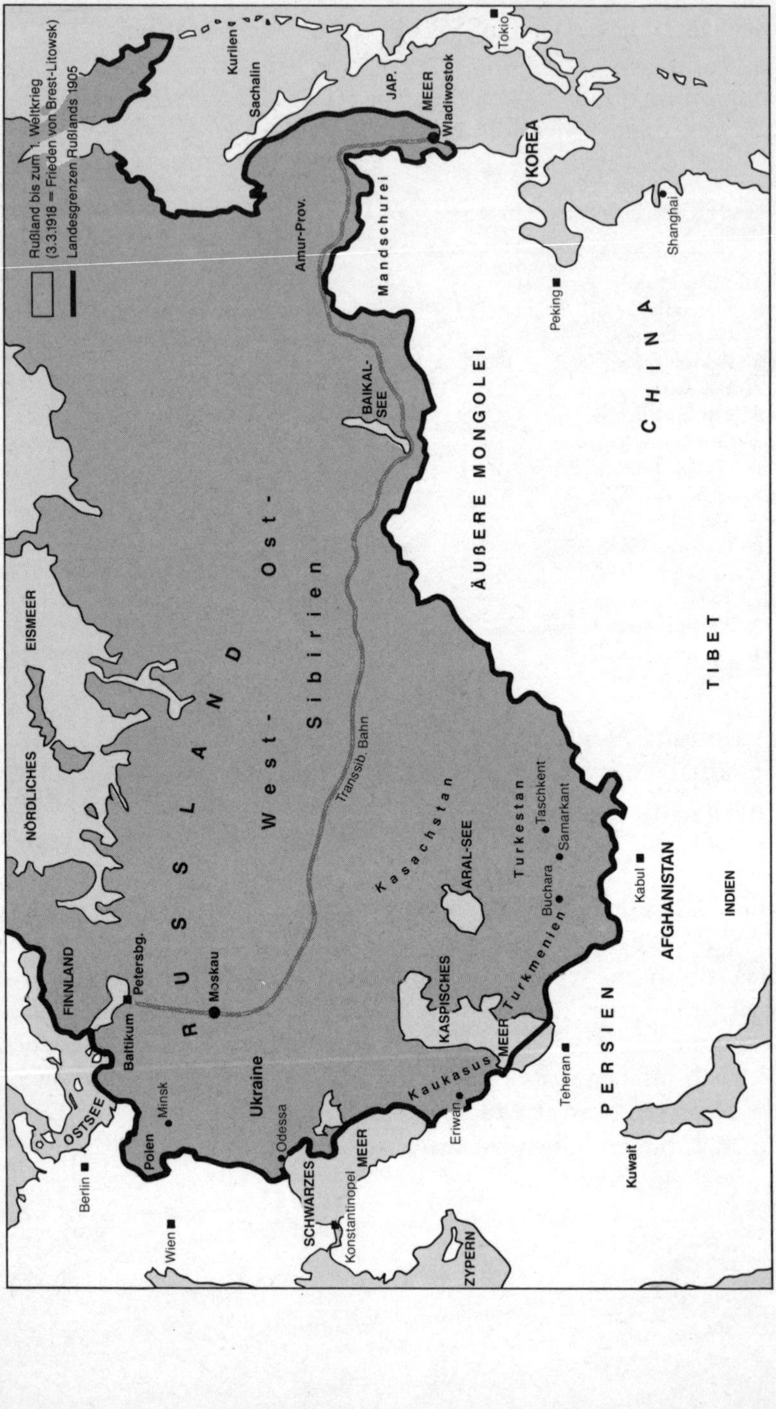

100 Jahre Westgrenze Rußlands von 1815–1918
(Huber Kartographie, München)

Anhang 13

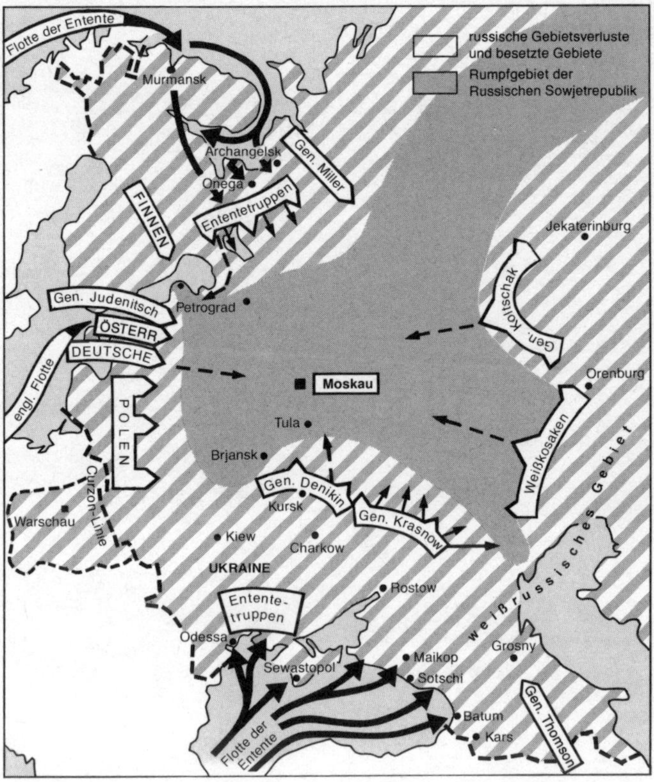

Die Interventionstruppen in der Sowjetunion von 1918–1921
(Huber Kartographie, München)

LITERATURVERZEICHNIS:

Akten zur deutschen Auswärtigen Politik. 1918–1945, Göttingen 1971 – Serie D, Band 2, Nr. 31, Anlage

Amerongen, Otto Wolff von, Heidelberger Manifest

American People's Encyclopedia, The, New York 1965

Arbeitsgemeinschaft Kriegsursachenforschung, Universität, Hamburg, 1985

Aster, S., 1939. The Making of the Second World War, New York 1973

Awaloff, Fürst Pawel, Im Kampf gegen den Bolschewismus, Glückstadt und Hamburg 1925

Bereshkow, Valentin M., Zeuge dramatischer Augenblicke. Teheran – Jalta – Potsdam, Frankfurt/M. 1985

– Erlebte Geschichte 1940–1943, Frankfurt/M. 1986

Bericht der Bundesregierung und Materialien zur Lage der Nation 1974, hrsg. vom Bundesministerium für innerdeutsche Beziehungen, Bonn 1974

Binder G., Geschichte im Zeitalter der Weltkriege. Unsere Epoche von Bismarck bis heute, Seewald Verlag, Stuttgart 1977

Bismarck: Gedanken und Erinnerungen Bd. 2

Blum, Karl Ludwig, Katharina II. und Graf Jakob Johann von Sievers, Leipzig 1864

Bochenski, J. M., Marxismus Leninismus, Wissenschaft oder Glaube, München

Boffa, Martinet, Marxistische Leninismuskritik, Hamburg 1978

Bonwetsch, Gerhard, Geschichte der deutschen Kolonien an der Wolga, Stuttgart 1916

Borowsky, P., Adolf Hitler, Dressler Verlag, Hamburg 1978

Bown, C. und Moony, F., Cold War to Detente, London 1976

Brattström, J., Ravindra – Ein Junge aus Indien, Schwabenverlag, Stuttgart 1974

Brecht, Bertolt, Gesammelte Werke, Frankfurt 1967

Büchmann Georg, »Geflügelte Worte«, Ullstein Verlag, 1981

Bundesverfassungsgericht, hrsg. v. d. Bayerischen Landeszentrale für politische Bildungsarbeit, Horst Säcker, München 1977

Burton, H., Auf der anderen Seite, Union Verlag, Stuttgart 1973

Cambridge economic history of India, The, hrsg. von Tapan Raychaudhuri und Irfan Habib, University Prss Cambridge, 1982

Carsten, F. L., Der Aufstieg des Faschismus in Europa, Europäische Verlagsanstalt, Frankfurt 1968

Cartier, Raymond, Nach dem Zweiten Weltkrieg. Die internationale Politik von 1945 bis heute, München 1980

– Mächte und Männer 1945–1965, München 1976
Cawling, M., The Impact of Hitler. British Politics and British Policy 1933–1940, London 1975
Churchill, Randolph, Gesammelte Reden Winston Churchills, 1946
Churchill, Winston, The Second World War, Boston 1948
Clausewitz, Carl von, Der Russische Feldzug von 1812, Wiesbaden 1953
Crusenstolpe J. J. von, Der Russische Hof von Peter I. bis Nikolaus I., 9 Bände, Hamburg 1855–59
Custine, Adolphe Comte de, Russie en 1839
Czichon, Erhard, Wer verhalf Hitler zur Macht? Köln 1967

DDR-Einkommen, Studie über, Deutsches Institut für Wirtschaftsforschung, Berlin 1986
DDR heute, Eine Darstellung von Politik, Wirtschaft und Gesellschaft in Selbstzeugnissen, Heggen Verlag, Leverkusen 1977
DDR Handbuch, Verlag Wissenschaft und Politik, Köln
Deuerlein E. (Hrsg.), Der Aufstieg der NSDAP in Augenzeugenberichten, dtv. Tb. 1040
– Quellen zur Konferenz der Großen Drei, Potsdam 1945
Die DDR. Staat, Gesellschaft, Wirtschaft, hrsg. v. H. Grünert u. E. P. Siegert, Diesterweg 7565
Dieckmann, Kai Thomas, Die Frau in der Sowjetunion, Campus Verlag, 1978
Die Dritte Welt in der Krise. Grundprobleme der Entwicklungsländer, hrsg. von Peter J. Opitz, C. H. Beck Verlag, München 1984
Diercke, Weltwirtschaftsatlas, dtv/Westermann
Diemer, Gebhard, Europa zwischen den Weltkriegen, Würzburg 1975
Dietrich, Otto, Mit Hitler an die Macht, München 1935
– Industriekapitäne am Scheideweg
Dokumente, und Materialien aus der Vorgeschichte des Zweiten Weltkrieges, Frankfurt 1982
Dokumente Fischer Bücherei 1972
Drechsler- Hilligen-Neumann, Gesellschaft und Staat. Lexikon der Politik, Signal Verlag, Baden-Baden
Dritte Welt, Lexikon, Signal Verlag, Frevert, Baden-Baden 1980
Dritten Welt, Handbuch der, hrsg. von Dieter Hohlen und Franz Nuscheler, Hoffmann und Campe Verlag, Hamburg 1982
dtv- Atlas zur Weltgeschichte, 2 Bände, Tb. 3001/3002
dtv- Lexikon zur Geschichte und Politik im 20. Jahrhundert
Duelli- Klein, Renate, Die Frauen und die Menschenzüchter, 1985

Engels, Friedrich, Der Ursprung der Familie, Berlin 1972
Entwicklungspolitik Handbuch und Lexikon, hrsg. von Hans Besters und Ernst E. Boesch, Kreuz Verlag, Stuttgart/Berlin 1966
Europa Year Book, London 1985
eurostat, Jahrbuch der Atomwirtschaft, atomwirtschaft, VdEW

Feldmann, Erich, Theorie der Massenmedien, München 1972
Fest, Joachim C., Hitler. Eine Biographie, Frankfurt-Berlin-Wien 1973
Fischer, Weltalmanach, Ausgabe 1985, 26. Ausgabe, dto. 27. Ausgabe, 1986
Fischer, Taschenbuchverlag, Weltgeschichte von Carsten Goehrke u. a., Frankfurt a. M. 1972
Fischer, Wolfram, Die Weltwirtschaft im 20. Jahrhundert, Vandenhoek & Ruprecht Verlag, Göttingen 1979
Fetscher Iring, Überlebensbedingungen der Menschheit. Zur Dialektik des Fortschritts, München 1980
Footmann, D., Civil War in Russia, New York 1962
Fröbel, Folker/Heinrich Jürgen/Otto Kreye, Die neue internationale Arbeitslosigkeit in den Industrieländern und die Industrialisierung der Entwicklungsländer, Reinbek bei Hamburg (rororo) 1977
Furnia, A. N., The Diplomacy of Appeasement, Washington D. C. 1960

Gehrke Carsten, Rußland, Fischer Weltgeschichte, B. 31, Frankfurt am Main 1972
Geschichte des Großen Vaterländischen Krieges der Sowjetunion, 6 Bände, Berlin 1972
Geschichte Rußlands, Handbuch der, hrsg. von Manfred Hellmann, Gottfried Schramm und Klaus Zernack, Stuttgart 1983
Geschichtliche Quellenhefte mit Überblick. Die Welt im Wandel, Weltgeschichte 1939–1946, Frankfurt/M. 1974
Geschichtliche Weltkunde, Von der Zeit des Imperialismus bis zur Gegenwart, Frankfurt-Berlin-München 1983
Geyer, D., Osteuropa-Hdb. Sowjetunion. Außenpolitik, Köln und Wien 1972
Goebbels Josef, in: Das Reich vom 26. Februar 1945
Görlitz Axel, Handlexikon zur Politikwissenschaft, München 1972
Gorbatschow, Michail, Reden zum wissenschaftlich-technischen Fortschritt, Moskau, u. a. AP - Tass
Greiffenhagen, M., Totalitarismus, Zur Problematik eines Begriffs, München 1972
Grosser, A., Geschichte Deutschlands seit 1945. Eine Bilanz, dtv. Tb. 1007
Grün, M. v. d., Wie war das eigentlich? Kindheit und Jugend im Dritten Reich, Luchterhand, Darmstadt und Neuwied 1979

Hacker, Friedrich, Aggression. Die Brutalisierung der modernen Welt, 1971
Haseloff W. u. a., Die Union der sozialistischen Sowjetrepubliken, F. a. M. 1972
Haushofer Karl, Weltpolitik von heute, Berlin 1934
Helferich, Christoph, Geschichte der Philosophie, Stuttgart 1985

Hetmann, F., Das schwarze Amerika, Herder Verlag, Freiburg 1971
Hilger, G., Stalin, 1964
– Die Sowjetunion und das Dritte Reich, 1971
Hillgruber, Andreas, Sowjetische Außenpolitik im Zweiten Weltkrieg, Düsseldorf 1979
– Deutsche Großmacht- und Weltpolitik im 19. und 20. Jahrhundert,
– Deutsche Rußlandpolitik 1871–1918, Düsseldorf 1977,
– Die Auflösung der Weimarer Republik, 1960
– Deutsche Geschichte 1945–1972. Die Deutsche Frage in der Weltpolitik, Ullstein Tb. 3851
Hitler, Adolf, Mein Kampf
Hoffmann, J., Imperialismus und Erster Weltkrieg, Diesterweg 7213
Hohlfelds, J., Geschichte des Deutschen Reiches, Leipzig 1926
Hösch, Edgar und Grabmüller, Hans-Jürgen, Daten der sowjetischen Geschichte von 1917 bis zur Gegenwart, München 1981
Hofer, Walther, Der Nationalsozialismus. Dokumente 1933–1945, Frankfurt/M. 1957
– Die Entfesselung des Zweiten Weltkriegs
Hoffmann, Joachim, Die Geschichte der Wlassow-Armee, Freiburg Rombach 1984
Hoßbach-Protokolle

Informationen zur politischen Bildung, Bonn
139 (1972), Die Sowjetunion – Land und Wirtschaft
151 (1972), Geschichte Rußlands und der Sowjetunion,
Kommunistische Ideologie I, II

Jacobsen, Hans Adolf/Jochmann, Werner, Ausgewählte Dokumente zur Geschichte des Nationalsozialismus 1933–1945, Bielefeld 1961
Jakobsen, H.-A. u.a., Sicherheit und Zusammenarbeit in Europa (KSZE) Analyse und Dokumentation, Köln 1973
Jaspers, Karl, Von der Wahrheit, Piper-Verlag, 3. Auflage, 1983
– Psychologie der Weltanschauungen, 1960
– Vernunft und Existenz, 1960
– Existenzphilosophie, 1964
– Die Schuldfrage, 1946
– Vom Ursprung und Ziel der Geschichte, 1963
– Vernunft und Widervernunft in unserer Zeit, 1952
– Lebensfragen der deutschen Politik, 1963
Johannsen P., Nowgorod und die Hanse, in: »Städtewesen und Bürgertum als geschichtliche Kräfte«, Lübeck 1953

Kampmann u. a., Politik und Gesellschaft, Bd. 2, F. a. M. 1974
Karamasin Nikolaj, Geschichte des Russischen Reiches, Leipzig 1886
Karger Adolf, Die Sowjetunion, Stuttgart 1981

–, Die Sowjetunion als Wirtschaftsmacht, Frankfurt/M.
Kaufmann H., Roter Mond und heiße Zeit, Arena Tb. 1190
Kennan, G. F., Sowjetische Außenpolitik unter Lenin und Stalin 1961
Kerber Walter, Professor, Institut für Gesellschaftspolitik, München
Kernig D., Sowjetsysteme und demokratische Gesellschaft, Freiburg i. B., 1966–1972
– Marxismus im Systemvergleich, Frankfurt/New York 1973
Kessler, Wolfgang, Russische und sowjetische Geschichte zum Nachschlagen, Freiburg/Würzburg 1985
Kinder, Hermann/Hilgemann, Werner, dtv-Atlas zur Weltgeschichte, München 1982
Kindleberger, Charles P., Die Weltwirtschaftskrise 1929–1939, München dtv 1973
Kindlers Literaturlexikon
King, C., Mein Leben mit Martin Luther King, Deutsche Verlagsanstalt, Stuttgart 1970
Kljutschewskij W., Geschichte Rußlands, 4 Bde, Berlin 1925–1926
Koepcke, Cordula, Frau und Gesellschaft, München 1973
Krakau, Knud, Missionsbewußtsein und Völkerrechtsdoktrin in den Vereinigten Staaten von Amerika, Frankfurt a. M. 1967
Krautkrämer, E., Internationale Politik im 20. Jahrhundert, Bd. 1 1919–1939, Diesterweg 5181
– Die Bundesrepublik Deutschland. Ihre Entstehung und Entwicklung, Diesterweg 7563
Kropotkin, Petr, Ideale und Wirklichkeit in der russischen Literatur, Frankfurt/M. 1975
Kulturfahrplan, Der neue, Verlag Langen-Müller/Herbig, München

Landauer, Carl, Sozial- und Wirtschaftsgeschichte der Vereinigten Staaten von Amerika, Stuttgart, 1981
Laqueur, W., Europa aus der Asche, Geschichte seit 1945, Juncker Verlag, Zürich 1970
Lenin, W. I., Werke
Lorenz, Richard, Sozialgeschichte der Sowjetunion 1, edition suhrkamp, 1. Auflage 1976

Mann, G., Deutsche Geschichte 1919–1945, Fischer Tb. 6196
Marker, W., Osteuropa-Hdb. S. Verträge, Köln und Wien 1967
Maurach, R./Meissner, Sowjetstaat und Sowjetrecht nach Chruschtschow, Stuttgart 1971
Mehnert, Klaus, Die Russen heute, Deutsche Verlags-Anstalt,
– Über die Russen; was sie lesen, was sie sind, Stuttgart 1983
– Peking und Moskau, 1964
Meissner, B., Der soziale Strukturwandel im bolschewistischen Rußland, Sowjetgesellschaft im Wandel, Stuttgart, Berlin

– Moskau, Bonn: die Beziehungen zwischen der Sowjetunion und der Bundesrepublik Deutschland, Köln 1975
– Rußland, die Westmächte und Deutschland
Merfield, Mechthild, Die Emanzipation der Frau in der sozialistischen Theorie und Praxis, Rowohlt 1972
Meyer, Gert, Das politische und gesellschaftliche System der UdSSR, Köln 1976

Noack, P., Die Deutsche Nachkriegszeit, Olzog Tb., München 1973

Oldenburg, Das Dritte Reich
Ottwaska, G., Wenn alles in Scherben fällt ..., Entfesselung und Verlauf des Zweiten Weltkriegs, Freiburg 1983
Oxford Dictionary of Quotations, The, London 1936

Personen-Lexikon, Das große, Dortmund 1985
Philosophie und Naturwissenschaften, Wörterbuch, Dietz Verlag 1983
Philosophie, Geschichte der, Christoph Helferich, J. B. Metzler, Stuttgart 1985
Philosophisches Wörterbuch, Hrsg.: Georg Klaus und Manfred Buhr, Verlag das europäische Buch
Pirker, Theo, Die Moskauer Schauprozesse, München 1963
Ploetz, K., Geschichte des Zweiten Weltkriegs, Würzburg
– Die Wirtschaftsgeschichte zum Nachschlagen, von Hugo Ott und Hermann Schäfer 1984, Freiburg/Würzburg
– Der Große, 1981, Verlag Plötz, Freiburg-Würzburg
Popper, Sir Karl, Die offene Gesellschaft und ihre Feinde, 1975
– Das Elend des Historizismus, 1971
– Objektive Erkenntnis, 1973
Presse- und Informationsamt der Bundesregierung, Die Verträge der Bundesrepublik Deutschland mit der Union der Sozialistischen Sowjetrepubliken, Bonn 1971

Radiscev (Radistschew) Alexander, »Die Reise von Petersburg nach Moskau«, 1905
Rahner, Karl u. Herbert Vorgrimler, Kleines Theologisches Wörterbuch, Herder 1985
– Kleines Konzilskompendium, ebenda
Raymond, Ch., Die Schwarze Liga, Arena Tb. 1251
Renschler, R. (Hrsg.), Wer sagt denn, daß ich weine. Geschichten über Kinder in Afrika, Asien und Lateinamerika, Lenos Presse/Z-Verlag, Basel 1977
Rüstung und Abrüstung, Jahrbuch 1986 über, Stockholmer Internationales Friedensforschungsinstitut (SIPRI)

Sibirische Abteilung der Akademie der Wissenschaften der UdSSR, Institut für Geologie und Geophysik, Nowosibirsk 1982, u. a.
Sievers, Leo, Deutsche und Russen. Tausend Jahre gemeinsame Geschichte, Hamburg 1981
Smith, Hedrick, Die Russen, Scherz Verlag, Bern-München 1976
Snow, E., Roter Stern über China, Fischer Tb. 1514
Sokolowska, Magdalena, Frauenemanzipation und Sozialismus, Rowohlt 1973
Solschenizyn, A., Archipel Gulag, Scherz, München 1976
Solochow, Michail A., »Der stille Don« (Tichij Don), Berlin 1957, M. Schick
Sowjetunion, Die Länder der Erde, Time-Life, Amsterdam 1984
Sowjetunion Heute, APN, 5000 Köln 51

Schall-Riaucour Heidemarie, Aufstand und Gehorsam, Leben und Wirken von Generaloberst Franz Halder, Wiesbaden 1972
Schlözer, Kurd von, Die Hanse und der deutsche Ritterorden in den Ostseeländern, Berlin 1851
Scholl, J., Die Weiße Rose, Fischer Tb.
Schomaeckers, Günther, Daten zur Geschichte der USA, München, dtv 1983
Schramm, P. E. (Hrsg.), Die Niederlage 1945. Aus dem Kriegstagebuch des Oberkommandos der Wehrmacht, dtv Dokumente 1980/81
Schultes, Friedrich, Geschichte, Frankfurt/M. 1975
Schwaiger, Georg, Das Erzbistum München und Freising in der Zeit nationalsozialistischer Herrschaft, Verlag Schnell und Steiner München-Zürich
Schwarz, Vom Reich zur Bundesrepublik, Neuwied 1966
Schwelien, J., John F. Kennedy, Dressler Verlag, Hamburg 1976
Shukow Marschall G., Der Krieg beginnt, APN-Verlag 1985

Stalin, Werke, u. a. Band 13
Statistisches Bundesamt Wiesbaden, Sowjetunion, Stuttgart 1982
Stein, Werner, Kulturfahrplan. Die wichtigsten Daten der Kulturgeschichte, München-Berlin-Wien 1976
Stern, Carola, dtv-Lexikon zur Geschichte und Politik im 20. Jahrhundert, 2 Bde, München 1974
Stökl, G., Russische Geschichte von den Anfängen bis zur Gegenwart, Stuttgart 1973
Strieder, Swantje, Veröffentlichte Zahlen der Unesco für 1984, Sept. 1985
Studiengemeinschaft der evangelischen Akademie, Die Frau im Beruf, 1954

Tagesberichte der deutschen Wehrmachtführung im 2. Weltkrieg, Die geheimen, Osnabrück 1984

Taylor, Telford, Die Nürnberger Prozesse, Europa-Verlag, Zürich 1951
Teckenberg, Wolfgang, Gegenwartsgesellschaften: UdSSR, Stuttgart 1983
TheimerWalter, Lexikon der Politik, Auerdruck-Verlag, Hamburg 1950
Tornberg, Weltgeschichte, Al Kamil bis 1231
Torke, Hans-Joachim, Lexikon der Geschichte Rußlands, München 1985
Truman, Harry S., Memoiren, Stuttgart 1956
Turner, Henry A., Die Großunternehmer und der Aufstieg Hitlers, Siedler Verlag, Berlin 1985

United States. Standard History, New York 1895
UNO-Veröffentlichungen – Zahlenangaben, Iron & Steel Inst. 1983–1986

Verträge der Bundesrepublik Deutschland mit der Union der Sozialistischen Sowjetrepubliken, Die, Bonn 1971
Vries, Hendrik de, Das Weib bei den Naturvölkern. Die Asiatin. Die Slawin, Düsseldorf 1960

Watzlawick, Paul, Wie wirklich ist die Wirklichkeit? Piper Verlag München-Zürich 1976
Weber, H., Wladimir I. Lenin, Rowohlt Bildmonographie 168
Wehrmachtsberichte, 1939–1945, Die, München 1985
Wehler, Hans Ulrich, Der Aufstieg des amerikanischen Imperialismus, Göttingen 1974
Weizsäcker, Richard von, Rede vom 8. Mai 1985
Weltaktuell-Jahrbuch 1986, Hamburg
Weltgeschichte in Zahlen, Fischer Tb. 6330
Weltwirtschaftsatlas 2, Diercke, Braunschweig 1983
Wickler Wolfgang, Soziales Verhalten als ökologische Anpassung
– Verhalten und Umwelt, München Zürich, 1983, SP
– Die Biologie der 10 Gebote, SP 236
Wildermuth, R. (Hrsg.), Heute und die 30 Jahre davor, Ellermann Verlag, München 1978
Wissenschaftlich-technische Revolution, UdSSR, Moskau 1973
World War II., German Military Studies, prepared by former officers of the Wehrmacht for the United States Army, New York/London 1979

Zeitgeschichte, Aus Politik und Zeitgeschichte
Zeitungen, Zeitschriften
Süddeutsche Zeitung – Sonderveröffentlichungen
Die Zeit, Wochenzeitung für Politik,
Handelsblatt, Wirtschafts- und Finanzzeitung
FAZ-Wirtschaftsteil
Frankfurter Rundschau

Der Spiegel – Das deutsche Nachrichtenmagazin
Washington Post, Times, News Week u. a.
Das Parlament – Die Woche im Bundeshaus
Staat und Recht, Potsdam-Babelsberg
Wochenbericht des Deutschen Instituts für Wirtschaftsforschung
Law and Politics in Africa, Asia and Latinamerica u. v. a.
Vierteljahreshefte für Zeitgeschichte, München

Sachregister

Personenregister

Ernle Bradford

LEONIDAS

Held der Thermopylen

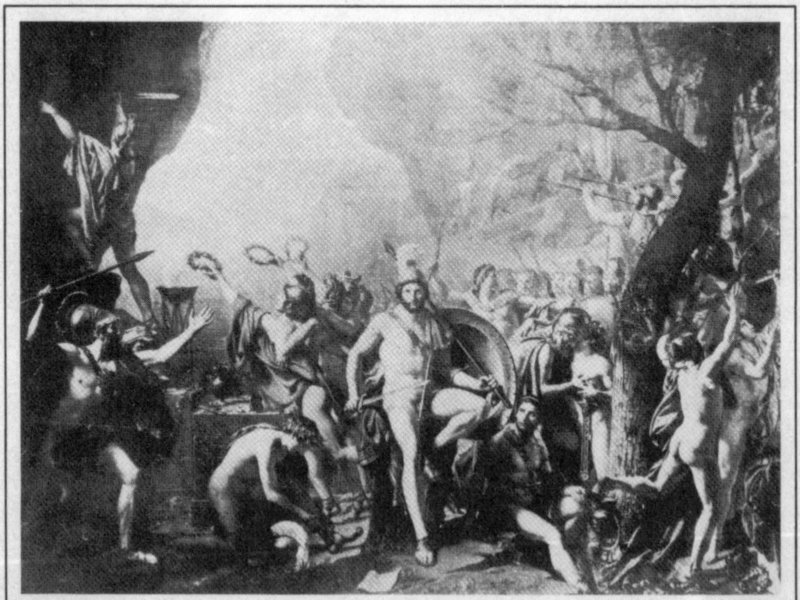

Universitas

Ernle Bradford

HANNIBAL

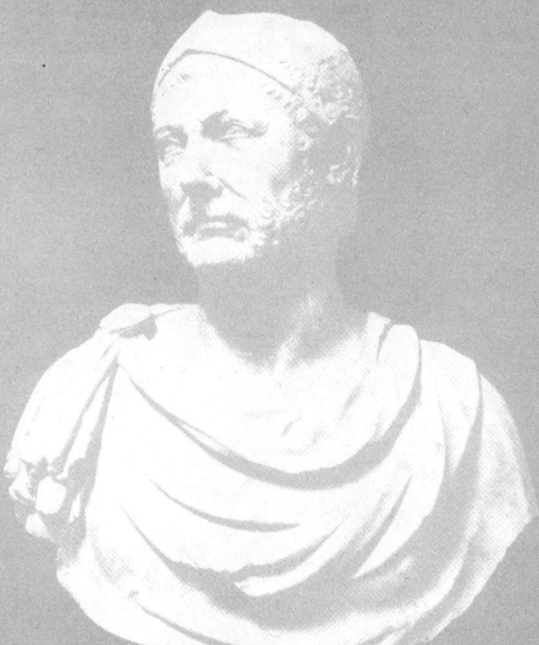

Biographie/Universitas

Ernle Bradford

JULIUS CAESAR

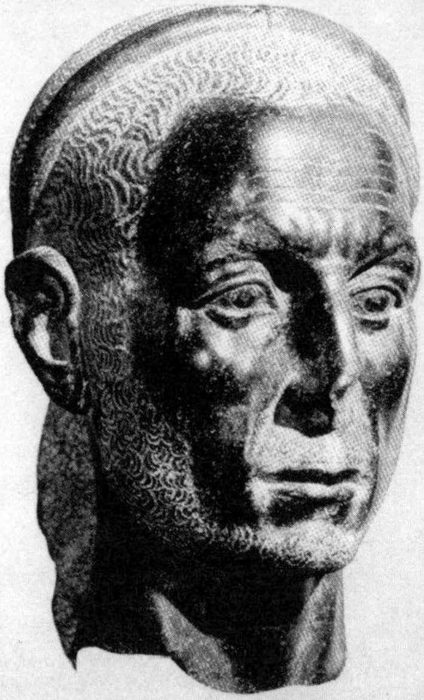

Universitas

UNION DER SOZIALISTI

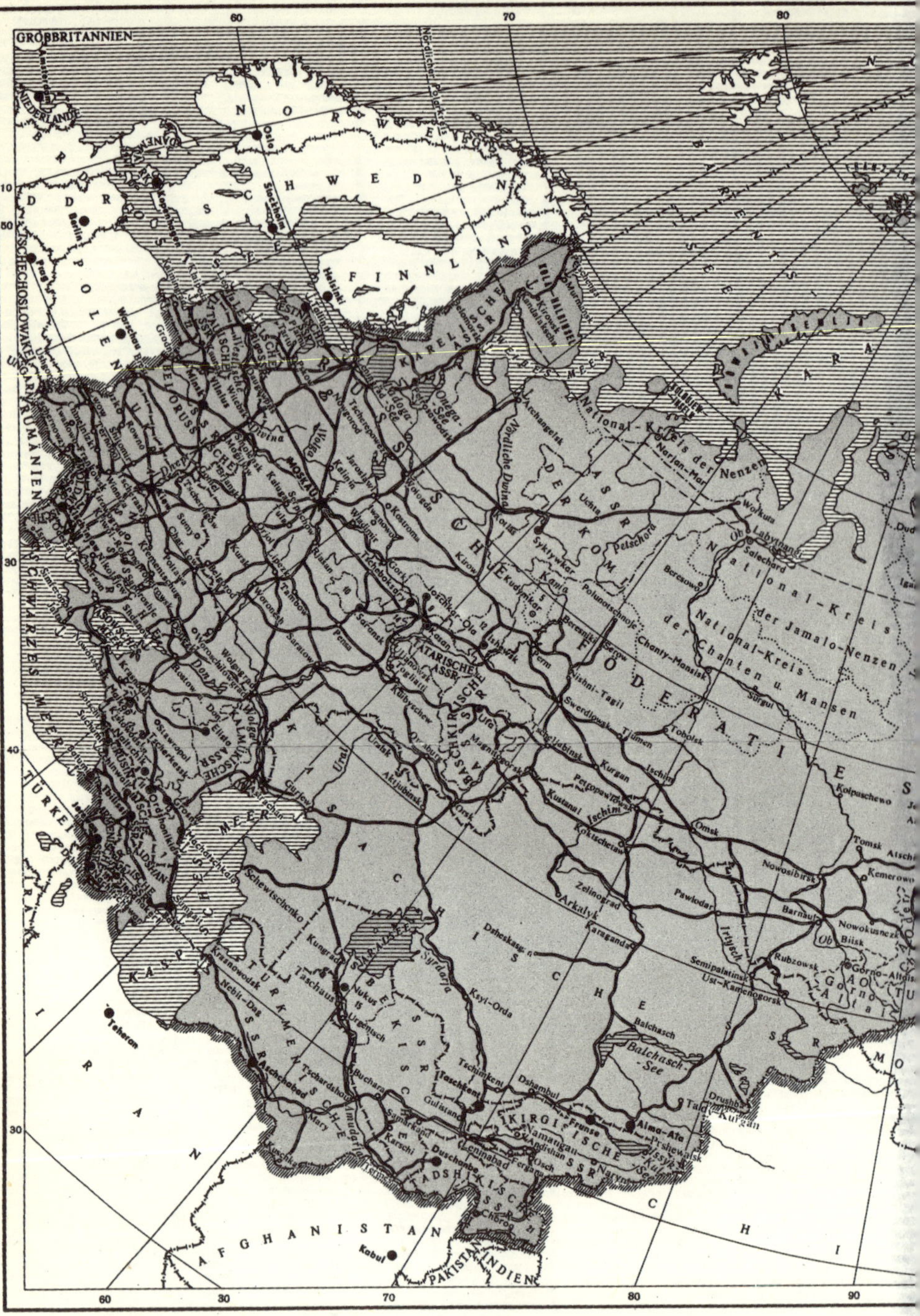

U N I O N   D E R   S O Z I A L I S T I
R u s s i s c h e   F ö d e r a t i v e   S o z i a l i s t i s c h e   S

MOSKAU

Baschkirische	A S S R	Ufa	Tuwinische	A S S R	Kysyl	A O der Juden	Biro
Burjatische	A S S R	Ulan-Ude	Udmurtische	A S S R	Ishewsk	National-Kreis	
Dagestanische	A S S R	Machatschkala	Tschetscheno-Inguschische	A S S R	Grosny	der Nenzen	Nar
Kabardino-Balkarische	A S S R	Naltschik	Tschuwaschische	A S S R	Tscheboksary	National-Kreis	
Kalmükische	A S S R	Elista	Jakutische	A S S R	Jakutsk	Ust-Ordynski Burjatski	Ust-
Karelische	A S S R	Petrosawodsk	A O Gorno-Altai		Gorno-Altaisk	National-Kreis	
A S S R der Komi		Syktywkar	A O der Adigej		Maikop	der Korjaken	Pala
A S S R der Mari		Joschkar-Ola	A O der Chakassen		Abakan	National-Kreis	
Mordwinische	A S S R	Saransk	National-Kreis Taimyr			der Tschuktschen	Ana
Nordossetische	A S S R	Ordshonikidse	der Dolgano-Nenzen		Dudinka		
Tatarische	A S S R	Kasan	Karatschajew-Tscherkessische	A O	Tscherkessk		